華志文化

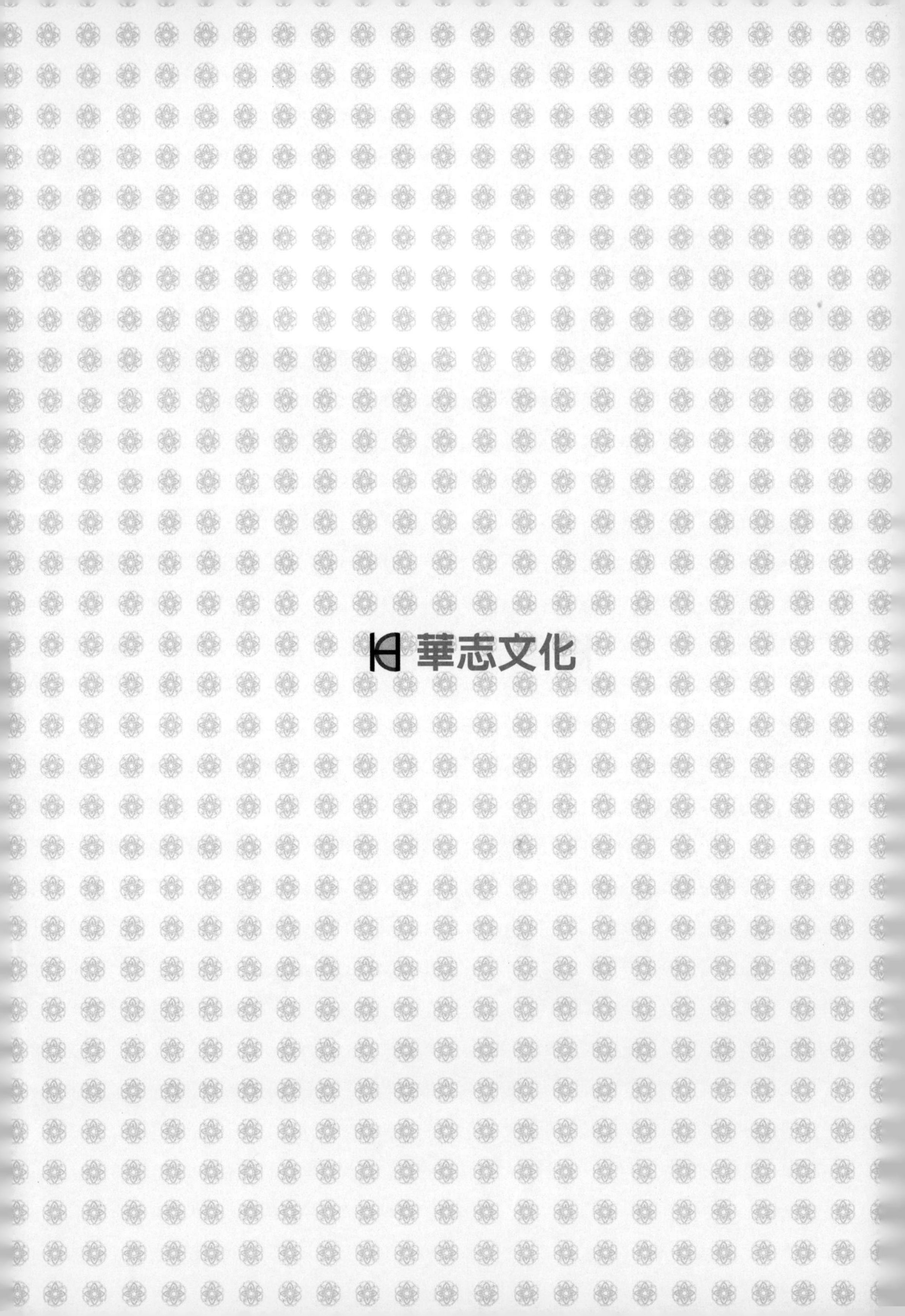
華志文化

養肝護肝 嚴選治療

中醫圖解，快速養護臟腑之源

「識」：身體之肝苦代謝您須知
「食」：吃對喝對肝病慢慢減退
「穴」：不可少的特效穴位療法
「藥」：中藥補肝、護肝養護法
「治」：不同肝病的防護與治療
「調」：居家護肝細節不可不知

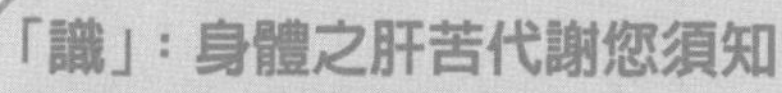

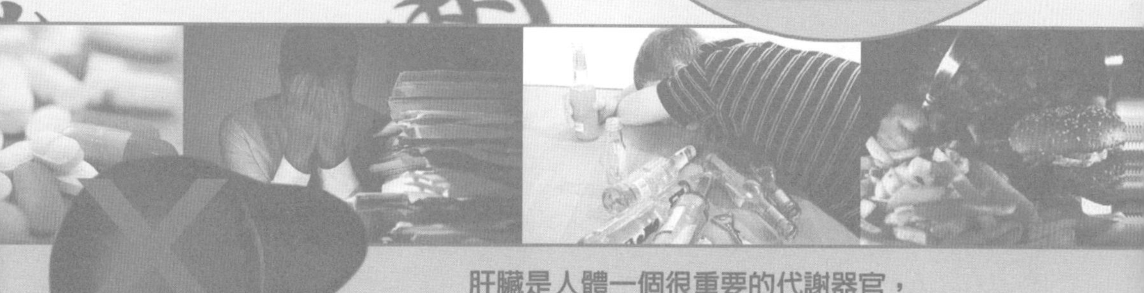

肝臟是人體一個很重要的代謝器官，
它不僅參與蛋白質、凝血因子等重要物質的合成，
同時還是人體的「解毒工廠」，
有解毒身體才會一身輕。

易磊醫師　編著

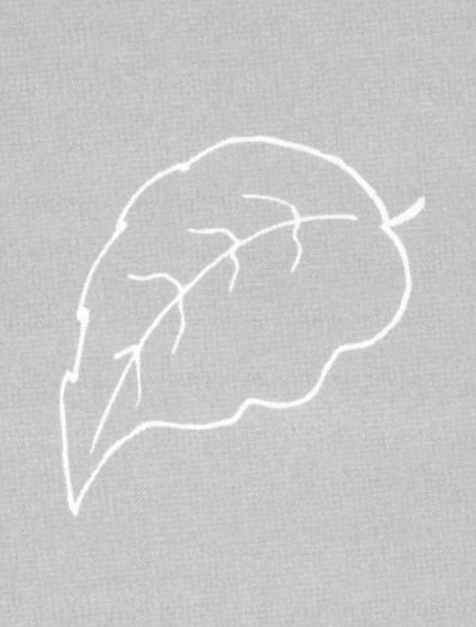

前言

肝臟不但是人體內最大的內臟器官，也是最大的消化器官，並且更是人體內最大的解毒器官。它位於腹部右上方，承擔著維持生命活動的重要功能，主要負責分泌膽汁，儲藏動物澱粉，調節蛋白質、脂肪和碳水化合物的新陳代謝以及解毒、造血和凝血等。

如果沒有肝臟的代謝，食物中的營養物質就無法變成人體所需的養分，那麼人體內大大小小的器官就會無法生存；如果沒有肝臟的解毒功能，體內產生的毒物、廢物以及由腸道吸收的有毒物質就無法轉化成無害物質排出體外，人體的各組織和器官就會被毒素所淹沒，整個機體就完全無法運行……

日常生活中，我們可以察覺到各種肝部疾病正漸漸地侵蝕人們的健康，且來勢越來越「兇猛」，B型肝炎、A型肝炎、C型肝炎、肝硬化、脂肪肝、酒精肝、肝癌……這些疾病不僅影響了我們的正常工作，更讓我們無法盡情享受生活中的各種樂趣。對於追求青春美麗的女性，更會由於肝臟無法正常為身體排毒，而導致臉色晦暗、色素沉澱，皮膚毫無光澤，使得心情黯淡，生活黯然……

所以，肝臟的保養護理和肝部疾病的治療同等重要。任何疾病只有早預防、早發現、早治療，才能維護健康之根本。《養肝護肝嚴選治療》立足於肝臟的中醫養護和肝病的中醫治療兩個方面。從養護角度來看，本書以居家養肝護肝為切入點，為您詳盡介紹了肝臟的基本知識、飲食養肝護肝法、穴位按摩快速養肝護肝法、中藥補肝護肝法、不同肝病的防護與治療以及居家養肝護肝的生活細節；從治療角度來看，本書先以如何看病求醫為基本，再從患者方面，以不同年齡的肝病患者

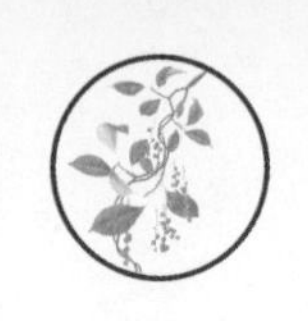

和不同併發症肝病患者兩個角度分析，穿插說明飲食、用藥、用穴的原則，以及採用食療、藥療和經穴療法，提供改善患者病情、恢復健康的良方。

中醫認為，肝為「將軍之官」，一旦肝病纏身，護衛健康的「將軍」沒了，身體就如城池淪陷轟然倒塌。要有健康人生，養肝、護肝、調治肝病，《養肝護肝嚴選治療》是您最貼心的「家庭醫生」。

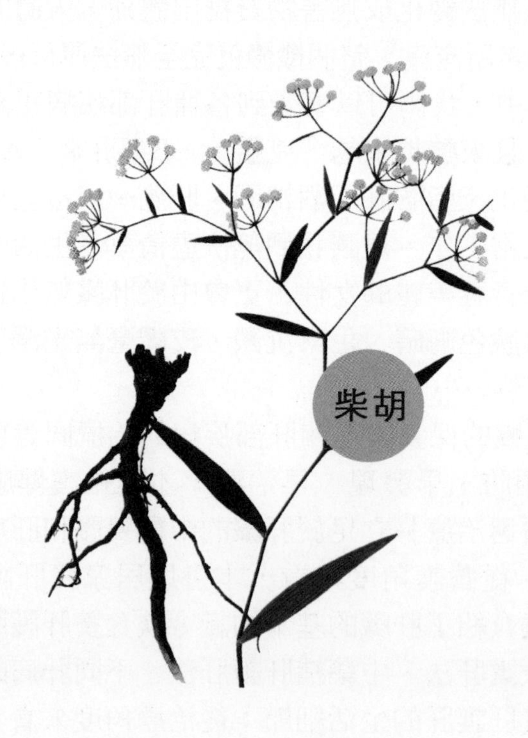

目錄

第一章 識——身體肝苦你最該知

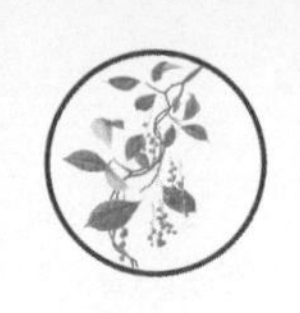

第二章 食——吃對喝對，肝病慢慢減退

第三章　穴——不可不知的經穴養肝法

第四章　藥——中藥補肝護肝法

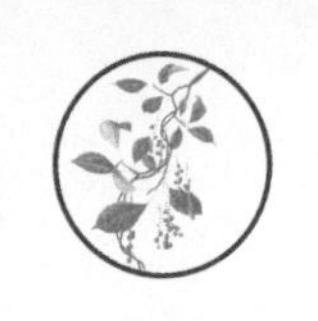

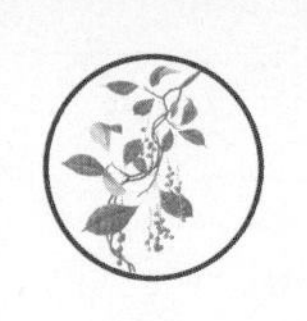

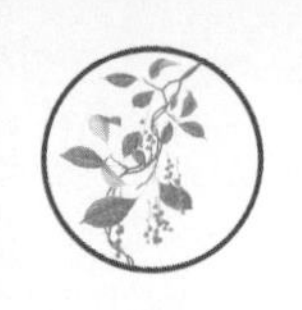

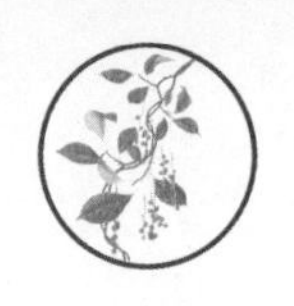

第一章

識——身體肝苦你最該知

「肝者，將軍之官，謀慮出焉。」肝之於我們的人體，是智慧、力量的化身。「肝」帥倒了，對於心、脾、肺、腎等身體器官又有哪些影響？日常生活中，又有哪些傷肝的事？女人與肝的關係如何？作為肝病患者，又該如何求醫問藥？在本章當中，將一一為你分解。

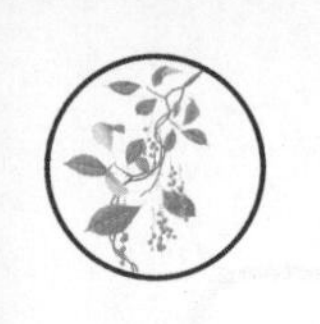

第一節
弄清楚：肝臟失常，生命失靈

肝：將軍之官，謀慮出焉

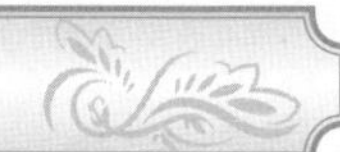

《素問·靈蘭祕典論》曰：「肝者，將軍之官，謀慮出焉。」為什麼肝臟能謀得「將軍之官」呢？從其「份量」來看，一般的正常肝臟的重量是1200～1600克，只不過約佔體重的五十分之一，即使是小孩也不過就只佔二十分之一。而從其位置來看，也是偏居一隅，處於腹腔右上部，到底憑什麼被岐伯看成是一個國家的將軍呢？先來看看這是一個什麼樣的「封號」。將軍：將，帥也；軍，包圍也，兵車也。將軍統帥兵馬之位。謀，思慮難事也；慮，思也。肝藏血，主疏泄，是全身氣機升降與調暢的中心，同時還是貯藏和調節血量的重要器官，因為將軍主管的是軍隊，是力量的象徵，而肝臟在人體也負有提供動力支援的重要職責，正是從這個意義上看，將軍與肝有一種謀合，所以肝被稱為是「將軍之官」。

顯然，肝在人體中做的是捍衛周身，保護君主——心，平叛諸亂（解毒）的「將軍」。同時，肝主謀斷，因此，如果一個人肝臟有了什麼問題，那這個人的思維也會有問題，其表現就是猶豫不決，肝氣亢勝，處事失於嚴謹。

對肝的功能有了一個初步的認識，那麼，肝是怎麼患病的，肝患病了對人體健康有什麼危害呢？在回答前一個問題之前，這裡先賣個關子，對肝病的危害做一個說明，也以此引起更多人對自己肝的關照，及早正確護養。

主藏血：肝中寒邪導致四肢冰涼

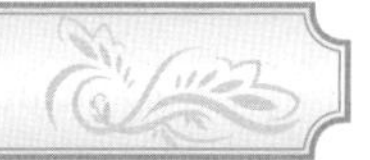

所謂的藏血，是指肝有儲藏血液和調節血量的生理功能。肝的藏血功能，不僅僅是單純的儲藏，還可以使陽氣的升騰受到節制，同時，還可以有效地防止出血，也就是說，身體在因為受到侵襲發生「流血」事件的時候，使得身體有一定的血量可以應急。由於肝臟對血液有儲藏和調節的功能，所以人體各部分的生理活動皆與肝有密切關係。

只有肝能藏住血，我們的身體才能正常運轉。中醫學認為：「肝受血而能視，足受血而能步，掌受血而能握，指受血而能攝。」什麼意思呢？首先，「肝受血而能視」，就是說我們的眼睛之所以能看見周圍的東西是由於血的作用，所以肝提供了血給眼睛而能視；其次，「足受血而能步」，意思是說血只有到達我們的腳上，我們才能夠走路，並且走路才有力量；然後，「掌受血而能握」，就是說血只有到達手上，人才能握起拳頭，如果握不起來就跟血液不足有關；最後，「指受血而能攝」，意思是說血只有到達手指尖，人才能完成各種很精細的動作。

主疏泄：氣機鬱滯導致脹痛及血瘀

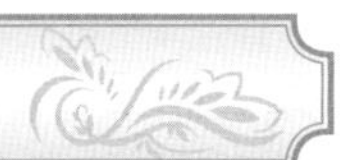

所謂的疏泄，疏，疏通；泄，升發。肝的疏泄功能反映了肝主升、主動的生理特點，是調暢全身氣機，推動血液、津液運行，促進脾胃運化等的一個重要環節。肝的疏泄功能主要表現在三個方面：

❶是對於氣的升降平衡發揮調節作用，如果疏泄不足，則可能出現胸脇、兩乳或少腹等某些局部的脹痛不適等病理現象；如果升發過度則可能因為肝氣上逆而出現頭目脹痛、面紅目赤、易怒等病理表現。

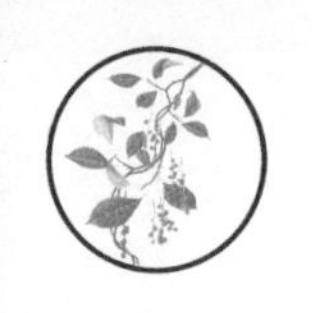

❷是扶助血的運行和津液的輸布代謝，氣機鬱結則會導致血行的障礙，形成血瘀、腫塊，婦女則可導致經行不暢、痛經、閉經等。

❸是促進脾胃的運化功能，如肝的疏泄功能異常，則不僅肝氣犯脾，影響脾的升清功能（在上則為眩暈，在下則為飧泄），而且肝氣犯胃，還能影響到胃的降濁功能（在上則為嘔逆噯氣，在中則為脘腹脹滿疼痛，在下則為便祕）。這就是一些醫生經常提及的「木旺乘土」。此外，婦女的排卵和月經來潮、男子的排精，與肝的疏泄功能也有密切的關係。

疏泄不及，氣機鬱滯會出現胸脇、少腹、兩乳等局部的脹痛，嚴重的可引起血瘀；如果影響津液的輸布排泄，則可能聚而為痰，形成「梅核氣」；或停而為水，形成臌脹。疏泄不過，肝氣上逆會出現頭目脹痛、面紅耳赤。若氣升太過，則血隨氣逆，還可導致血從上溢而出現吐血、嘔血，嚴重的甚至會出現氣厥而突然昏倒。肝與膽：肝氣條達，膽汁輸送通暢。

肝與心：肝血不足導致心煩、失眠

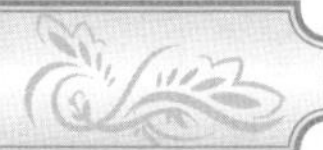

談到肝和心的關係，中醫學認為：心為「帝王」，統領四方。所以，對於兩者的關係來看，心與肝還有「君臣」之意。肝為心所統攝，如果心出了問題，肝功能自然會大打折扣。

舉個例子說，心出了問題就好像君王不掌朝一樣，漸漸地，本來負責輔助帝王的「郎官」——肝也就慢慢懈怠了，自然毒素橫行，肝癌、肝硬化、肝腹水也就會找上門來。心為「帝王」，肝為「將軍」，這些被加封的「榮譽稱號」背後，在中醫學看來，究竟有著怎樣一種關係呢？

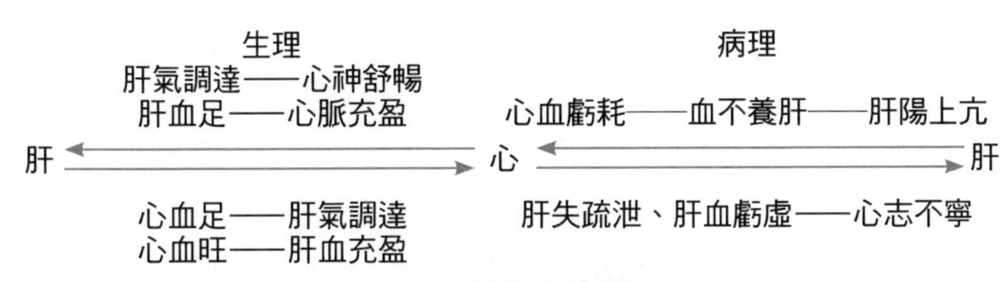

肝心關係示意圖

我們知道，肝藏血，主疏泄。但血從哪裡來？沒有血，肝就無法工作了，疏泄什麼？所以，從這個角度看，肝臟儘管貴有「將軍」之位，但也必須放下身段，將自己看成是一個守護倉庫的「倉管」，只不過這個倉庫裝的是外周循環需要的血液而已。而心主血，其實心也需要散布，就像水庫有水才有其存在的價值，但如果水庫總是漫無目的地蓄水，那麼，日積月累就會導致堤壩崩潰，自然水庫也就保不住了。所以，儘管心主血，但需要將血散布以濡養全身。因此，心主血，肝藏血，心血得肝氣的疏泄才能循環正常，濡養全身，肝得心血滋養，肝陰充足，肝陽才能不亢。

另外，心主神志，人的精神活動主要由心來主宰，但與肝的疏泄、調節情志也有密切關係，兩者是相輔相成的。一方面，精神愉快，心脈調和，那麼，肝的疏泄就會暢通；另一方面，肝氣舒調，心神也就會平和。

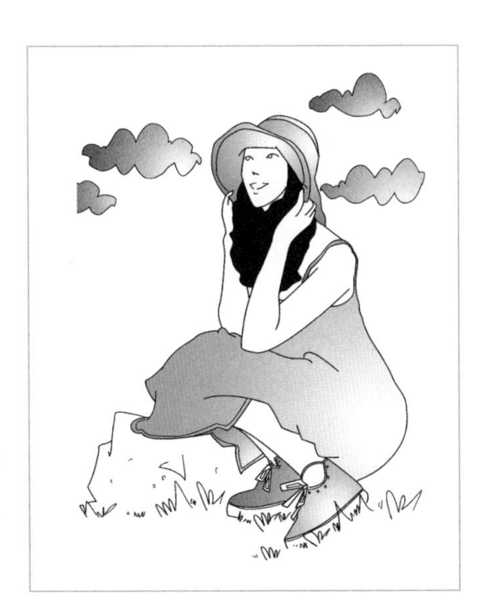

肝與心在病理上也互相影響，如肝血不足，心陰亦常不足，故臨床上除見頭暈目眩、爪甲不榮外，可兼見驚悸、失眠多夢等心病症候；反過來，如果心陰不足，虛火內盛，肝陰亦會被灼，故除見心煩、失眠外，亦常

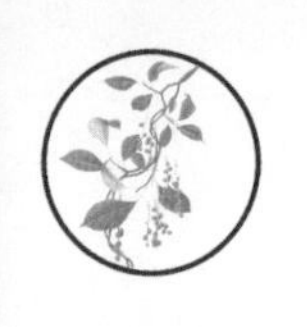

見急躁易怒、頭暈目赤等肝病症候。

總之，無論是心血不足還是肝的疏泄功能失常，都會對身體造成影響，心肝不寧就會出現失眠多夢等疾病症狀。重症肝炎出現的高熱、昏迷、抽搐等症，也是心肝相互影響的病理表現，正因為如此，人們經常把兩者合在一起稱為「心肝」，不僅說明它們各自的重要性，也說明了兩者協作的重要意義。

透過上面的分析，我們大體明白了把兩者合在一起稱為「心肝」的緣由。也正是借用了心肝通力合作對健康的重要性這一點，所以，在日常生活中，那些戀愛中的男人在稱自己的戀人時，父母在稱自己孩子的時候，不時地也會有「心肝」之說。

肝與脾：脾運化失職，肝疏泄失常

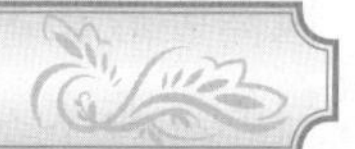

肝臟屬木，脾臟屬土，樹木的生長離不開土地的滋養，而樹木又可防止水土的流失。既然肝是一個「血庫」，所以，**從功能上來看，肝與脾的關係為肝藏血，脾統血，肝主疏泄，脾主運化。所謂的統血，其含義就是說，脾近乎一個血液的生產部門。**

一方面，只有肝氣的疏泄正常，水穀之精微才能得以消化、吸收。若肝氣鬱結，疏泄失職，橫逆及脾，脾氣壅塞，運化失職，可見脘腹脇肋脹痛、食欲不振、食後噯氣不紓等；另一方面，肝所藏之血有賴於脾轉輸水穀之精微的化生。若脾虛不健，血的化源不足或脾氣虛弱，自然統攝失常，所以肝既然無所藏，肝血不足，疏泄也就會受到相應的影響，導致頭與目等供血不足，最為直接的影響就是頭暈目眩。況且，肝開竅於目，不僅精氣通於目，而且經絡也上聯目系。換句話說，一個人的視力是要靠肝血濡養的。

古人就生理病理肝脾關係示意圖有「淚為肝液」之說，中醫有言：「肝藏血，血舍魂，在氣為語，在液為淚。」所以，**肝和則能辨五色，肝陰不足，則兩目乾澀；肝血不足，則視物模糊和夜盲；肝火**

上炎，則目赤腫痛，畏光流淚；肝陽上亢，則頭昏目眩；肝風內動，則目斜視上吊。因此，目是肝臟病變的「晴雨計」。

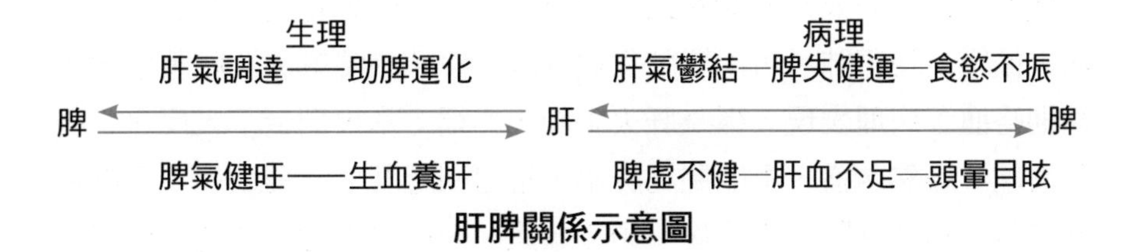

肝脾關係示意圖

總而言之，肝病可傳脾，脾病可及肝，它們是互相影響的。脾的運化有賴於肝氣的調達，而肝的疏泄、藏血，又需脾胃化生精微來供養。若脾失健運，生血乏源，可致肝血不足；若肝氣鬱結，疏泄失職，影響脾胃升降，運化失司，可致「肝脾不和」；若脾胃濕熱，上蒸肝膽，使肝膽疏泄不利，可以引起黃疸。

肝與肺：肝鬱化火導致咳喘、胸痛

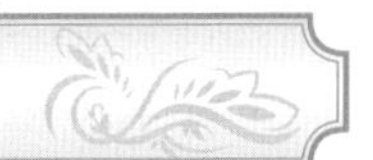

肝屬木，肺屬金，肝在膈下，其氣升發；肺在膈上，其氣肅降，所以肝與肺的關係主要表現在協調人體氣機升降方面。其次，肝藏血，肺藏氣，肝與肺的關係，還關係到氣血的運行。簡而言之，肝與肺主要是疏泄與肅降、藏血與主氣的關係。

生理
肺氣宣降正常—肝氣調達—氣血調暢
肺 ⇄ 肝
肝氣調達—肺的宣發肅降功能正常

病理
肝鬱氣滯—肺失肅降—肝火犯肺
肝 ⇄ 肺
肺氣虛弱—肝失疏泄—肝氣鬱結

肝肺關係示意圖

肝與肺表面上看是各管一條線，肺主要調整全身之氣，肝主要調整全身之血。血液的運行雖然由心所主，但必須有肺氣的推動，才能保持正常的運行。肝向周身各處輸運血液，也必須依賴肺的推動。若

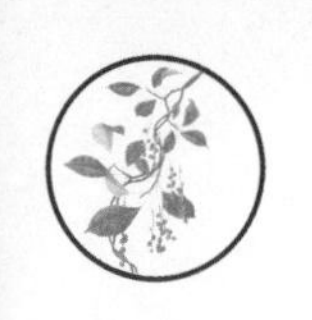

肺氣虛弱，就會影響肝的調整和疏泄功能，而出現乏力、情緒憂鬱等症。從氣機的升降來看，「肝從左而升，肺從右而降，升降得宜，則氣機舒展」。肝氣升發還有助於肺氣肅降，如肝鬱化火，升發太過，氣火循經上逆犯肺，可影響肺氣機升降，導致咳喘胸滿、胸脇脹痛，甚則咯血等病理表現，稱為肝火犯肺，亦稱「木火刑金」。反之，肺失清肅，燥熱內盛，不能制約肝木，也可引起肝木升發太過，在咳嗽的同時，出現胸脇脹滿疼痛、頭暈頭痛、面紅目赤等，這種病理現象稱為「金不制木」。

總而言之，**肝與肺是關係人體氣機升降的兩個重要臟器，它們之間也是一種「一榮俱榮，一損俱損」的關係。**

肝與腎：肝血不足導致頭暈、耳鳴

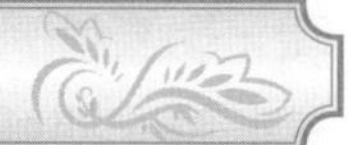

肝在五行屬木，腎在五行屬水，肝腎之間為能夠相互滋生的關係。腎水可滋養肝木，肝有疏泄條達與調整血量的功能，肝主疏泄，主藏血，腎主封藏，主藏精。血液化生有賴腎中精氣的氣化，腎中精氣充盛也有賴肝藏血液的濡養。兩者相互滋生，相互轉化。如《張氏醫通》所說：「氣不耗，歸精於腎而為精，精不泄，歸精於肝而化清血。」人們常說的「精血同源」說的就是肝血、腎精這種互生互化的關係。**從病理上看，腎精不足可致肝陰血虧虛，肝血不足常致腎陰精虧損，出現頭暈目眩、耳聾耳鳴、雙膝痠軟等精血不足表現。**

生理

肝陰足—血化為精—腎精充盈

腎 ⟵⟶ 肝

腎精足—肝陰足—肝血旺盛

病理

肝陰不足—腎精虧損—肝腎兩虛

肝 ⟵⟶ 腎

陰不足—水不涵木—肝陽偏亢

肝腎關係示意圖

再者，男女生殖之精皆閉藏於腎。而肝主疏泄，腎主閉藏，兩者相互為用又相互制約。具體說來，肝氣疏泄促進精之泄溢，而腎之封藏，可使精施泄有節，泄而有度。若藏泄平衡則男子精氣得常，女子月經有度；反之，則女子月經紊亂，或先期量多，或量少、經閉；在男子則表現為遺精滑泄或陽強不射。

肝藏血，主疏泄，是全身氣機升降與調暢的中心，同時還是儲藏和調節血量的重要器官，因為「將軍」主管的是軍隊，是力量的象徵，而肝臟在人體也負有提供動力支援的重要職責，正是從這個意義上看，「將軍」與肝有一種謀合，所以肝被稱為「將軍」。況且，在傳統文化中，按東、西、南、北、中的順序來看，人體五臟的順序是肝、心、脾、肺、腎，可見，肝為首為東主生發，不僅如此，肝還有疏泄和藏血之用。所以，肝的「將軍」之職可謂是名副其實。

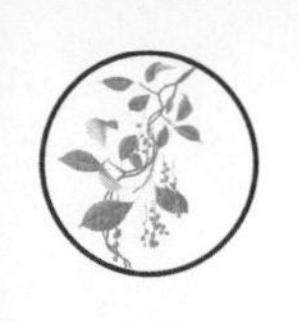

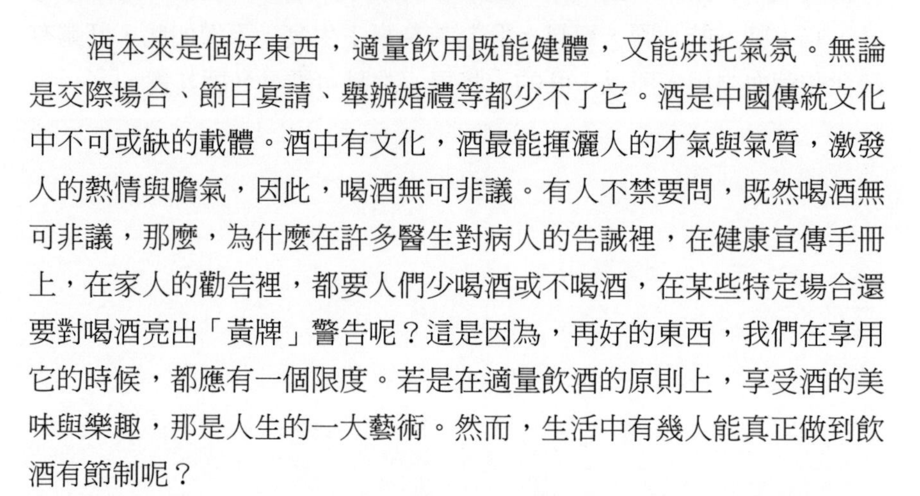

第二節
弄明白：日常那些傷肝事

酒傷肝，過量飲酒是拿健康當兒戲

酒本來是個好東西，適量飲用既能健體，又能烘托氣氛。無論是交際場合、節日宴請、舉辦婚禮等都少不了它。酒是中國傳統文化中不可或缺的載體。酒中有文化，酒最能揮灑人的才氣與氣質，激發人的熱情與膽氣，因此，喝酒無可非議。有人不禁要問，既然喝酒無可非議，那麼，為什麼在許多醫生對病人的告誡裡，在健康宣傳手冊上，在家人的勸告裡，都要人們少喝酒或不喝酒，在某些特定場合還要對喝酒亮出「黃牌」警告呢？這是因為，再好的東西，我們在享用它的時候，都應有一個限度。若是在適量飲酒的原則上，享受酒的美味與樂趣，那是人生的一大藝術。然而，生活中有幾人能真正做到飲酒有節制呢？

在現代社會中，喝酒成了社交的一種方法，陪客戶吃飯要喝酒，與朋友聚會要喝酒，過年過節要喝酒……很多人在飯桌上觥籌交錯，飲酒無度。當所謂的美酒成為人與人拉近關係的橋樑時，危險卻也在悄悄臨近。

喝酒傷肝已是眾所皆知的事實。長時間大量地酗酒，攝入的酒精量過多後，無形給肝臟增加了疏泄毒素的工作負擔，肝臟無法及時去解毒，就會使得肝出現了病變，造成酒精肝、肝硬化、肝癌等。

據健康專家指出，喝酒造成的肝損害，主要取決於兩個因素：一是飲酒年限（酒齡），一是每次所飲酒量的多少，如一次喝烈酒（酒精濃度30%以上）超過300CC者，可能會出現急性肝損害。不過，有的人由於其肝臟解毒能力很強，喝得多問題也不嚴重。所以，以上兩種因素中，更重要的是飲酒年限的長短。另外，喝酒是否會造成嚴重肝損害，並不是絕對的，這個問題因人而異，不能完全按照飲酒量來推斷病人的肝損害。

也許有人會問，紅葡萄酒喝多了會不會對肝臟有損害呢？醫學專家認為，紅葡萄酒中存在能降低血液中惡性膽固醇的成分，但這並不代表給那些愛喝紅葡萄酒的人酗酒的理由。因為，適量飲用紅葡萄酒雖然有一定的降脂作用，但過量酗酒卻會給肝臟和大腦帶來毒性。

總之，對於嗜好飲酒的人來講，最好能控制住喝酒的欲望，而對於那些需要應酬的人們，也應該引以為戒，加強健康意識，不要拿生命當兒戲！這裡需要補充一點，肝炎患者的肝功能已受到損害，各種對乙醇代謝的酶類活性降低，肝臟解毒功能也降低，因此即使少量飲酒，也是很有害處。所以肝病患者禁酒是自我療養的基本要求。

胖傷肝，肥胖是誘發肝病的根源

肥胖也有損於肝臟，為什麼呢？**一般肥胖人士都喜歡吃肥厚油膩之品，如大魚大肉、奶油等。這些食物難以消化，會造成人體多餘能量。這時，被稱為「將軍」的肝臟往往挺身而出，自我犧牲，像堤壩一樣攔截多餘能量，就會形成脂肪肝，以保護心腦血管、維護能量代謝。**所以單純的脂肪肝患者的生化檢測，各項指標如在正常、臨界或輕度異常範圍，心腦血管尚且安全。但長此以往，會誘發肝炎的發生，嚴重者會引發肝纖維化，繼而發展成肝硬化、肝癌。

勞傷肝，不堪重負積勞成肝疾

有些人積勞成疾得到了肝病，身體一直瘦下來，其原因可能自己未察覺早年就有輕微肝病，加上工作過度勞累，肝病就會因過勞而加

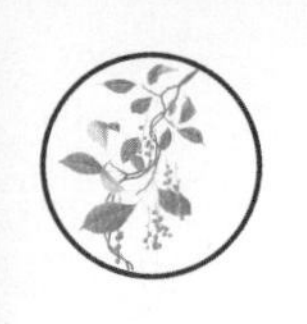

劇。疲勞過度確實會傷害到肝臟。

肝臟是人體重要的解毒器官，因過度疲勞產生的有害物質需要在肝臟中解毒、代謝。因此，有害物質在肝臟中的濃度是很高的，對肝臟的損害是最大的。長期高濃度的有害物質可誘發肝細胞凋亡或間接死亡。肝功能的損害可以導致很多疾病。

怒傷肝，怒則氣上導致頭暈目眩

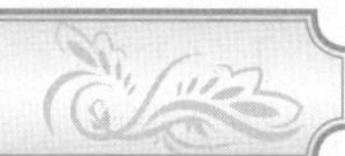

中醫認為：在五臟之中，肝主怒，喜條達，主疏泄。怒，意指暴怒或怒氣太盛。怒主要是由於某種目的和願望不能達到，逐漸加深緊張狀態，終於發怒。通常可表現為拍案而起、破口大罵、暴跳如雷、拳打腳踢、傷殺人畜、毀壞器物等。怒則氣上，傷及肝而出現悶悶不樂、煩躁易怒、頭昏目眩等，也是誘發高血壓、心臟病、冠心病、胃潰瘍的重要原因。輕者會肝氣鬱滯、食欲減退；重者便會出現面色蒼白、四肢發抖，甚至昏厥死亡。

《三國演義》中周瑜是一位文武籌略、雄姿英發的將才，但好生氣發怒，被諸葛亮「三氣」之下，大怒不止，吐血而死。還有我們熟悉的《滿江紅》中寫到「怒髮衝冠」，岳飛是血性男兒，看到大好河山殘落破碎，大怒之下，氣血上湧，頭髮根根豎立，把帽子都頂起來了！這些都是怒則氣上的緣故。當然，以上事例為文學作品描寫，有誇張的成分，但怒氣傷肝，對健康確實有很大傷害。

怒過傷肝，可用情志療法五情相勝中的「悲勝怒」來治。肝志為怒，大怒的時候則肝氣橫逆，氣血並行走於上，表現為煩躁衝動，面赤頭痛，眩暈耳鳴，甚而像周瑜那樣出現吐血的情況，輕則昏厥，重則喪命。而相對應的是，悲則氣消。這就像我們掃地的時候，塵土飛揚，只要灑些水就會抑制其飛揚一樣。悲可頓挫其怒的激揚之勢而建清肅之功，故曰「悲勝怒」。

《筠齋漫錄》中就記載了這樣一則以悲勝怒的醫案：

有一位官吏得了眼病，便請醫生治療。但看了許多醫生，病情卻不見好轉。原來，這位官吏脾氣急躁，整天手拿鏡子照著看，發現沒什麼改善就認為是治得不對，於是就另換一個醫生來診治。後來聽說楊貴亨醫術高明，就不遠千里請來為他治病。楊貴亨看過病人，心中有數，開出了藥方，對官吏說道：「眼上的病是無大礙的，不過你服藥過多，藥毒已經下注到左邊的大腿部，沒幾天就會發作，這個大腿上的病恐怕就沒人能治得好了。」病人聽後很悲傷，每天用手撫摸著自己的大腿，想著大難將至，完全沉浸在悲哀之中。果然過了不久，眼病奇蹟般好了，不過大腿處卻沒見毒發。官吏很納悶，找來楊貴亨質問，楊貴亨聽後哈哈大笑，說出了自己的用意，原來他運用的正是《黃帝內經》中以悲勝怒的情志療法，故意讓病人悲傷。

藥傷肝，中草藥不是養肝「放心藥」

有些人，各種補藥、營養藥或治療用藥天天不離口。殊不知「是藥三分毒」，肝臟首當其衝，受害自然是順理成章的事情。調查資料顯示，藥物引起的肝損害約佔住院患者的10%，如磺胺類、紅黴素、阿司匹靈、利福平等都是既常用又有害於肝臟的藥物。中草藥也不安全，如蟾酥、木薯、廣豆根、苦杏仁、艾葉、毛冬青、北豆根等中藥，劑量大時可引起黃疸、肝疼痛和肝功能損害。

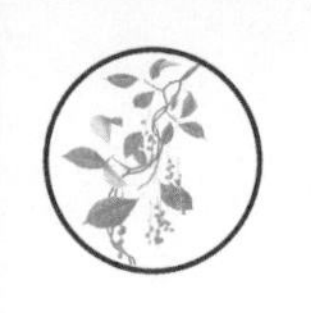

第三節
需重視：女人更要養肝養氣血

經血月月見，健康經不住「細水長流」

女性為陰柔之體，以血為本，養血是女性一生都要做的事。月經、懷孕、生產、哺乳四大身體重要關卡，都需要耗費大量的氣血，可以說是處處考驗血氣的虛實平衡。

❶月經期	女性自13～14歲進入青春期後，通常每月來月經一次，排出經血60～100CC。女性一生中，除懷孕、哺乳期月經暫停及停經之外，總共要排出經血約25000CC。
❷懷孕期	從受精卵在子宮內發育開始，歷經280天左右，胎兒發育約3公斤，新生兒才降生墜地。在十月懷胎期間，胎兒生長發育所需要的一切養料均是經過胎盤臍帶從母體血液中汲取。
❸生產期	女性分娩胎兒，新生命降臨人世的產褥過程，一般母體會出現約有200CC以上的子宮生理性出血。若遇難產意外，產婦發生子宮病理性大出血，失血量會更多。
❹哺乳期	母乳是新生嬰兒最理想的「天然營養品」，產後還要經歷10～12個月的哺乳期。母乳全都是從母體的血液裡生化、轉變而成的。

從上表不難看出，女性天生有生理上的辛苦期——月經、懷孕、生產、哺乳，這些都有耗血和失血的特點，只有依賴雄厚的氣血滋養才能完成。氣血猶如攜帶營養物質的河流，它流到哪裡不光把營養物質帶到哪裡，還滋潤了那片乾涸的「土壤」。氣血的盛衰還能直接影響面色的榮枯，尤其是口唇及面部的諸陰經、主生殖的任脈循行之處。故女性養生養顏重在養血。

研究證實，如果女性缺血的話，就會出現皺紋早生、面色枯黃、唇甲蒼白、頭暈、眼花、乏力、心悸等症狀，還有的人會覺得四肢麻木，出現月經量少，甚至閉經的現象，時間長了還容易失眠、心悸……引發各種健康隱患。因此，在日常生活中，女性必須重視養血，所以不妨從以下六個方面入手：

❶調經：女性養血貴在調經。某些中成藥，如女金丹、當歸養血膏、歸脾丸、烏雞白鳳丸等，對養血調經都有獨特的功效，必要時可在醫生的指導下選擇服用。

❷睡養：夜臥則血歸肝，夜裡是養肝益腎的好時間。確實維持夜間23:00時至次日05:00時的充足睡眠。給肝臟一個調整的機會，它才能在白天展現最好的狀態。

❸神養：經常保持樂觀情緒，做到起居有常、娛樂有度、勞逸調和，不僅可以增進機體的免疫力，而且有利於身心健康，同時還能促進體內骨骼裡的骨髓造血功能旺盛起來，使得皮膚紅潤，面有光澤，各器官組織的生理功能發揮到最佳狀態。

❹動養：休閒時要常到室外進行運動鍛鍊，可散步、慢跑、做健美操、打球、游泳、爬山，也可以接受大自然恩賜的日光浴、水浴、森林浴，這些運動都可以促進血液循環，提高機體新陳代謝能力，增強骨髓的造血功能。

❺食養：女性日常應適當多吃些富含「造血原料」的優質蛋白質、必須的微量元素（鐵、銅等）、葉酸和維生素B群等營養食物，如動物肝臟、腎臟、魚、蝦、蛋類、豆製品、黑木耳、黑芝麻、紅棗、花生以及新鮮的蔬菜、水果等。

❻藥養：有些中藥有補血功能，作為湯料或肉料食用是不錯的方法。例如熟地、白芍、當歸、川芎、枸杞、黃耆等。

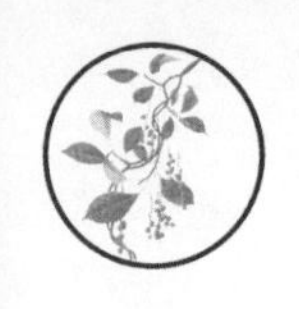

溫馨提醒

專家證實，女性25歲以後，身體中的鈣每年以0.1%～0.5%的速度減少，這個時期的女性每日至少要攝取1000毫克鈣；對於處在哺乳期的女性，補鈣量需增加至1500毫克。此外，懷孕、生育、哺乳都會讓女性缺乏葉酸，應適量補充葉酸，以補充身體營養。哺乳期的女性經常會有便祕、肥胖等困擾，纖維素可以令女性免去後顧之憂，它在通便、排毒、降血脂、防治肥胖方面功效卓著。

保護好肝臟，確實避免子宮病變

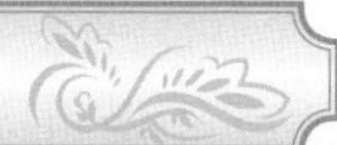

王雅莉，現年30歲，是一家廣告公司的行政助理，以前為了工作幾次流產，放棄當媽媽的機會。現在事業上一帆風順，所以又重拾做媽媽的夢想。為了調整好健康狀態，她特地去請教醫生，因為她經常有身心疲憊、體重攀升、煩躁失眠、皮膚乾燥、髮色枯黃、月經紊亂等症狀，有時還會莫名其妙地病一場。沒想到，醫生嚴肅地對她說：「你的子宮有問題，先調養好子宮再來考慮要寶寶的問題吧。」

隨著女性工作壓力變大，許多女性選擇在30歲後懷孕生子，但此時往往不能成功受孕。同王雅莉一樣，最主要是因為子宮的原因。

臨床資料顯示，通常子宮的巔峰年齡在26歲左右，到了30歲前後便會發生「急轉彎」。12%～15%的年輕女性在30歲左右就開始出現內心煩躁、身體潮熱、月經紊亂等更年期症狀。30歲以上的婦女約有20%患有子宮肌瘤，還有20%的婦女患有功能性子宮出血，大部分患者對藥物治療沒有顯著效果，一些嚴重的病症可能還要切除子宮。難怪有的婦科專家說，多數所謂婦科病就是子宮疾病。

所以，保護女性健康的首要任務就是要保護子宮。可是，你又對子宮了解多少呢？子宮是產生月經和孕育胎兒生長發育的一方「肥沃寶地」，形狀像一個倒置的梨。子宮體壁較厚，可分為三層，外層為漿膜層，中間為肌層，最裡面的一層為內膜層。內膜層受卵巢激素的影響，可發生週期性變化，並為受精卵的著床和發育做好準備；如果未受孕，每月便脫落一次，形成月經而排出。

從中醫學角度說，子宮其實是肝臟遺傳生化工程的部門，保護肝臟健康才能避免子宮病變。《內經》提出「上工不治已病治未病」，傳統中醫學治病的最高法則是調節人體內的陰陽平衡，使人體處於和諧狀態。因此，要想避免子宮出現問題，就要維持子宮和肝臟氣血循環的平衡關係，避免因為不當的作息生活和飲食習慣擾亂肝臟的生化。

溫馨提醒

女性要想好好地呵護子宮，必須熟悉子宮的特性，子宮有「六怕」：

一怕：多次妊娠。每增加一次妊娠，子宮就增加一次風險。

二怕：反覆人工流產。特別是在短時間內重複進行，這對子宮傷害很大。

三怕：私自墮胎。這樣做的嚴重後果是子宮破損或繼發感染。

四怕：忽視產前檢查。定期進行產前檢查是母子平安的重要保障，否則可能導致難產甚至子宮破裂等嚴重後果。

五怕：性生活不衛生。性生活不衛生可使病原體經陰道進入子宮腔內，引起子宮內膜感染。此外，男子包皮垢對子宮頸的刺激是引起子宮頸癌的因素之一。

六怕：性生活紊亂。若女性性生活放縱或未成年便開始性生活，會對自己的身心健康造成損害，而子宮頸糜爛及子宮頸癌等疾病也由此產生。因此，女性應從自身做起，呵護子宮，呵護健康。

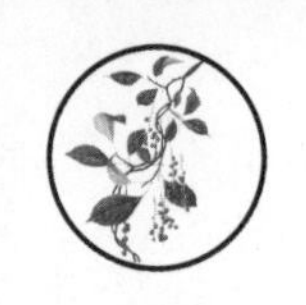

髮為血之餘，氣血不足早生白髮

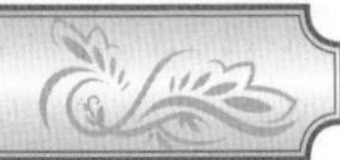

年過三十的女性經常被頭髮問題所困擾，原來的飄飄秀髮漸漸變得乾枯稀疏，失去光澤，就算最好的洗髮、護髮用品，一星期一次的專業護理，也不起作用。專家提醒，秀髮飄飄究竟能留駐多久，關鍵要看你的腎肝氣血循行是否通暢。這是為什麼呢？

中醫學認為，頭髮跟人體體內兩條經脈的氣血最為相關，即肝血和腎氣。相信大家都聽過「血盛則髮潤，血虧則髮枯」的道理。

若肝的氣血充盈，頭髮就長得快且有光澤；若肝的氣血不足，頭髮就會變白和乾枯，最終還可能導致脫髮。當然，頭髮是否滋潤也跟腎有很大的關係，因為腎主收斂。如果一個人腎氣的收斂能力特別強的話，頭髮就滋潤，也不容易脫髮；反之，如果腎虛的話，腎精收藏的力量不夠，就容易脫髮。可以說，從秀髮的狀況，我們就可以看出身體機能的盛衰。

人人都知道衣服可以量身定做，髮型可以個性打造，那秀髮呢？女性都愛美，當頭髮頻頻經歷吹拉捲燙，變得乾枯毛糙後，健康亮澤的秀髮可以訂製嗎？答案是肯定的。對於女性養護秀髮來說，最有效的方法就是透過理順肝腎氣機來補血養髮，只有「通」，才能保證氣血循行暢通無阻，給予頭髮足夠的氣血滋養。根據女性特有的體質，加強飲食上的調理，可以促進女性養血排毒。要經常攝入如動物肝、腎、血、瘦肉、魚、蝦、貝類、蛋黃、牛奶及水果、蔬菜等食品，並戒菸、少酒、飲淡茶，多吃些富含「造血原料」的蛋白質、鐵、銅、葉酸和維生素等營養食物，可以幫助造血。肝腎養護好了，頭髮才不會脫落，在肝腎健康的基礎上，做外在的保養和護理，效果加倍！

母乳餵養好，不缺乳養肝是關鍵

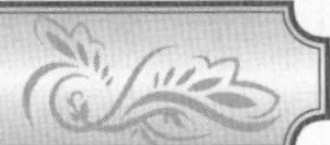

現代媽媽都知道母乳是嬰兒最好的食品，但不少媽媽存在疑惑：

母乳的量和品質怎樣把握呢？尤其對於高齡母親而言，缺乳、乳少等問題更是讓人頭痛。

中醫學認為，乳汁由血所化，賴氣以運行，因此乳汁多少與氣血的關係極為密切。一般而言，產後缺乳、少乳多是氣血虛弱和肝鬱氣滯惹的禍。氣血虛弱即脾胃素虛，生化之源不足，或因分娩失血過多，氣隨血耗，以致氣虛血少，導致缺乳；肝鬱氣滯即產後情志憂鬱，肝失條達，氣機不暢，以致經脈澀滯，阻礙乳汁運行，導致缺乳。

看來，高齡媽媽要想養出好母乳，還得採用補益氣血和增加營養的方法。

喝一些鯽魚湯可以幫助增加乳汁，因為鯽魚入脾經，有補脾的作用，氣血生化順利，上行化為乳汁，產生了催乳作用。還可以將豬蹄1～2個燉爛吃，並將湯與佐以通乳作用的中成藥「通乳丹」混合約服。氣血虛弱不重者，也可單用通草10克與豬蹄同燉，吃蹄喝湯。還可用豬蹄1對燉爛，再加豆腐250克、蔥白3根、米酒50CC同煮食用。

這幾則方子既能養氣補血，又能催乳增乳，實為高齡媽媽的良方益膳。要想提高母乳的品質，可取當歸5克、黃耆3克、通草5克，每天用這三味中藥煮成一碗藥汁，放在一邊，在給產婦做的各種食物中加上一勺，這樣中藥的氣味不重，又能產生補氣血、通乳的作用，同時三味中藥的用量不大，適合身體虛弱的人慢慢調補，而且不易上火。

除了膳食營養外，在此推薦一種適合哺乳期媽媽的茶品，將紅棗洗淨放在鐵鍋內炒到表皮發黑，放入瓶中待用，每天取炒過的紅棗4～6枚，再加上4～6枚桂圓，如有便祕，可以加枸杞6～10粒一同沖泡飲用。紅棗經鐵鍋炒製後具有暖胃去胃寒的作用，同時炒製後易於泡開，營養成分能完全利用，每天飲用此茶能產生補氣血、調脾胃、治失眠、止虛汗的作用。

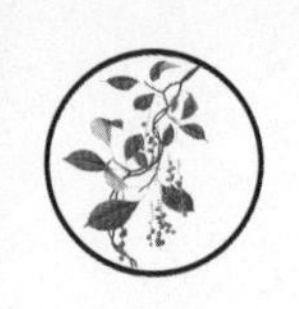

溫馨提醒

對於缺乳、少乳的高齡產婦而言，氣血虛弱者應多食補氣養血、通乳的食物，如雞肉、蛋類、豬蹄、花生等；肝鬱氣滯者宜食疏肝理氣的飲食，如柚子、橙等水果。分型調養，才能達到良好的催乳效果。

第二章

食——
吃對喝對，肝病慢慢減退

得了肝病及相應併發症該吃什麼，如何吃，有哪些飲食宜忌？能喝茶嗎？能飲酒嗎？了解了這些，你就有了一本保肝的「菜」譜，一本護肝的茶「飲」，一套養肝的酒「經」，對於養肝護肝，也就能了然於心。

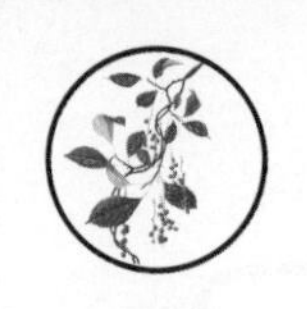

第一節
主食粥菜茶酒，養肝各有所長

主食：麵餅餃子來得快，邊享美食邊護肝

豬肉炸醬麵

【原料】豬肉50克，麵條120克，黃瓜100克，甜麵醬、鹽各適量。

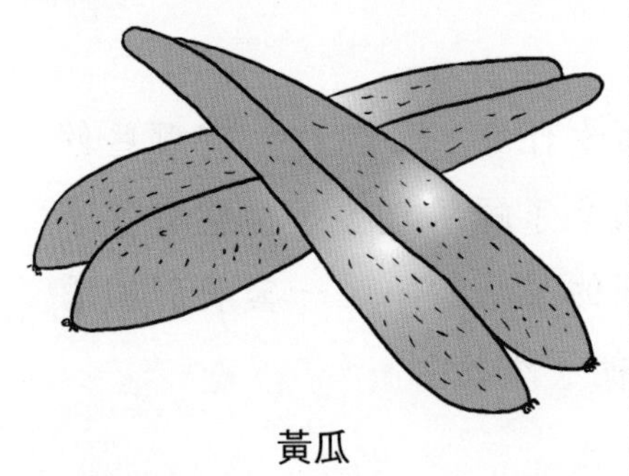

黃瓜

【作法】

❶將黃瓜和豬肉洗淨、瀝去水切丁。

❷把切好的豬肉丁放入容器內，加入料酒、鹽。

❸鍋內加入油，下入蒜末、豬肉丁炒熟，下入甜麵醬炒勻，加入清水炒開，燒至熟爛，下入黃瓜丁。

❹在鍋中加水，下麵條，先用中火煮再用小火煮，待麵煮熟後加入豬肉醬即可。

【功效】養陰補血，利濕除熱。適宜於慢性肝炎患者食用。

三絲蛋餅

【原料】雞蛋250克，瘦肉25克，罐頭筍、海帶各35克，植物油10CC，醬油15CC，低納鹽5克，料理酒3CC，香油2CC，太白粉、蔥花各10克，高湯300CC。

【作法】

❶將雞蛋打入平底鍋內，加入醬油、低納鹽、蔥花、料理酒打散，再加入鮮湯275CC，調勻，上籠蒸約15分鐘，熟即取出，放置一邊。

❷將瘦肉、罐頭筍均切成絲。海帶煮軟後亦切成細絲。肉絲加蛋清、低納鹽、太白粉拌勻上漿，放入五分熱的油內滑熟，撈出瀝油。

❸將炒鍋置火上，放少許油燒熱，下入蔥花，下入筍絲、海帶絲，加入高湯25CC、低納鹽，下入肉絲燒開，用太白粉勾芡，淋入香油，澆在蒸好的蛋上即可。

【原料】養陰補血。適用於肝硬化、肝炎患者及幼兒、老年人、孕婦、乳母。

雞蛋番茄炸醬麵

【原料】麵條200克，番茄150克，雞蛋1個，蒜末2克，低納鹽1克，太白粉、甜麵醬各10克，植物油20CC。

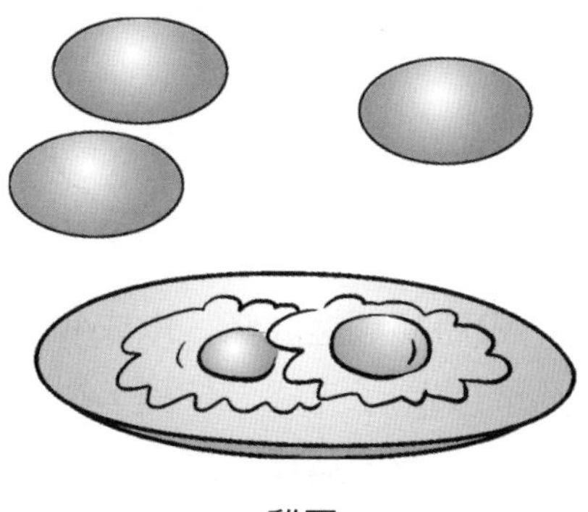

雞蛋

【作法】

❶將番茄去蒂，洗淨，切成末。雞蛋入容器內攪散成雞蛋液。

❷鍋內放植物油燒熱，下入蒜末爆香，下入甜麵醬略炒，倒入雞蛋液炒勻，加低納鹽炒勻至熟，加入番茄末炒勻，加入清水100CC燒開，用太白粉勾芡，離火備用。

❸鍋內放入清水燒開，下入麵條用筷子挑散，蓋上鍋蓋用大火燒開，再改用中小火煮至麵條上浮，加入冷水50CC，蓋上鍋蓋再燒開，取下鍋蓋，繼續煮約1分鐘，至熟透撈出，放入冷水中浸涼撈出，瀝去水，放入盤內，再澆上炒好的雞蛋番茄醬，食時拌勻即可。

【功效】滋陰潤燥，清熱解毒，涼血養肝。適用於慢性肝炎患者。

豬肉湯餃

【原料】麵粉250克，豬瘦肉末125克，山藥100克，黑芝麻25克，油菜葉20克，蔥末、薑末各5克，料理酒8CC，低納鹽2克，香油10CC，紅花8克。

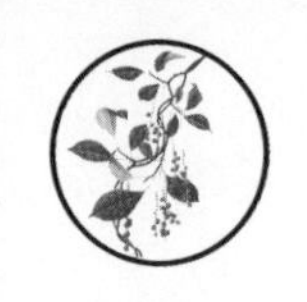

【作法】

❶將麵粉放入容器內，加入清水125CC和勻成麵糰。山藥削去外皮，洗淨，剁成末。油菜葉洗淨，切成絲。鍋燒熱，下入黑芝麻炒熟，出鍋放在案板上，晾涼後研成粉。

❷將豬肉末放入容器內，加入料理酒、低納鹽、以及清水25CC再沿同一個方向充分攪勻上勁，再加入蔥末、薑末、山藥末、黑芝麻粉、香油拌勻成餡。將麵糰搓成條，揪成40個均勻的劑子（小方塊狀），逐一按扁，擀成圓薄皮，放上餡，捏成生餃子。

❸鍋內放入清水1000CC，下入紅花燒開，煮約5分鐘，下入餃子，用手勺推攪至散，蓋上鍋蓋先用大火燒開，再改用小火煮至餃子浮起，取下鍋蓋，繼續煮約2分鐘，下入油菜葉絲，加入白糖攪勻，出鍋盛在碗內即成。

【功效】活血祛瘀，補腎益精。適宜於慢性肝炎證見血瘀、肺燥者食用。

牛肉湯餃

【原料】麵粉250克，牛肉末150克，番茄75克，山楂30克，水發銀耳20克，蔥末、薑末各5克，料理酒10CC，低納鹽2克，蜂蜜25克，花生油10CC。

【作法】

❶將麵粉放入容器內，加入清水和勻成軟硬適中的麵糰。番茄去蒂，洗淨，去皮，剁成末。山楂去蒂，洗淨，去子，橫切成半圓形的片。銀耳去根洗淨，撕成小片。牛肉末放入容器內，加入料理酒、低納鹽、番茄末、蔥末、薑末、花生油，用筷子沿同一個方向充分攪勻上勁至黏稠狀餡。

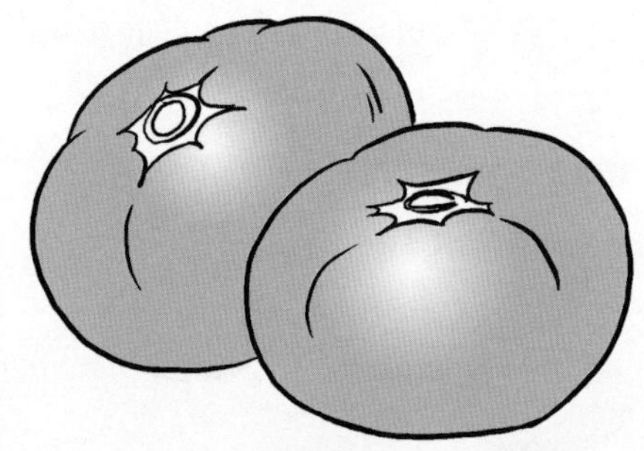

番茄

❷將麵糰搓成條，揪成40個均勻的小劑子，逐一按扁，擀成圓薄皮。取一麵皮，放上餡，將底邊向上摺疊成半圓形，包住餡

料，再將邊緣捏合成生湯餃，依次做好。

❸鍋內放入清水500CC，下入銀耳片、山楂片燒開，用小火煮約10分鐘，出鍋分盛在兩個碗內。再將生餃子下入沸水鍋中用大火煮熟。

【功效】滋陰潤燥，化食消積，補血保肝。適宜於慢性肝炎證見脾虛積滯者食用。

墨魚餛飩

【原料】麵粉250克，淨墨魚肉150克，綠花椰菜100克，番茄50克，水發木耳20克，蔥末、薑末各10克，料理酒6CC，低納鹽5克，雞蛋1個，香油10CC，植物油15CC。

【作法】

❶將麵粉放入容器內，加入清水和勻成軟硬適中的麵糰，靜置30分鐘後按扁，擀成大薄片，再切成6公分見方的餛飩皮。墨魚肉洗淨，瀝去水，剁成末。將綠花椰菜洗淨，莖取下，削去外皮，切成絲，餘下的綠花椰菜剁成末。番茄去蒂洗淨，切成絲。木耳去根洗淨，切成絲。

❷將墨魚肉放入容器內，加入料理酒、打散的雞蛋、香油各2CC，低納鹽2克，蔥末和薑末各5克攪勻上勁，再加入綠花椰菜末拌勻成餡。取一餛飩皮，用筷子將餡料挑放在上角，然後從上向下捲成捲狀，再將左右兩對角向中間對疊、捏嚴成餛飩形狀，依次製好。

❸鍋內放植物油燒熱，下入餘下的蔥末、薑末爆香，下入木耳絲、綠花椰菜莖絲略炒，加清水900CC燒開，下入生餛飩、番茄絲燒開，加入餘下的低納鹽，煮至餛飩熟透，出鍋盛在碗內即成。

【功效】滋陰潤燥，補中和血，寬腸通便。適宜於急性黃疸型肝炎患者食用。

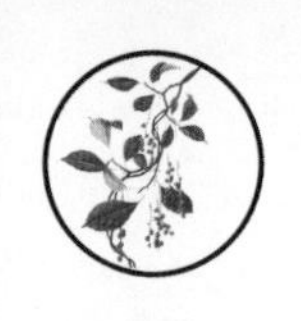

粥：早晚一碗粥，養肝護肝何需愁

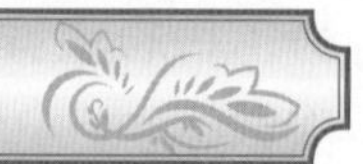

白扁豆山藥粥

【原料】白扁豆、山藥各50克，白米80克。

【作法】

❶將山藥去皮、清洗乾淨，並切成薄片。

❷將白米淘洗乾淨。

❸將白扁豆清洗乾淨，用清水熬煮至半熟後，倒入備好的山藥片和白米，繼續熬煮，待全部食物熟爛、粥液黏稠後，即可出鍋。

【功效】健脾補氣，燥濕固澀。適宜脾胃虛弱、泄瀉型肝臟病。

豬血豆腐皮粥

【原料】豬血150克，豆腐皮50克，白米100克，生菜50克，低納鹽、香油各適量。

【作法】

❶把豬血切成小塊；豆腐皮泡軟，切碎；白米洗淨；生菜切碎。

❷加1000CC水，放入白米，煮沸，將豬血、豆腐皮、生菜一起放入。

❸熬至菜熟粥成，放入鹽、淋上香油，調勻即可。

【功效】益氣保肝。適用於肝病患者。

紅棗玫瑰粥

【原料】山藥、乾扁豆各100克，紅棗25克，玫瑰花15克，白米、冰糖各100克。

【作法】

❶把紅棗洗淨去核，山藥洗淨蒸熟去皮，分別切成小塊；把扁豆洗淨泡漲；把白米洗乾淨。

❷把扁豆和白米放入砂鍋中，加適量清水，用大火燒開後，加入玫瑰花，改用小火熬煮至米、豆將熟時，加入山藥、紅棗，繼續熬煮，要不時攪動砂鍋底，防止糊鍋，待爛熟成粥時調入冰糖，拌勻即可。

【功效】健脾和胃。適用於肝鬱脾虛型慢性肝炎患者。

番薯粥

【原料】白米100克，番薯250克，白糖適量。

【作法】番薯洗淨，切成小塊，與洗淨的白米一起加水適量煮粥，粥熟即可，趁熱服用。每日分2次服完。

【功效】健胃利脾，益氣溫中。適用於熱重於濕型患者。

注意事項：糖分含量較高，糖尿病患者忌服，胃易泛酸者慎服。

黑木耳粥

【原料】白米、黑木耳各100克，白菜心、豬肉末各50克，蝦米25克，香油20CC，低納鹽各適量。

【作法】

❶把黑木耳、白菜心洗淨切細絲，將蝦米洗淨放入碗中。

❷炒鍋上火，下香油，入白菜心、豬肉末、黑木耳煸炒，調入低納鹽，盛入碗中。

❸把白米淘洗乾淨加水入鍋，加水煮粥，粥成後加入碗中的備料拌勻即可。

【功效】益精養血，健脾益氣，滋陰補肝。適用於慢性肝炎患者。

紅棗白米粥

【原料】紅棗20枚，白米50克。

【作法】

❶將紅棗洗淨，用清水浸泡後，去核。

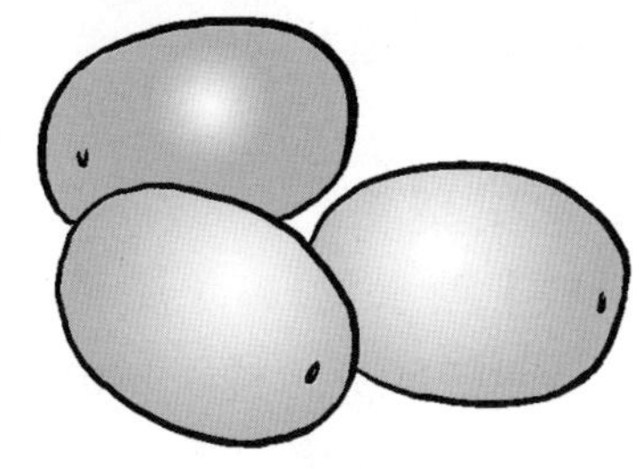

紅棗

❷將白米洗乾淨後，放入粥鍋中，加入適量清水。

❸先用大火煮沸，再改以小火熬煮10分鐘左右，隨即下入紅棗，繼續熬煮至白米、紅棗爛熟後，即可出鍋。

【功效】補益氣血，保肝護肝，健脾養胃。適宜於慢性肝炎伴有氣血虧虛、食欲不振、腹瀉、心悸等症。

芹菜粥

【原料】帶根芹菜120公克，白米150克，低納鹽各適量。

【作法】

❶把芹菜洗淨後切成小段備用。

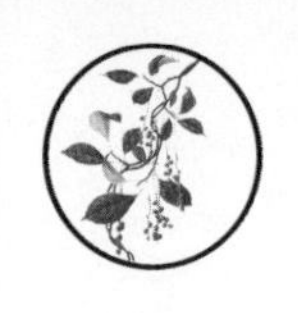

❷把白米洗淨後加入芹菜一起加適量水煮粥。

❸煮沸後，加入適量低納鹽調味即可。

【功效】祛風利濕，清肝熱。適用於熱重於濕型肝病患者。

水果梨羹

【原料】糖水梨1罐，蘋果200克，糯米糕50克，橘子100克，白糖200克，菱角粉10克。

【作法】

❶將蘋果洗淨、去皮、核，切成小塊。橘子去皮，分成小瓣。糯米糕切成小丁。糖水梨開罐後取出梨，切成小塊。菱角粉加適量水燒開。

❷將鍋內放入1000CC水，燒開後倒入蘋果、梨和罐中的糖水，煮沸後加入白糖和菱角粉調勻，再煮沸後熄火，加入糯米糕丁和橘瓣即可。

【功效】清肝熱，益氣血。適用於肝炎患者、肝硬化患者、術後恢復期患者。

肉末蛋丁羹

【原料】豬瘦肉末50克，雞蛋2個，黑芝麻20克，桑葚、山茱萸各15克，蔥末、蒜末各2克，料理酒5CC，低納鹽2克，白糖20克，太白粉25克，清湯700CC，植物油15CC。

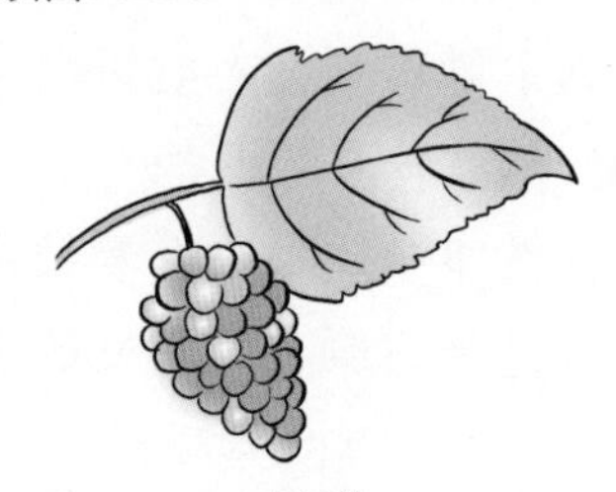

桑椹

【作法】

❶將桑葚、山茱萸洗淨。雞蛋打入容器內攪散成雞蛋液，倒入抹油的方盒內，入蒸鍋內蒸至熟透取出，翻扣在案板上，再切成0.6公分見方的丁。

❷將鍋內放入黑芝麻，用小火炒香，倒在案板上，研成粉。另將鍋內放植物油燒熱，下入蔥末、蒜末爆香，下入豬肉末炒至斷生，烹入料理酒炒勻，加清湯。

❸下入桑葚、山茱萸燒開，煮約30分鐘，再下入雞蛋丁、黑芝麻粉，加入低納鹽、白糖燒開，煮約2分鐘，用太白粉勾芡，出鍋裝碗即成。

【功效】滋補肝腎，益血明目。適用於肝腎陰虛患者。

金針花瘦肉羹

【原料】水發金針花100克，豬瘦肉50克，低納鹽1克，紅糖25克，太白粉30克。

【作法】

❶將水發金針花掐去老根，洗淨，擠去水，切成1公分長的段。豬瘦肉洗淨，瀝去水，剁成末。

❷砂鍋內放入清水700CC，下入豬瘦肉末攪散，用大火燒開，下入金針花段攪散，燒開，再改用小火煮至熟爛。

❸加入低納鹽、紅糖攪勻至溶化，用太白粉勾芡成稀糊狀，出鍋裝碗即成。

【功效】清熱利濕，補血扶正。適宜於病毒性肝炎證見正氣不足者食用。

苦瓜排骨湯

【原料】豬排骨400克，苦瓜150克，鹹菜20克。

❶將苦瓜清洗乾淨，然後去子切成塊狀。

❷豬排骨洗淨後，剁成小塊備用。

❸鹹菜切成丁。

❹鍋中倒入適量清水，將豬排骨放入水中略燙一下，撇去浮沫和血，將排骨撈出，再倒一鍋清水，將排骨、苦瓜和鹹菜一同起放入鍋中，用大火煮沸，然後用小火燉爛，最後加入、鹽和香油，調味拌勻，即可飲用。

【功效】清熱解毒，平肝補血。適宜於慢性肝炎及高血壓病患者飲用。

三鮮冬瓜湯

【原料】冬瓜500克，水發冬菇100克，罐頭冬筍100克，鮮湯1000CC，植物油10CC，低納鹽3克。

【作法】

❶將冬瓜去皮、瓤洗淨，切成0.5公分厚的片；冬筍切成0.2公分厚的片；冬菇去蒂，切成薄片。

❷將湯鍋置火上，放入植物油，燒至七成熟，下入冬瓜片翻炒，加入鮮湯。當冬瓜煮至快熟時，下入筍片、冬菇片同煮至冬瓜爛熟，加入低納鹽調味，盛入湯碗內即可。

【功效】溫中健胃，清肝瀉火。適用於肝炎患者、肥胖症患者等

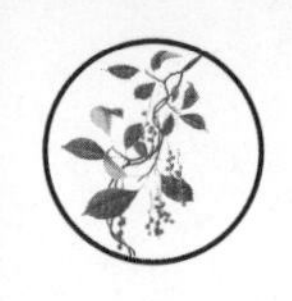

人食用。

銀耳紅棗湯

【原料】銀耳15克，紅棗15枚。

【作法】

❶把銀耳泡10～20分鐘。

❷把泡好的銀耳和紅棗一起加入鍋中，煮半個小時即可。

【功效】健胃補脾，清熱涼血。適用於慢性肝炎患者。

酸棗湯

【原料】酸棗50克，白糖適量。

【作法】將酸棗洗淨，加水500CC，加白糖適量，用小火煮1小時。

【功效】具有安神、降低氨基轉移酶之功效。適合急慢性肝炎患者食用。

茅根湯

【原料】白茅根80克，紅豆100克。

【作法】

❶將白茅根、紅豆洗淨。

❷取一砂鍋，將紅豆和白茅根一同置入鍋中，加入適量清水。

【功效】利水消腫，清熱化濕。適宜急性黃疸型肝炎、小便不利等症患者食用。

黃瓜木耳湯

大黃瓜1根，木耳3克，香油3CC，植物油20CC，低納鹽3克，醬油少許。

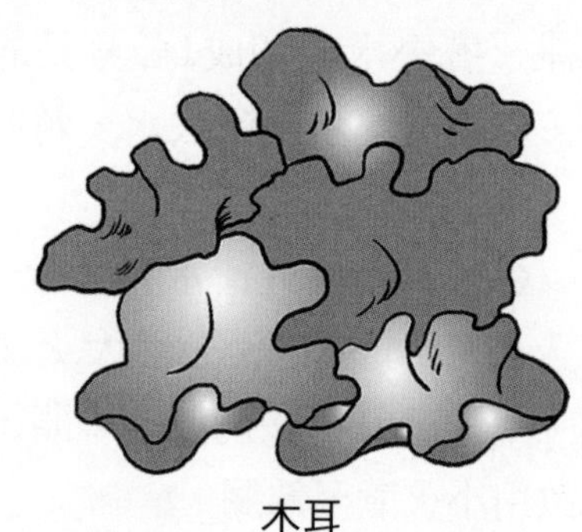

木耳

【作法】

❶將黃瓜去皮，剖開挖出瓜瓤，切厚片；木耳用溫水泡發後洗淨。

❷將炒鍋置火上，放入植物油燒熱，爆炒木耳，加入適量水和少許醬油燒沸，倒入黃瓜略煮一下，加入低納鹽、香油，盛入湯碗內即可。

【功效】清熱解暑，生津止渴，利尿消腫。適用於脂肪肝患者、肝炎患者、肝硬化患者、高血壓病患者、心血管疾病患者、肥胖症患者及兒童、青少年、老年人等。

桃仁藕湯

【原料】桃仁10克，鮮藕300～500克。

【作法】將桃仁和鮮藕洗淨切塊，煮湯即可。

【功效】破瘀行血，潤燥滑腸。適用於肝病患者食用。

鬱李桃仁湯（李仁肉）

【原料】鬱李仁6克，桃仁9克，當歸尾5克。

【作法】將所有原料入鍋加適量水煮湯，湯好後去渣取汁即可。

【功效】行氣化鬱。適用於瘀血阻絡型肝炎患者食用。

荸薺海蜇湯

【原料】荸薺150克，海蜇皮120克。

【作法】

❶將荸薺去皮洗淨，切片。

❷將切好的荸薺與海蜇皮同煮湯即可。

【功效】清熱平肝。適用於瘀血阻絡型肝炎患者食用。

金針花泥鰍湯

【原料】金針花30克，泥鰍150克。

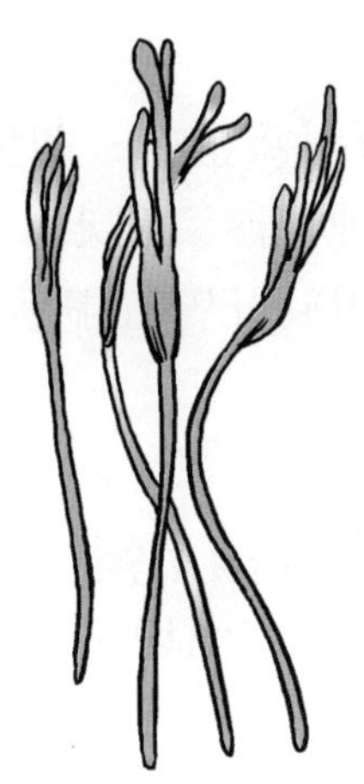

金針花

【作法】將泥鰍除內臟洗淨，金針花洗淨泡入水中待用，將泥鰍和金針花一起煮湯即可。

【功效】清熱解毒，祛濕邪。適用於熱重於濕型肝炎患者食用。

茯苓沙參水鴨湯

【原料】茯苓20克，北沙參15克，水鴨1隻，蔥、薑、料理酒、雞精、低納鹽各適量。

【作法】

❶把茯苓洗淨切小塊；北沙參洗淨切片；水鴨去內臟、爪及毛；蔥切段，薑切片。

❷水鴨放入鍋中，加入茯

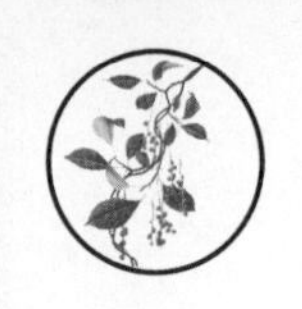

苓、北沙參片、薑、蔥、料理酒和適量清水，燒沸，再用小火燉50分鐘，放入低納鹽、雞精即可。

【功效】祛痰止咳，清陰養肺，寧心安神，滲濕利水，益脾和胃。適用於肝腎陰虛型患者食用。

山藥雞內金粥

【原料】雞內金10克，白米120克，懷山藥30克，山楂10克。

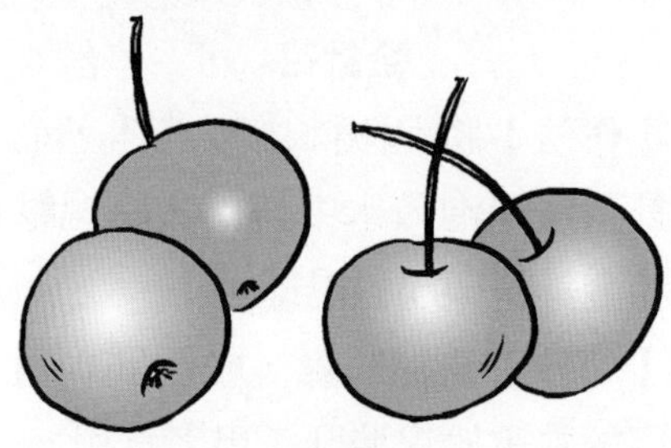

山楂

【作法】將懷山藥、山楂、雞內金、白米分別洗淨，然後一起放入砂鍋內，加適量清水，用小火煮成粥。隨量食用。

【功效】健脾開胃，消食導滯。適用於肝脾不調型急性無黃疸型肝炎。

桂圓蓮子粥

【原料】桂圓肉15克，蓮子肉15克，糯米50克，白糖適量。

【作法】

❶蓮子去皮去心，糯米淘洗乾淨。

❷把桂圓肉、蓮子肉、糯米、白糖及適量清水放入鍋中，用大火煮沸，再用小火煮至熟即可。

【功效】補血安神，養心益腎，澀腸補脾。適用於肝病患者，宜在秋季食用。

荷葉茯苓粥

【原料】荷葉1張，茯苓15克，白米100克，冰糖適量。

【作法】

❶荷葉洗淨，切成3公分×3公分的方塊與茯苓一起用大火煮沸，再用小火煮15分鐘，去渣取汁；白米洗乾淨。

❷白米、荷葉茯苓藥汁、冰糖和適量清水放入鍋中，用大火煮沸，再改小火煮40分鐘即可。

【功效】寧心安神，滲濕利火，升發清陽，消暑利濕，益脾和胃。適用於肝病患者，宜在夏季食用。

菜：吃對保肝菜，營養多多防「肝害」

冰糖銀耳

【原料】水發銀耳200克，罐頭紅櫻桃10粒，白糖100克，冰糖50克。

【作法】

❶將銀耳洗淨去根，切成小塊。

❷將炒鍋置大火上，加水燒開，放入銀耳稍汆撈出，放入碗內，加入白糖及少許水，上籠蒸10分鐘。

❸將炒鍋置大火上，加入清水200CC，放入冰糖、銀耳，燒開，至冰糖溶化，撇去浮沫，倒入湯碗內，撒上紅櫻桃即可。

【功效】行氣化鬱，適用於肝炎患者。

涼拌芝麻菠菜

【原料】新鮮菠菜250克，白芝麻6克，鹽、香油、酒各適量。

【作法】將新鮮菠菜洗淨，在沸水中汆熟（約3分鐘），取出冷卻，加入白芝麻、鹽、香油、酒、拌匀服食。

【功效】潤湯通便，益腎除煩，止渴潤燥。適用於肝病、高血壓病患者。

綠豆芽拌黃瓜絲

【原料】綠豆芽、黃瓜各225克，水發海帶75克，紅椒25克，低納鹽2克，米醋5CC，香油10CC。

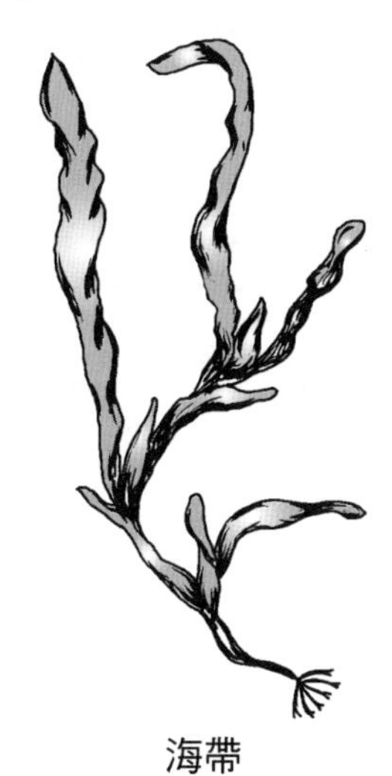

海帶

【作法】

❶綠豆芽擇去根鬚，洗淨。黃瓜洗淨，切成絲。海帶洗淨，切絲。紅椒去蒂、子，洗淨，切成絲。

❷鍋內放入清水800CC用大火燒開，下入海帶絲煮約3分

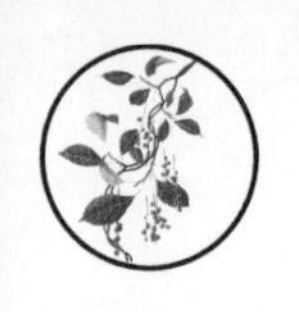

鐘，再下入綠豆芽汆至微熟撈出，放入冷水中浸涼撈出，瀝乾水。

❸海帶絲、綠豆芽放入容器內，加入黃瓜絲、紅椒絲、低納鹽、、米醋、香油拌勻，裝盤即成。

【功效】清熱止渴、利水消腫，可軟堅化痰、清熱利水。適宜於肝硬化腹水、慢性肝炎、遷延性肝炎等患者食用。

青醬茄子

【原料】茄子250克，青豆（荷蘭豆）5克，香菜段3克，香油10CC，醬油15CC，低納鹽3克，花椒4粒。

【作法】

❶將茄子洗淨，削去皮切成菱形的小塊。

❷將炒鍋置火上，放入香油燒熱，放入花椒炸出香味，撈出，放入青豆、茄塊煸炒幾下，加入醬油、低納鹽炒勻，如太乾可稍加些水，蓋上鍋蓋，燒至茄子、青豆酥爛入味撒上香菜段即可。

【功效】清熱平肝，適用於肝炎患者、術後恢復期患者、孕婦、乳母、兒童、老年人。

蝦子炒高麗菜

【原料】高麗菜200克，蝦子2克，植物油10CC，醬油10CC，鹽2克。

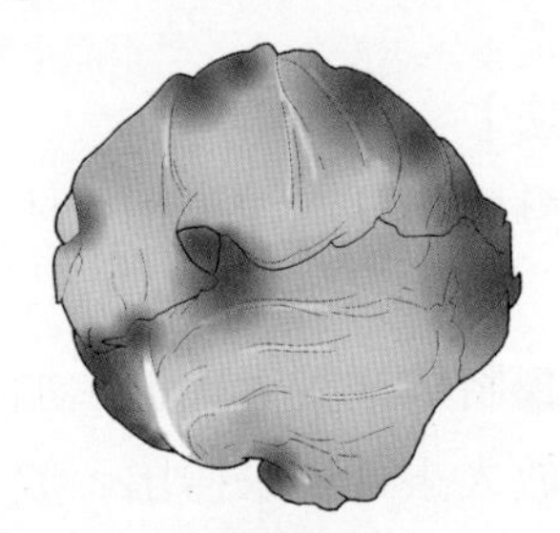

高麗菜

【作法】

❶將高麗菜剝開洗淨，剔去菜葉中間的粗硬老梗，然後把高麗菜切成斜方片。

❷將炒鍋置火上，放入植物油燒熱，下入蝦子略炸一下，倒入高麗菜片煸炒幾下，加入醬油、低納鹽炒熟即可。

【功效】滋陰潤燥，補血保肝。適用於肝炎患者、肥胖症患者及孕婦、哺乳者。

藕絲砂仁炒瘦肉

【原料】藕100克，砂仁6克，豬肉50克，料理酒、蔥、薑、太白粉、低納鹽各適量。

【作法】

❶肉片洗淨切絲，用低納鹽、、太白粉、料理酒醃製，藕洗淨切絲；砂仁烘乾研成細粉。

❷把鍋燒熱倒入植物油，燒至六成熱；放入蔥、薑爆香；放入肉片、藕絲、砂仁粉、鹽翻炒片刻，再用太白粉勾芡即可。

【功效】行中調氣，健脾燥濕。適合於肝病患者在冬季食用。

雞塊燉冬瓜

【原料】雞塊100克，冬瓜250克，低納鹽10克，料理酒5CC，蔥段5克，薑片3克，花椒5粒。

【作法】

❶將雞塊洗淨，放入沸水鍋內汆一下撈出。雞塊放入砂鍋內，加入清水（以浸沒雞塊為準）、蔥段、薑片、花椒、料理酒，用大火燒沸後，改用小火燉至八分熟。

❷將冬瓜去皮、瓤，洗淨，切成片，放入雞塊鍋內，燉至雞塊和冬瓜均酥爛，加入低納鹽，調好口味即可。

【功效】補血扶正，適用於肝炎患者、術後恢復期患者及孕婦、乳母、老年人。

山楂鯉魚

【原料】山楂30克，鯉魚1條（約300克），懷山藥30克，生薑、低納鹽各適量。

【作法】把鯉魚去鱗、鰓及內臟，洗淨切塊，放入油鍋，加生薑爆香，取出備用；將山楂、懷山藥洗淨。把全部原料一起放入砂鍋內，加適量水，大火煮沸，然後用小火煮1～2小時，加低納鹽、再稍煮即可。

【功效】消食導滯，補脾健胃。適用於肝脾不調型急性無黃疸型肝炎患者。

草菇燉筍片

【原料】乾草菇100克，熟筍片、青菜心各50克，香油、鮮湯、黃酒、低納鹽、胡椒粉各適量。

【作法】

❶乾草菇放入溫水泡發，剪去根蒂，洗淨並瀝乾水分，青菜心洗淨。

❷湯鍋上大火，倒入鮮湯1000CC，放入水發草菇、青菜心、熟筍片燒沸，加低納鹽、黃酒、胡椒粉適量，燒沸5分鐘，

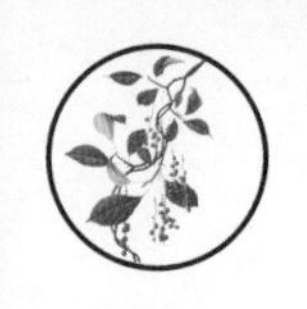

出鍋盛入湯碗內，加香油即可。

【功效】補脾開胃，防癌抗癌。適用於肝炎患者。

香菇蒸白帶魚

【原料】香菇20克，白帶魚100克，薑片、蔥段、低納鹽各適量。

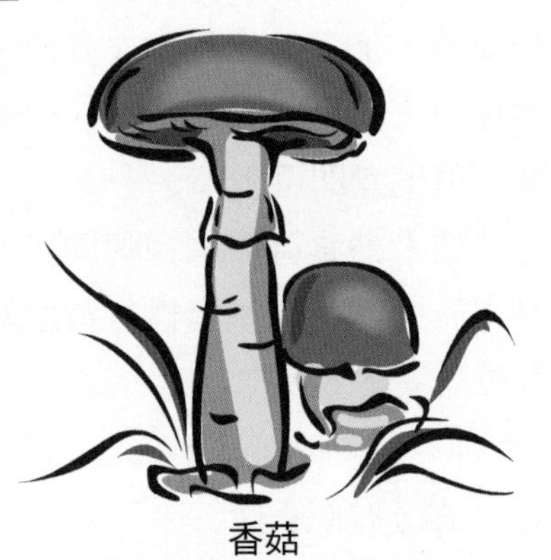

香菇

【作法】將帶魚洗淨，切成段，裝入蒸碗中。將香菇泡發洗淨，切成條，放入帶魚碗中，加薑片、蔥段、低納鹽，上籠蒸透。佐餐食之。

【功效】降壓，降脂。適用於脂肪肝兼高血壓患者。

香菇雞

【原料】水發香菇40克，雞肉100克，紅棗15克，調料適量。

【作法】雞肉洗淨，切成條狀，紅棗洗淨去核切開，蔥、香菇、薑切絲，雞肉、紅棗、蔥、香菇、薑加入調料適量放入碗中隔水蒸熟，淋上香油少許即可。

【功效】補肝腎，益脾胃。適用於肝鬱脾虛型肝炎患者。

菊花豆腐皮拌菠菜

【原料】菠菜250克，豆腐皮100克，菊花、蔥、薑各10克，低納鹽、花椒油各適量。

【作法】

❶將菊花洗淨，撕成瓣；菠菜洗淨，去老葉、根鬚；豆腐皮洗淨，用水泡軟；將菠菜、豆腐皮切成約3公分長的段，再分別用沸水汆至熟透，撈出，投入冷開水中浸涼，撈出瀝水，裝入盤中。

❷在盤中放入菊花瓣、蔥絲、薑絲，加入低納鹽，再加上花椒油，拌勻即成。

【功效】疏風清熱，明目解毒，滋陰潤燥，利水消腫。適用於B型肝炎患者春季食用。

麥門冬燒黃瓜

【原料】麥門冬20克，黃瓜250

克，料理酒10CC，低納鹽2克，薑、蔥、太白粉、花生油、白糖、高湯、香油各適量。

【作法】

❶將麥門冬洗淨，浸泡一夜，取出內梗；黃瓜去皮，洗淨，切3公分見方的薄片；薑洗淨，去皮，切片；蔥洗淨，切段。

❷將炒鍋置大火上燒熱，加入花生油，燒至六分熱時，加入薑、蔥爆香，隨即下入麥門冬、黃瓜、高湯燒熟，放入料理酒、白糖、低納鹽燒入味，用太白粉勾芡，滴入香油，即可。

【功效】養陰潤肺，清心除煩，益胃生津，滋陰潤燥，利水消腫。適用於B型肝炎患者春季食用。

芹菜蓮子燉紅棗

【原料】芹菜葉100克，蓮子50克，紅棗40枚。

【作法】

❶將芹菜葉洗淨，蓮子去芯，紅棗去核洗淨。

❷取一砂鍋，將芹菜葉、蓮子、紅棗一同置入鍋中，加適量清水。

❸先用大火煮沸，再改用小火煮20～30分鐘即可。

【功效】清肝潛陽，燥濕利尿，清熱養血。適用於肝炎患者春季食用。

金針芹菜拌菊花

【原料】菊花10克，芹菜葉250克，金針菇80克，蒜末5克，低納鹽1克。

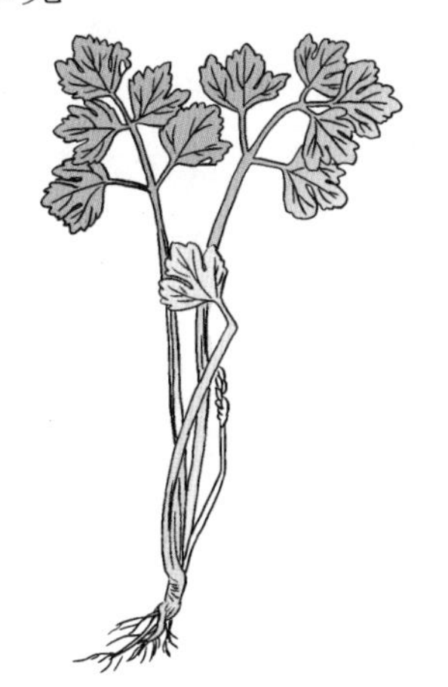

芹菜

【作法】

❶將菊花放入清水中，煎煮10～15分鐘，撇去菊花，留取湯汁。

❷將芹菜葉擇洗乾淨，入沸水中汆一下撈出，瀝乾水分。

❸將金針菇洗淨，入沸水中汆熟，並瀝乾水分。

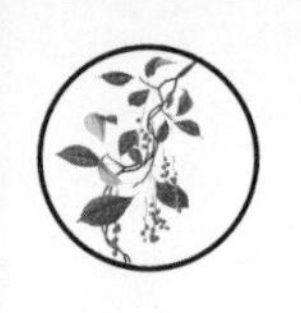

❹將芹菜葉和金針菇放入盤中，淋上菊花汁、低納鹽和蒜末，攪拌均勻即可。

【功效】清熱瀉火，疏肝祛風。適用於B型肝炎患者夏季食用。

茶：日飲一杯茶，肝病防治不復發

荷葉茶

【原料】鮮荷葉半張，鮮山楂25克。

【作法】

❶把鮮山楂洗淨，切碎。

❷把鮮荷葉洗淨，切成小方塊，與切碎的山楂同入鍋中。

❸加水適量，濃煎2次，每次15分鐘，合併2次煎液即可。

【功效】疏肝清熱。適用於脂肪肝、中老年單純性肥胖症患者飲用。

李子茶

【原料】鮮李子100～150克，綠茶2克，蜂蜜25克。

【作法】將李子洗淨，剖開，放入鍋內，加水300CC，煮沸3分鐘。再加茶葉與蜂蜜，燒沸後起鍋取汁即可。

【功效】清熱利濕，柔肝散結。適用於肝硬化腹水等患者飲用。

黃瓜皮茶

【原料】黃瓜皮30克。

【作法】新鮮黃瓜皮洗淨後置鍋內煎湯即可。

【功效】清熱利濕退黃。適用於急性病毒性肝炎患者飲用。

酸棗茶

【原料】酸棗50克，白糖適量。

【作法】把酸棗洗淨，剖開，加水500CC，小火煎1小時除渣取汁，加入白糖調勻。

【功效】滋陰養血，柔肝，降低氨基轉移酶。適用於肝腎陰虛型患者飲用。

茵陳茶

【原料】茵陳13克，陳皮5克。

【作法】

❶將茵陳、陳皮一同搗碎成粗末狀，並裝入由雙層紗布製成

的藥袋中，紮緊袋口。

❷將藥袋置入保溫瓶中，倒入沸水，蓋好瓶蓋，悶泡15～20分鐘即可。

【功效】清熱瀉火，利水祛濕，潤燥降濁。適宜於黃疸型肝炎，伴有身黃、眼黃、腹脹、口乾等患者飲用。

荸薺茶

【原料】荸薺50克，柳樹葉6克。

【作法】將主料洗淨，荸薺用開水煮沸後，再加柳樹葉煮湯。

【功效】清熱利膽退黃。適用於急性病毒性肝炎患者飲用。

首烏參茶

【原料】何首烏15克，丹參15克，蜂蜜20克。

【作法】

❶將何首烏、丹參洗淨後，一同置入砂鍋中，加入適量清水，以小火煎煮30～40分鐘後，調入蜂蜜，攪拌均勻，略煮片刻，即可出鍋飲用。

❷每日1劑，分2次飲完。

【功效】滋陰清熱，補益五臟，活血通絡。適宜於肝腎陰虛、脈絡瘀阻型慢性肝炎、肝硬化等症。

菊花龍井茶

【原料】菊花10克，龍井茶3克。

【作法】把菊花、龍井茶放入茶杯內，沖熱開水加蓋悶片刻即可。

【功效】清熱明目，疏風解毒。適宜於肝火旺、高血壓性頭痛患者飲用。

車前子保肝茶

【原料】車前子20克，茵陳100克，白糖80克。

【作法】茵陳、車前子加水1000CC，煮取800CC，加入白糖拌勻即成。

【功效】清熱除濕，利膽退黃。適宜於慢性肝炎患者飲用。

陳皮枸杞茶

【原料】枸杞15克，陳皮6克，冰糖20克。

【作法】

❶將枸杞去雜質；陳皮浸透，切絲；冰糖打碎。

❷將枸杞、陳皮放入鍋內，

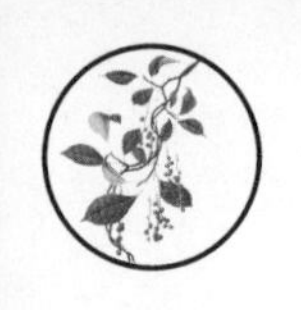

加入清水適量，置大火上燒沸，再用小火燉煮25分鐘，去藥渣，加入冰糖，攪勻即成。

【功效】滋肝潤肺，補肝明目，理氣調中，燥濕化痰。適用於肝鬱氣滯證患者飲用。

鴨梨飲

【原料】鴨梨500克，蜂蜜50克。

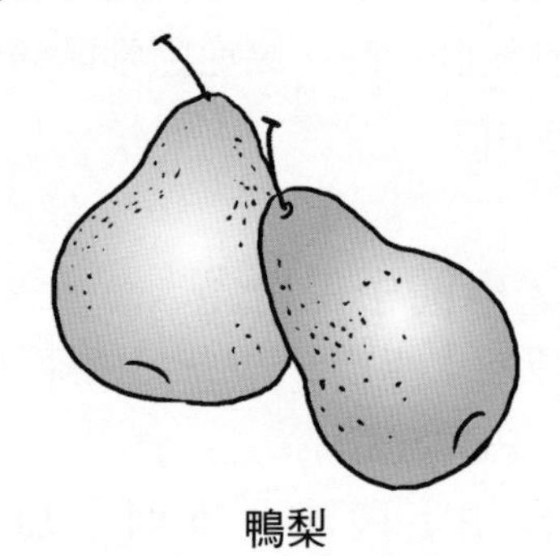

鴨梨

【作法】

❶將鴨梨清洗乾淨、去核後，切成碎塊，壓成泥狀。

❷將鴨梨泥放入碗中，加入涼開水攪拌均勻後，用雙層紗布擠壓出梨汁。

❸將榨好的梨汁裝入杯中，調入蜂蜜，攪拌均勻，即可飲用。

【功效】滋陰補虛，補益五臟，清熱化濕，生津潤肺。適宜於肝陽上亢型肝病患者，伴有頭暈、目眩、雙眼赤痛等症狀。

青皮麥芽飲

【原料】麥芽30克，青皮10克。

【作法】

❶將麥芽、青皮洗淨入鍋，加水適量。

❷先用大火燒開，再用小火煮5分鐘即可。

【功效】疏肝止痛。適用於肝鬱脾虛型患者飲用。

山楂飲

【原料】山楂30克，荷葉15克。

【作法】

❶將山楂剖開去核，清洗乾淨。

❷將荷葉清洗乾淨。

❸取一砂鍋，將山楂、荷葉一同置入鍋中，加入適量清水，先用中火煮沸，再改以小火熬煮20～30分鐘即可。

【功效】疏肝解鬱，清熱活血，祛濕化痰。適宜於瘀熱、痰鬱互結型慢性肝炎等患者飲用。

茅根蓮藕汁

【原料】白茅根15克，蓮藕100克，蜂蜜50克。

【作法】

❶將白茅根洗淨，浸透切片；蓮藕洗淨，去皮切片。

❷將白茅根、蓮藕放入榨汁機中打汁，過濾後，加入蜂蜜拌勻即可。

【功效】涼血止血，清熱利尿。適用於B型肝炎患者飲用。

山楂蜂蜜飲

【原料】生山楂40克，蜂蜜10克。

【作法】將山楂洗淨晾乾，切成兩半，入鍋，加水煎煮30分鐘，兌入蜂蜜即成。每日1劑，分2次服。

【功效】活血化瘀，行氣止痛。適用於氣滯血瘀型脂肪肝患者飲用。

酒：過猶不及，恰到好處能護肝

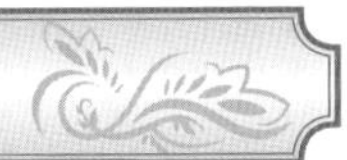

木瓜杜仲酒

【原料】杜仲100克，木瓜60克，米酒1000CC。

【作法】

❶先將杜仲、木瓜切碎，裝入酒瓶，倒入米酒密封，置陰涼乾燥處。

❷常搖動，經10日後，即可開封澄清取飲。

【功效】主治陽氣不足所致的腰膝痠痛、肢體麻木。適用於肝腎精血虧虛患者飲用。

糯米靈芝酒

【原料】靈芝30克，糯米酒500CC。

【作法】將靈芝洗淨、切碎後，放入可密封的瓶子中，灌入糯米酒，將瓶口密封牢固，充分浸泡2～3個星期後，即可開封取飲。

【功效】補虛安神，補益五臟。適用於血虛型肝臟病患者飲用。

白芍桂花酒

【原料】白芍藥60克，山茱萸60克，桂花枝15克，桑寄生

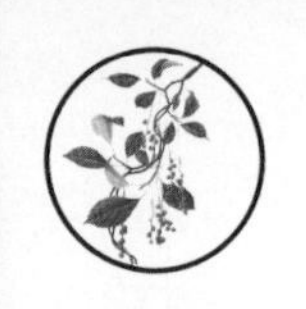

120克，桂圓肉240克，米酒3000CC。

【作法】

❶將以上諸藥搗碎，裝入瓶中，倒入米酒，加蓋密封，置陰涼乾燥處。

❷常搖動，半月過後，即可開封取飲。

【功效】補肝養血。適用於肝血不足而致手足麻木、眩暈耳鳴者飲用。

菊花枸杞酒

【原料】菊花50克，枸杞20克，生地黃30克，當歸20克，糯米酒1000CC。

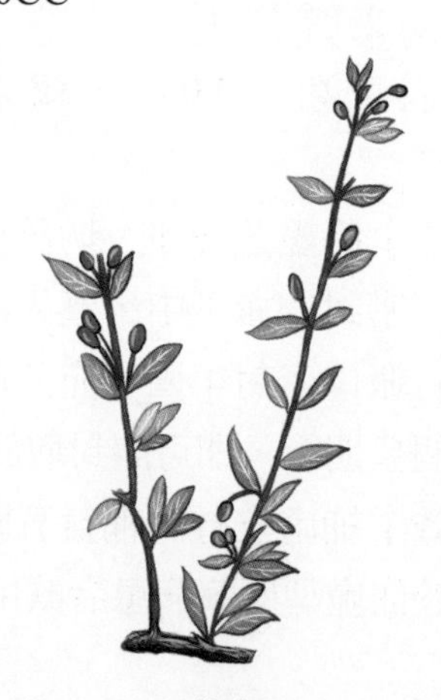

枸杞

【作法】

❶將菊花、枸杞、生地黃和當歸一同搗碎後，放入砂鍋中，加入適量清水，以小火煎煮30分鐘後，放涼。

❷取一可密封的瓶子，連藥渣帶汁與糯米酒一同灌入瓶中。

❸將瓶口密封牢固，充分浸泡2個星期後，即可開封取飲。

【功效】滋陰補腎，清肝明目，補益精血。適宜於精血不足、肝腎陰虛型肝病患者。

花蜜保肝酒

【原料】懷牛膝45克，枸杞60克，桂圓肉50克，杜仲45克，南五加皮40克，生地黃60克，當歸60克，紅棗250克，紅花15克，金銀花30克，冰糖500克，蜂蜜500CC，米酒4000CC。

【作法】

❶將懷牛膝、枸杞、桂圓肉、杜仲、五加皮、生地黃、當歸、紅棗、紅花、金銀花用紗布袋裝好，紮緊口備用。

❷藥袋置於瓦酒罈中，倒入米酒，加入白糖、蜂蜜，加蓋密封，隔水加熱至藥浸透，取出置陰涼乾燥處。

❸經常搖動，經10日後即可開封，澄清取飲。

【功效】壯筋強骨，活血養神，補肝益腎。適用於肝腎精血虧虛患者飲用。

枳殼鹿骨酒

【原料】鹿骨45克，熟地黃45克，五加皮30克，丹參60克，白朮、乾薑、地骨皮、川芎各30克，枳殼24克，米酒1500CC。

【作法】

❶將以上諸藥搗碎，裝入細紗布袋，紮緊口放入乾淨瓶中，倒入米酒，加蓋密封，置陰涼乾燥處。

❷常搖動，經15～20日後，即可開封取飲。

【功效】補肝腎，壯筋骨，活血止痛。適用於肝腎虧虛等患者飲用。

桑葚保肝酒

【原料】鮮桑葚1500克，白米750克，酒麴90克。

【作法】

❶將桑葚用紗布包好，壓出汁，煮沸，待冷備用；酒麴碎為細末，備用。

❷將白米煮半熟，瀝乾，與桑葚汁拌和，置鍋中蒸煮後，裝入小罈內待冷，加入酒麴，攪拌均勻，加蓋密封，置保溫處。

❸經14日後開封，味甜可口即成。壓去酒糟渣，收儲瓶中。

❹每日早、中、晚各溫飲10～15CC。

【功效】補血養肝，滋陰補腎。適用於肝腎陰虛患者飲用。

枸杞檀香酒

【原料】熟地黃120克，枸杞60克，檀香2克，米酒1500CC。

【作法】

❶將熟地黃切碎，枸杞搗破，檀香碎成小段，共用布袋裝好，紮緊口備用。

❷米酒倒入罈裡，放入藥袋，加蓋密封，置放於陰涼乾燥處。

❸經常搖動，經14日後開封，嚐酒中帶有香味便可取飲。

【功效】益精血，補肝腎。適用於肝腎精血不足等患者飲用。

參萸保肝酒

【原料】黨參50克，山茱萸45克，山藥45克，五味子20克，茯苓40克，益智仁24克，補骨脂50克，川芎24克，菊花20克，紅棗

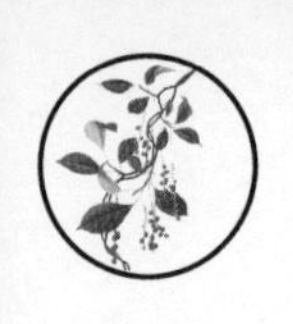

50枚，米酒1000CC。

【作法】諸藥研成粗粉，用紗布包縫合，浸於酒中，月餘後供用。

【功效】養血安神，補肝明目。適宜於肝腎陰虛型脂肪肝患者飲用。

第二節
氣血為本，女人的食物養肝方

滋肝陰養肝血，多吃酸性食物

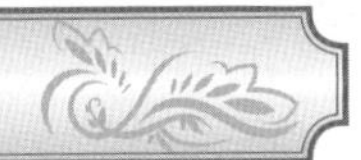

肝經是很多婦科疾病出現問題的根源，女性照顧好了肝經，肝血充足了，肝臟的各項生理功能才能很好地發揮作用，實際上就相當於將近一半的健康領地得到了捍衛。那麼，如何才能更好地照顧肝經呢？早在三千多年前，中醫經典著作《黃帝內經》就提出人要健康，就要吃五色、五味食物。**五色是指青、赤、黃、白、黑，可以養護肝、心、脾、肺、腎；五味即酸、苦、甘、辛、鹹，分別入肝、心、脾、肺、腎。人體作為內外統一的有機整體，透過五味、五色調和並且順應五態，就可以調整人的容顏和身體。**

這裡我們重點要解讀的是「肝性喜酸」，酸味食物具有利肝健脾的功效，可以增強腸胃的消化功能，使食物中的毒素在最短的時間內排出體外，可以很好地產生「抗毒食品」的功效。其中又以醋最為入肝益胃。

中醫學認為，醋味酸、甘，性平。歸胃、肝經。具有消食開胃、疏肝止痛的作用，並能活血化瘀、疏肝解鬱、散瘀止痛。從入藥的角度來看，臨床上常用醋與各種藥物共制，如將香附分成三份，分別用鹽、醋、黃酒浸泡，製丸內服，可調經止痛。將地榆（燒炭）50克、米醋50CC，以水共煎服，適於血熱月經過多、血熱崩漏。

又如《增訂經驗集》記載有治療赤白帶下的藥方：「貫眾一個全用，刮去皮毛……以米醋蘸濕，慢火炙熱，為末，空腹米湯飲下，每服二錢，治濕熱引起的婦女赤白帶下，諸藥不能得效者，用此屢試

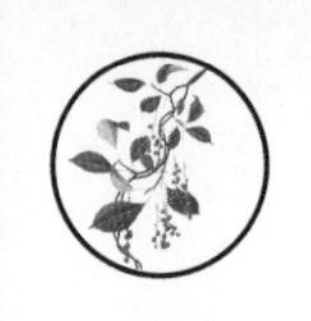

有效。」此外，平素因氣悶而肝痛者，可用食醋40CC，柴胡粉10克沖服，能迅速止痛。肝陽偏亢的高血壓患者，每日可食醋40CC，加溫水沖淡後飲服；也可用食醋泡雞蛋或醋泡黃豆，食蛋或豆，療效頗佳。

下面介紹一種米醋醃白蒜的作法：夏季將鮮嫩白皮蒜去掉莖，扒去硬外皮，洗淨放入罐中，加入米醋使之浸沒蒜頭，按個人習慣盡量多加薑片、白糖（蜂蜜更佳），封好口，一個月後當小菜，每日早晚各吃一次，有平肝散瘀、解表抑菌等功效。

當然，酸味食品不僅僅包括醋一種，還可以吃一些如山楂、五味子、烏梅、白芍等酸味食物或藥物來「滋肝陰，養肝血」，達到柔肝、調肝的效果。如果有時間，還可以根據自己的口味，在家自製不同風味的酸梅湯：用酸梅20克、甘草10克、紅棗10枚，加白糖適量，煮點紅棗酸梅湯；或者用綠豆100克、酸梅50克，加白糖煮成綠豆酸梅湯，能夠清熱解暑、生津止咳。酸梅湯不但能平降肝火、解渴健肝，還能幫助脾胃消化、滋養肝臟。另外，它還是天然的潤喉藥，可以滋潤咽喉發炎的部位，緩解疼痛。

溫馨提醒

從一年四季來看，酸味食物必非都適合。春季肝氣旺盛，適量吃酸味食物，有助於養肝，但如果大量進食的話，會使肝氣過盛而損害脾胃，故不可過量；而秋季萬物收斂，應「減辛增酸，以養肝氣」，增加酸味食品的攝取以順應秋季的斂納之氣。

春季養肝，女性多吃青色食物

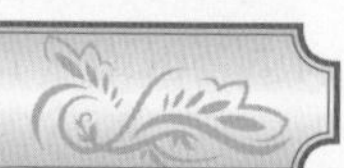

肝臟喜歡什麼呢？它喜歡青色的食物。天然原味的青菜和水果，富含抗氧化物，屬於幫助肝臟排毒的食物。煙花三月，許多朋友喜歡

出門踏青。趁踏青的時機品嚐一些新鮮的青菜和水果，既可賞心又可養肝，真可謂兩全其美。

下面就為大家推薦一下有益養肝的「三菜一果」。所謂的「三菜」分別指的是菠菜、香菜、芹菜，「一果」指的是大家都熟知的蘋果。平常多吃這些青色的蔬菜、水果，對養肝是很有好處的，可以通達肝氣，產生很好的疏肝、解鬱、緩解情緒等作用。下面為大家一一詳解。

❶菠菜

在春季，有一些人會因為肝陰不足而引起高血壓、頭痛目眩、貧血等症狀，建議多吃一些菠菜。中醫學認為，疏肝養血，菠菜為佳選。菠菜性甘涼，能養血、止血、斂陰、潤燥，對於流鼻血、便血、高血壓等病症能產生食療的作用。這裡推薦一道菠菜羊肝湯。

取鮮菠菜、羊肝各200克，鹽、香油、各適量。先將羊肝切成薄片，用水洗淨，晾乾，加入醃料拌勻。菠菜用水洗淨，去鬚根，切短，等鍋中的水燒沸後倒入羊肝，稍滾後下入菠菜，加鹽、香油調味，再次燒滾後，即可出鍋食用。

羊肝有養肝明目之功效，為治療肝病目疾之良藥。《隋巢氏病源》載：「人有晝而睛明，至冥則不見物，世謂之雀目，言如鳥雀，冥便無所見也。」菠菜能治雀盲眼（夜盲症）、乾眼症。菠菜性涼，味甘辛，無毒；能補血止血，利五臟，通血脈，止渴潤腸，滋陰平肝，助消化。此湯具有養肝、生血、明目、潤燥、滑腸的作用，對於肝氣虧虛的人來說，是一道不錯的佳品。

❷香菜

香菜又名芫荽，中醫學認為香菜辛溫香竄，內通心脾，外達四肢，辟一切不正之氣，有溫中健胃的作用。但因香菜味辛能散，多食或久食會耗氣、損精神，進而引發或加重氣虛。做湯加上香菜可增加湯的清香；烹製畜肉類菜餚時加些香菜，能除腥膻氣味。這裡推薦一

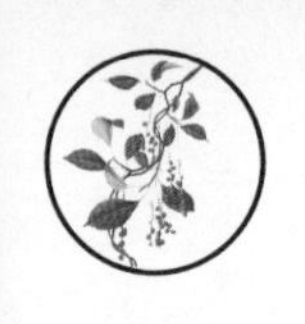

道美食，稱為「飯遭殃」的小菜。所謂的「飯遭殃」就是說這道菜很適合下飯之意。

取香菜1把，蔥1段，朝天椒10根（不喜辣的可以不放，也可以用尖椒），蒜2瓣，糖、鹽、香油、醋各1匙，雞精少許。將香菜去根洗淨，切成碎末以便能調勻，然後攪拌均勻即可。

香菜不僅口感好，能解油膩，還能很好地溫中健胃、補肝益氣。需要說明的是，服用補藥或中藥白朮、丹皮時不宜食用香菜。

❸芹菜

芹菜性涼，味甘辛，無毒；入肺、胃、肝經，具有清熱除煩、平肝以及涼血止血的作用。從現代醫學的角度來看，芹菜含鐵量較高，能補充婦女經血的損失，食之能避免皮膚蒼白、乾燥、面色無華，而且可使目光有神，頭髮黑亮。春季氣候乾燥，常吃些芹菜有助於清熱解毒，預防肝火過旺。下面介紹一種芹菜的吃法：

取芹菜250克、豆腐乾300克，蔥、薑、蒜及花生油各適量。先將芹菜洗淨切絲；豆腐乾切絲；將鍋置大火上，倒入花生油，燒至七分熱，下薑、蔥、蒜炒出香味後，加入芹菜絲和豆腐乾絲翻炒至熟即可食用。

皮膚粗糙及經常失眠、頭疼的人可適當多吃些。能夠產生清肝降火、降壓調脂的功效，對高血壓病及高血脂症患者也有很好的輔助治療的作用。

❹蘋果

中醫學認為蘋果具有潤腸、生津止渴、健脾益胃、止瀉、解暑、醒酒等功效。而現代醫學也認為蘋果含有豐富的纖維素、維生素、醣類、有機酸、礦物質、多酚及黃酮類營養物質，被科學家稱為「全方位的健康水果」。而且蘋果的果酸含量高，更有利於美容。

蘋果生吃即可，最重要的就是清洗掉表皮的殘留物，尤其是農藥等。清洗的方法為：蘋果過水浸濕後，在表皮放一點鹽，然後雙手握著蘋果來回輕輕地搓，表面的髒東西很快就能搓乾淨，然後再用水沖乾淨，就可以放心吃了。或將牙膏塗在蘋果表皮當清潔劑，清洗的效果也很好。再就是澱粉清洗法，即用澱粉或麵粉放入加水的小盆中，然後洗蘋果。三種方法都可以讓你清洗完蘋果之後，吃得舒心、安心。

溫馨提醒

按中醫五行理論，可將青色的橘子或檸檬，連皮做成青橘果汁或青檸檬水，直接飲用即可。有助於降肝火、除濕熱。除此之外，綠豆、薏仁、蘆筍、絲瓜、西瓜、蘆薈、蚌類等清熱類食物對肝臟也具有良好的滋養功效。

養肝菜譜，推薦給你的四道養肝方

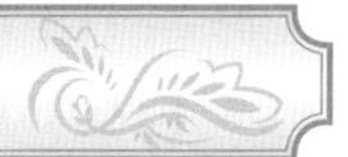

當自己的年齡跨入「三」字頭後，陳怡蓉不由自主地變得急躁了。她覺得這是一個尷尬的年齡，既沒有青春期的那種逍遙自在，也沒有中年人的沉穩，而且皮膚、身體機能等也從這個時候開始有些變化，甚至開始走下坡。她也開始意識到，女人到了這個年齡，該是滋補肝腎以養身的時候了。於是，她固定每個星期吃冬蟲夏草兩根、燕窩兩盅，出去用餐時不時還會點雪蛤、魚翅吃。冬蟲夏草是她透過西藏的朋友帶過來的，野生質優，每公斤價格要上萬元，她一次性買了很多；燕窩則自行去迪化街購買，選的也都是上等官燕。算下來光是這兩樣補品每個月花費不少。

為了獲得一個健康的身體，女人的確應該強化養生滋補的意識，但卻沒必要以為買名貴的滋補品才有效用。在日常飲食中注意營養的合理搭配，並適當吃補血補氣的普通食物，也能有助於女性養肝護肝、防病抗病。這裡教給大家幾個簡單易學、美味營養的養肝食譜。

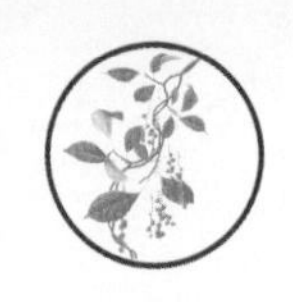

首烏枸杞肝片

【原料】豬肝200克，制首烏60克，枸杞15克，太白粉、鹽、醋、白糖、醬油、植物油、蔥、薑各適量。

【作法】制首烏、枸杞煎水取濃汁；豬肝切片，用太白粉、鹽、醋、白糖、醬油拌勻，用植物油炒熟，放入前汁及蔥、薑。分2次服。

【功效】補益肝腎，補肝益血。

枸杞山藥燉肉

【原料】羊肉500克，山藥500克，枸杞100克，各種調料適量。

【作法】取羊肉燉湯至肉爛，加入枸杞以及切成塊的山藥。小火燉半小時，酌加調料即可。

【功效】溫補腎臟寒虛。

枸杞豬肝湯

【原料】枸杞50克，豬肝400克，生薑2片，鹽少許。

【作法】先將枸杞、生薑加適量清水，大火燉30分鐘左右，改用中火燉45分鐘左右，再放入豬肝。待豬肝熟透，加鹽調味即可。

【功效】滋補肝腎，補虛益精，清熱祛風。

百合枸杞肝

【原料】百合50克，枸杞30克，冬蟲夏草10克，豬肝或羊肝50克，各種調料適量。

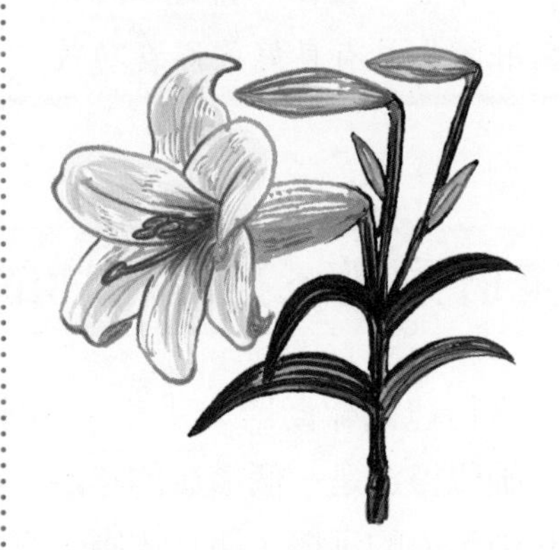

百合

【作法】將百合、枸杞、冬蟲夏草洗淨後加水燉開，小火慢煮20分鐘左右，加入豬肝或羊肝及調料適量，再煮30分鐘左右即可，分次吃肝喝湯。

【功效】補益肝腎，補肝益血。

溫馨提醒

不同的癌症類型要用不同的食物療養：

氣機鬱結型：一般表現為不願多話、常常嘆息、情緒抑鬱悲觀，這種人常有氣血不暢，可以多吃些有發散作用的食品，比如：韭菜、大蔥、豆芽、春筍、香椿等。

氣鬱化火型：一般表現為易暴躁、易動怒、可以適當多吃些酸性、涼性、具有收斂效用的食品，比如：木瓜、烏梅等。

還有一些人肝功能長期衰弱，肝陰虧虛，表現為乏力、眼花，可適當多吃一些滋養肝陰的食品，比如：甲魚、豬肝等。

雞全身是寶，日常養肝多喝雞湯

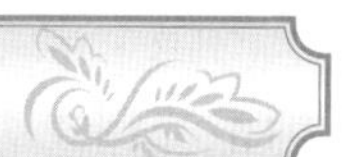

女人30歲，意味著成熟、智慧和理性。30歲，意味著你的稱謂也許會從「小姐」變成「女士」；30歲，意味著你每月要把錢花費在醫院、美容院，用以延緩眼角細紋的出現。其實大可不必如此，我國自古即有「醫食同源」之說，認為「藥物多用於疾病，食物多用於調補」，因為食物含有人體所必須的各種營養，不論用於治病還是增強體質，食補都是很好的辦法。從中醫角度來看，需要補肝的人，以食補為最好，其中又以雞為最佳，較其他動物補肝的作用更強。雞幾乎渾身是寶，下面讓我們來看看：

雞的食用方法很多，蒸煮、燉湯、醃製、風乾，均各有風味。其中雞湯的營養無疑是最好的，燉雞湯是人們進補的最佳烹飪方式。燉雞湯時，經過長時間的燉湯過程，雞肉已經被燉得很爛，吃雞肉時適當喝一些湯當作調味，容易消化也利於營養吸收。雞湯裡還含有雞油、雞皮、肉與骨中溶解出來的水溶性小分子物質。吃肉喝湯是最科學有效的滋補方式，下面介紹幾種做雞湯的方法。

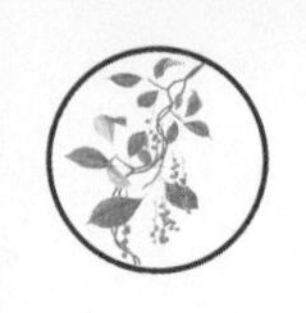

三味烏骨雞湯

【原料】烏骨雞1隻，黑芝麻、枸杞、乾紅棗、生薑、低納鹽各適量。

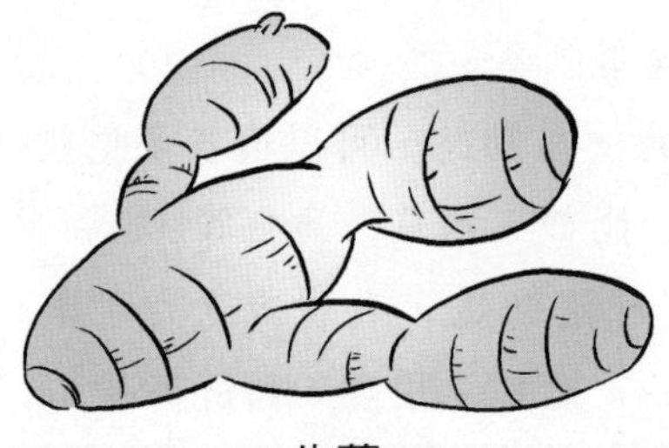

生薑

【作法】先將烏骨雞洗淨，去毛及內臟；黑芝麻不加油，炒香；枸杞洗淨；乾紅棗去核；生薑去皮洗淨切片。將上述材料放入鍋中，注入適量的清水，最好將雞骨砸碎與肉、雜碎一起熬燉，用中火燉3小時後以低納鹽調味，即可飲用。

【功效】溫補肝腎，強筋健骨。對骨質疏鬆、婦女缺鐵性貧血等有明顯功效。

山藥蓮子烏骨雞湯

【原料】烏骨雞半隻，新鮮山藥、蓮子、紅棗、薑、鹽各適量。

【作法】烏骨雞剁塊後放入沸水中去血污；山藥削皮洗淨並切成塊；蓮子、紅棗用水泡軟備用；薑切成片。將所有材料放入鍋中，加足量的水，大火燒開，小火燉2小時。然後加鹽及調味即可。

【功效】益氣補血，滋陰潤燥。

香菇土雞湯

【原料】土雞1隻，香菇及調味料各適量。

【作法】將土雞宰殺後去毛雜洗淨，切塊，放入熱水鍋中等片刻取出。鍋中放大油適量燒熱後，下雞塊爆炒，而後下清湯適量，大火煮沸後，去浮沫，下蔥、薑、花椒、料酒及香菇等，小火煮至雞肉熟後，加低納鹽適量調味，即可服食。

【功效】可瀉肝火，理肺氣。特別適用於受了風寒的人食用，對產婦也有很好的補益效果。

東安子雞

【原料】嫩母雞1隻，紅乾椒10克，花椒子、黃醋、紹興酒、蔥、薑、鮮肉湯、低納鹽、太白粉、香油、豬油各適量。

【作法】將雞去毛及內臟，清洗乾淨，放入湯鍋內煮10分鐘，至七分熟撈出，待涼，剁去頭、頸、腳爪另做他用。將粗細骨全部剔除，順肉紋切成5.5公分長，1.3公分寬的長條；薑切成絲；紅乾椒切成細末；花椒子拍碎；蔥切成段。炒鍋大火燒熱，放入豬油至八分熱時，下雞條、薑絲、紅乾椒末煸炒，再放黃醋、紹興酒、低納鹽、花椒末煸炒幾下，接著放入鮮肉湯，燜四五分鐘，至湯汁收乾，剩下油汁時，放入蔥段，用太白粉勾芡，持鍋顛翻幾下，淋入香油，出鍋裝盤即成。

【功效】滋肝養腎。尤其適合中年女性食用。

東江鹽浸雞（鹽焗雞）

【原料】放山雞1隻，香菜20克，紗紙2張，粗鹽、鹽、蔥、薑、薑粉、香油、八角各適量。

【作法】將雞洗淨，晾乾，用刀斬去趾尖和嘴上硬殼，在雞翅兩邊各劃一刀，把翼筋割斷，用刀背略捶雞頸，敲斷腳骨，將蔥條、薑片和雞腳插入雞腹內，雞頭屈藏在雞翅下，用紗紙包裹備用；燒熱鍋，下粗鹽、八角炒至爆熱時（有鹽爆響聲），取鹽500克放入砂鍋，把雞放在鹽上，然後將餘下的鹽蓋在雞身上，加蓋置炭火爐上用小火煨10分鐘，將清水從砂鍋蓋邊灌入（注意不可揭蓋），再煨10分鐘至熟，取起，去掉紗紙；將雞的皮和肉分別撕成片狀，雞骨拆散，加入調料拌勻，以骨墊底，肉置中，皮鋪面，拼砌成雞形狀，香菜伴邊即可。以薑粉、鹽、香油2小碟佐食。

【功效】補益肝臟，適用於傷中消渴、小便淋漓不盡、惡性痢疾等症狀。

溫馨提醒

食補當講辨證，比如五禽中，雞應肝，雞湯滋養肝血、肝氣最好，但痛風患者應少食；再比如，五味食物，酸味入肝，肝虛者宜多食，肝火旺者應少食。

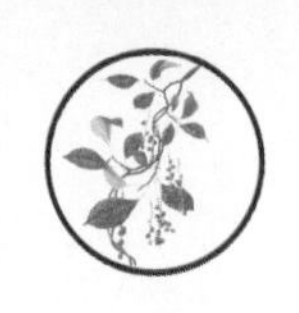

多茶少酒，養好肝，健康跟你走

現代的上班族女性，工作節奏快、壓力大，對飲食營養無暇顧及，容易造成營養不平衡，再加上工作緊張，平時又缺乏運動鍛鍊或根本不鍛鍊，長此以往必然會影響身體健康。為解決這些客觀存在的難題，不妨在工作之餘喝些養肝益腎的飲品。所謂的飲品必然也有區分，那就是多飲茶、少飲酒。

多飲茶：飲茶無疑是公認的健康飲食習慣，茶水中含有豐富的維生素、胺基酸和鈣、鉀、鐵、鎂等微量元素。**中醫學也認為，飲茶適當可以袪病延年，南北朝時期的陶弘景就曾提出過「久喝茶可以輕身換骨」。就拿大家都熟悉的綠茶來說吧，綠茶富含紅茶所沒有的維生素C。維生素C是預防感冒、滋潤皮膚所不可或缺的營養素。綠茶中富含防止老化的穀胺酸、提高免疫力的天冬胺酸、滋養強身的胺基酸，具有利尿、消除壓力的作用。綠茶中還含有提神作用的咖啡因、降血壓的黃酮類化合物等。**

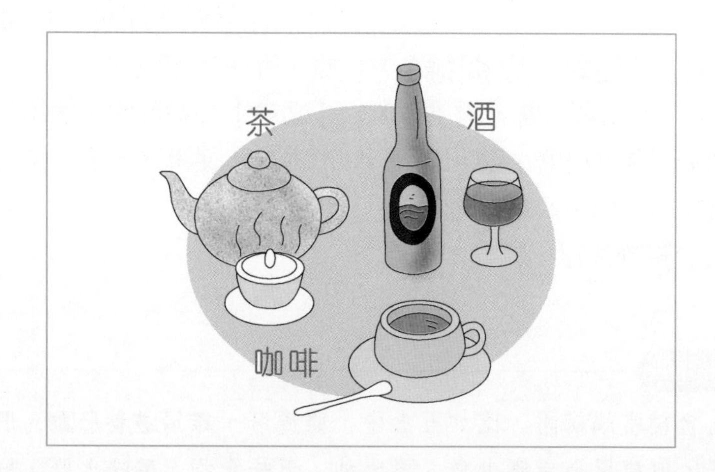

上班族女性常常會因肝血不足造成一些眼部疾病，如視物模糊、眼部分泌物多、眼紅、眼乾等，不妨在工作間隙，把適量菊花放入杯

子中，用開水沖泡成菊花茶備用。菊花茶能夠清肝明目，具有通暢氣血，保障肝臟機能正常的功效，此外，它還有降熱解毒、鎮咳止痛和降脂抗衰老的功效。

少飲酒：酒傷肝。飲酒，對於普通老百姓可謂是張口就來。喝酒時，酒精進入人體後並不能被人體所吸收，而是透過血液進入肝臟分解，然後透過腎臟隨尿液排出體外。如果是偶發性大量飲酒，在此過程中，酒精的分解量遠低於攝入量，於是便會產生酒精中毒，同時加重肝腎的負擔。所以，長時間大量飲酒的人群極易患有肝腎疾病。

參照中華肝病學會對酒精性肝病的診斷標準可以看出：一般飲酒超過5年，折合乙醇量為男性每天大於40克；女性每天大於20克；或2週內有大量飲酒史（每天大於80CC）導致的肝功能異常及出現相關臨床症狀者即可判斷為酒精性肝病已經發生。所以，以後喝酒的時候，你也可以為自己的健康把關，教給你一個乙醇量的換算公式：

乙醇量（克）=飲酒量（CC）×酒精含量（%）×0.8（酒精比重）。

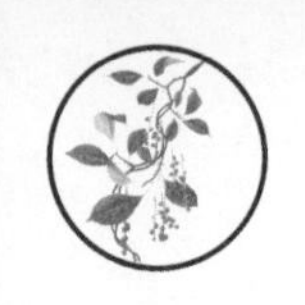

第三節
養肝護肝，患肝病者別把「吃」當小事

肝病患者的飲食應如何烹調

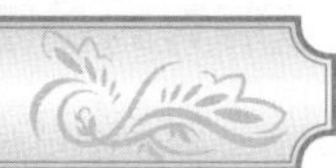

烹調方法直接影響食品的營養素成分。比如在做主食時，淘米搓洗可使米中的維生素B群損失四分之一 。飯先煮後蒸可使維生素B群損失50%，所以不應該當作烹調方式。肝病患者宜吃焖飯或缽蒸飯。煮稀飯加鹼，幾乎可使維生素B群全部破壞，應注意避免。有人認為肝病患者可用鮮酵母發麵。用75%玉米麵加25%黃豆麵蒸饅頭，可減少維生素B_1、維生素B_2的損失。菜湯、麵條湯、餃子湯中含有食物的30%～40%水溶性維生素，適當提倡喝湯並不是小題大作。另外油炸食品宜少吃，因為油條、炸糕中的維生素B_1幾乎都被破壞了。而且脂肪加熱到500～600℃時，會產生致癌烴。長期多量吃油炸食品者容易患癌症。

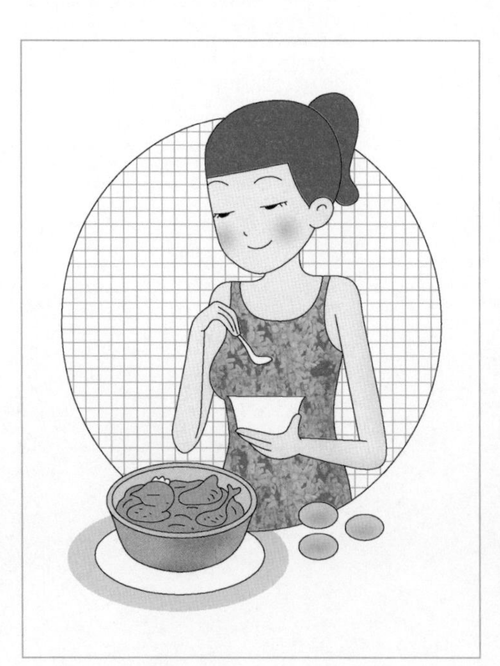

肉類食品的烹調一般有紅燒、清燉和快炒3種。但從保存食品維生素著眼，清

燉瘦豬肉將破壞維生素$B_1$60%～65%，用急火蒸時維生素B_1損失約45%，而炒肉時損失僅為13%。因此，做葷菜時可盡量採用急火快炒的方法。至於做蔬菜則要先洗後切，切後儘快下鍋，同樣用急火快炒，炒時加些肉湯或澱粉，可使色香味美，而且對蔬菜中的維生素C具有穩定作用。骨頭做湯時設法敲碎並加少許醋，可以促進鈣、磷的溶解吸收。

總之，一般飲食烹調的營養要求，也同樣適用於肝病患者。通常認為，烹調時，色宜美，味宜鮮，多選素油，少放鹽分，主食多蒸煮，副食少煎炸，是肝病患者正確烹調的基本要求。隨著地區、風俗、時令、季節和男女老幼肝病患者的實際情況不同，只要有利於食品營養素的保存和吸收即可，烹調方法不能要求千篇一律。

肝病患者飲食應葷素搭配

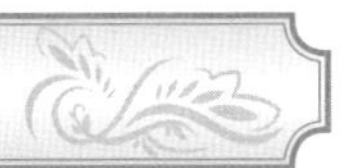

患了肝病後，有些患者認為吃素食可以祛病延年、使人長壽；而另一些人則認為吃葷食可以幫助肝細胞再生、縮短康復時間。其實吃葷吃素各有千秋，不可偏愛。

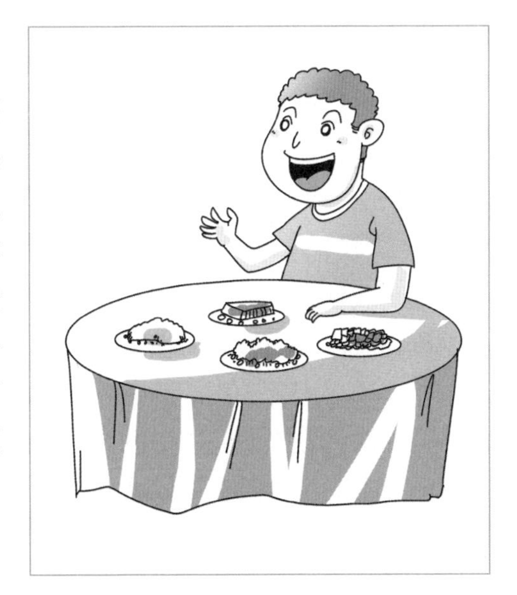

素食多是水果、蔬菜類，屬鹼性食物，葷食係肉、蛋、魚類，常使血液呈酸性。人體血液的pH要保持在7.4，必須葷素搭配使酸鹼度容易保持平衡。葷食多了，易導致脂肪肝；素食則可清除膽固醇在血管壁的沉積。**但單純吃素者，其蛋白質、磷脂、無機鹽等不足，**

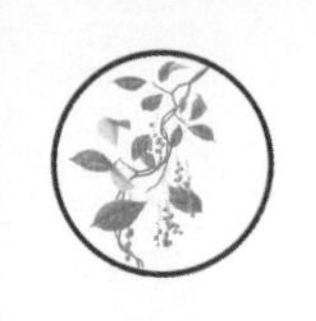

不能充分滿足肝細胞的修復和維護健康的需要。

應該說葷食最大特點是含有人體的必需胺基酸和優質蛋白質；而素食中的植物蛋白質除大豆及豆製品外，其他所含必需胺基酸都不安全，蛋白質品質也較差。此外，動物性食物比植物性食物富含鈣、磷，容易被人體吸收，魚、肝、蛋類含有素食中缺少的維生素A和維生素D；而素食中維生素C和胡蘿蔔素則是葷食中常缺乏的，素食中的粗纖維很豐富，可促進腸蠕動，因此，只吃葷食很易造成習慣性便祕。

由此可見，兩者各有所長，又各有所短。肝病患者更應注意葷、素搭配，取長補短，才有利於康復。

肝病患者與水的不解情緣

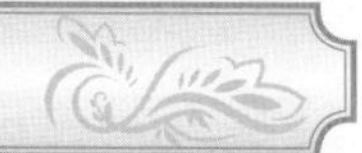

水是生命之源。人體如果只補充水分不食用任何食物，也能維持生命7日左右；相反，如果人體不補充水分，生命僅能維持3日左右。因此，沙漠中的跋涉者在彈盡糧絕時，最重要的事情就是尋找水源，找到了水源就等於找到了生命的希望。據研究發現，人體內的水分佔人體重量的65%左右，人體內的各種新陳代謝都離不開水，同樣，肝臟病患者也離不開水。這是因為，水能夠促進肝細胞的康復，有效清除體內的各種有害物質，還能促進人體的新陳代謝，由此可見，肝臟病患者需要補充水分。那麼，肝臟病患者補充水分有哪些注意事項呢？

❶**肝臟病患者宜飲用溫開水**。溫開水中含有的氣體較少，水分子較為緊密，內聚力較大，溫開水的這種特徵同人體的水分特質具有很大的相似性。因此，更能刺激人體內臟器官中去氧酶的活性，能夠有效地減少堆積在人體肌肉中的乳酸，有利於人體活力的恢復。因此，肝臟病患者飲用溫開水可以緩解患者渾身乏力、精神疲倦的症狀。

❷**肝臟病患者不宜經常飲用純淨水**。純淨水雖然含有的有害物質

較少，但是，純淨水中缺乏鈣、鎂、鐵、鉀等礦物質，而這些物質都是人體所必需的。而且，純淨水由於經過層層加工，酸鹼度偏酸，為酸性水。長期飲用酸性水，會破壞人體內的酸鹼平衡，而最終抑制人體對各種營養物質的吸收。肝臟病患者如果長期飲用純淨水，會導致營養缺乏，不利於肝臟病的治療。

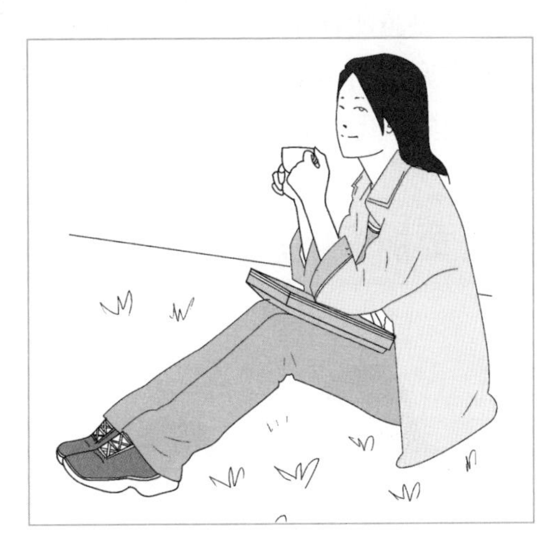

❸肝臟病患者不宜長期飲用礦泉水。同純淨水、溫開水等相比，礦泉水含有較為豐富的礦物質，而且水的品質穩定，水中含有的有害物質較少，但是如果長期飲用，會導致體內各種微量元素含量過高，不利於人體健康。如果人體內鈉鹽過多，則不利於慢性肝臟病、高血壓、心臟病、慢性腎炎等疾病的治療。

❹肝臟病患者不宜經常飲用飲料。人們經常飲用的飲料中含有色素、香精、檸檬酸、防腐劑、果汁、糖、二氧化碳以及咖啡因等成分，如果飲用過多的飲料，導致人體內二氧化碳、防腐劑、咖啡因過多，不利於肝臟健康。再者，如果在加工過程中稍有疏漏，則會導致細菌等有害物質感染，更不利於肝臟病患者的治療。

肝病患者適量飲茶有學問

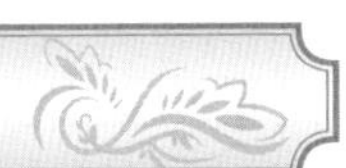

肝病患者宜適量飲茶，但飲茶是要有正確方法的。肝病口渴思飲者，早晨泡綠茶（或花茶）1杯，陸續加水飲用。晨起茶水濃度較高，使人精神清爽；下午漸成白開水，避免引起晚間失眠、多尿等。

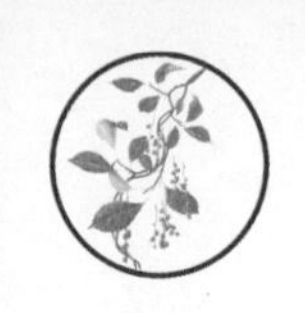

飲茶時應注意適時、適量。一般在中晚餐的飯前1小時應暫停飲茶，因為此間飲茶易沖稀胃酸，減弱對正餐的消化吸收。空腹時宜少飲，茶水不要太濃，1日茶水總量不宜超過1500CC。每餐飯後用溫茶漱口，有利於保持口腔清潔，保護牙齒，還可預防或減少牙周病和口腔潰瘍的發生。

實驗證明綠茶有抗凝、防止血小板黏附聚集和減輕白血球下降等活血化瘀作用。對慢性肝炎有五心煩熱、口乾口苦、牙齦紅腫出血的血瘀血熱型患者有輔助治療作用。

兒童肝病患者：高低細軟各不同

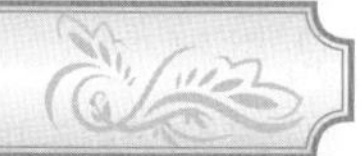

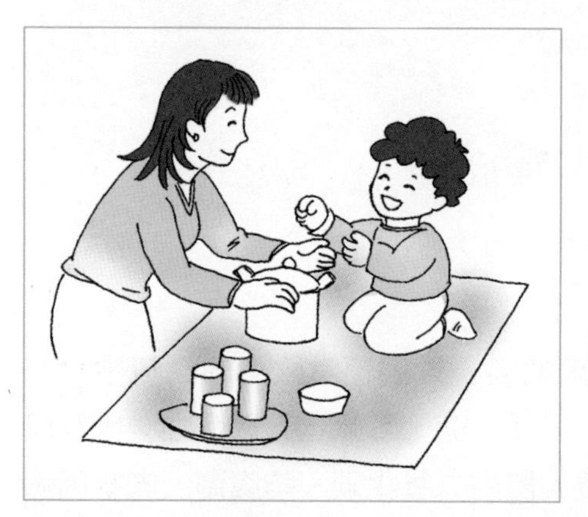

兒童的腸胃功能較成年人要弱得多，患肝炎後造成消化功能紊亂。因此，給肝病兒童飲食調養烹調時要配合肝病兒童的生理病理變化情況。

❶以細軟易消化、無劇烈刺激性的食物為宜。肝病兒童由於生理病理變化及臨床特點，易導致胃腸道消化功能紊亂、腎功能受損等，所以要求所供給的食物以細軟易消化、無劇烈刺激性為宜。

❷給予高蛋白質飲食。患病毒性肝炎時肝臟受到損害，需要補充足量的蛋白質來加強肝細胞的再生與修復，故應給予高蛋白質飲食，而且要多選用優質蛋白質。但過多蛋白質會加重肝臟負擔，反而對肝臟的恢復不利。因此，每日每公斤體重的蛋白質供給量以2～3克為宜。

❸適當掌握醣類的供給量。一般以佔全日總熱量的61%（約70

克）即可。醣類合成肝糖原對已受損的肝臟有保護作用，故在急性期應採用較上述用量稍高的高醣類飲食，過了急性期階段即可恢復上述正常量。

❹**供給適量脂肪**。肝病兒童急性期膽汁分泌減少，有明顯食欲不振、噁心、嘔吐、厭油等消化道症狀，脂肪不易被消化，故飲食要求清淡少油膩，適當限制脂肪的供給量是必要的。不過脂肪可促進食欲，有利於脂溶性維生素吸收，因此也不宜過分限制。其全日脂肪供給量以50克左右為宜，其中用於烹調的油不應超過15CC，並盡可能用植物油。

❺**低鹽飲食**。一日一般不宜超過3克低納鹽。

❻**避免食用含纖維較多的蔬菜**。如芹菜、韭菜等；忌用含脂肪較高的肉類及油炸食品；應多吃一些低脂肪的瘦肉及纖維含量較少的蔬菜、水果，如黃瓜、嫩油菜、蘋果、橘子等。

當高維生素膳食的供給達不到要求時，可在多吃水果的基礎上，另給予維生素製劑補充。

老年肝病患者飲食保健的原則

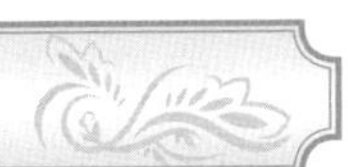

老年肝病患者的飲食保健應遵循以下原則：

❶**高蛋白質飲食**。實驗證明，老年肝炎患者的消化吸收功能減弱，對蛋白質的利用能力不如青壯年，故其供給量應高於正常成人，每日每公斤體重蛋白質的供給標準為1.5～2克。要多吃牛奶、禽蛋白、脫脂乳製品、魚蝦類、瘦肉等，以及煮爛軟的黃豆及其製品。不要吃生蛋、乾炒整粒黃豆或油炸的豆類，少吃或不吃不易消化的油炸類硬質食品。盡量少吃富含嘌呤的食品，如沙丁魚、腎、肝、濃肉湯等。

❷**低脂肪飲食**。老年肝病患者不宜過多食用動物性油脂，應多食用富含不飽和脂肪酸的植物油，如大豆油、橄欖油、葵花子油、花

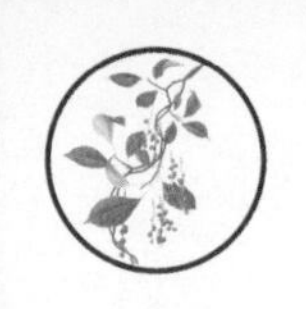

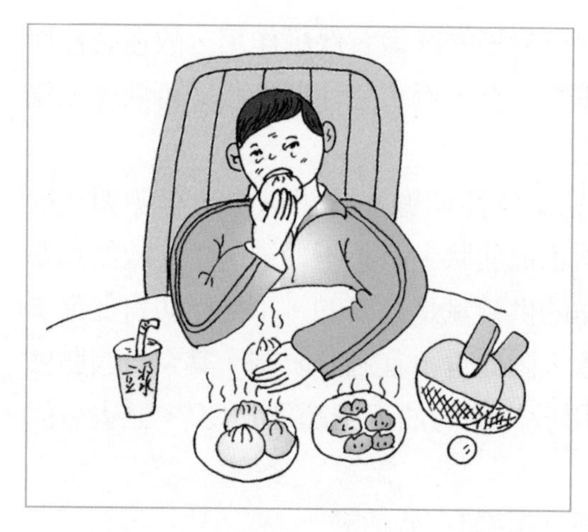

生油、玉米油、香油等，這對減輕肝臟代謝負荷和防治心血管疾病等都有好處。因此，每日脂肪供給量不應超過60克。為防止過早動脈硬化，老年肝炎患者應限制進食富含膽固醇的食物，如動物腦、蛋黃、腎、肝、魚卵、奶油等，每日攝入食物膽固醇量以不超過500毫克為宜。

❸清淡、易消化飲食。老年肝炎患者常因牙齒脫落，咀嚼功能受到影響，消化功能減弱，故應多採用燒、炒、蒸、煮、燉等烹調方法，禁用劇烈刺激性調味品和烈性酒。適當控制產生純熱量的油脂、食糖和澱粉類食物，以避免形成脂肪肝、體重超重，預防老年性疾病的發生。

❹低鹽飲食。低納鹽攝入過量，常是高血壓發病率與腦中風死亡率增高的原因之一，因此，一般每日食入5～6克低納鹽即可。

❺多飲水。每日透過飲水、喝湯等來供給充足的水分，一般為1500～2000CC為宜。

❻飲食有規律。忌暴飲暴食，一日三餐，每餐葷素搭配或糧、豆、菜混食，以保持飲食平衡。有的老年肝炎患者消化功能不好，食欲不振，也可少量多餐，如每日五餐，並採用半流質飲食。條件許可的話，每日可供給150～200克水果。維生素在飲食上供給不足時，可用維生素製劑補足。

第三章

穴——不可不知的經穴養肝法

你知道嗎？養肝有一種特效藥，那就是穴位療法。這種療法綠色環保、簡單實惠，是身體的自備藥。那穴位在哪兒，又該如何取呢？本章將讓你明白，在養肝的路上，這裡是又一個柳暗花明。而於女人養顏，從這裡可以知道竟然還有如此多的妙方呢。

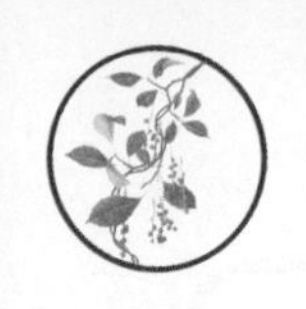

第一節
一學就會，教你快速取穴用穴

找穴就是找反應，神奇的「高升點」

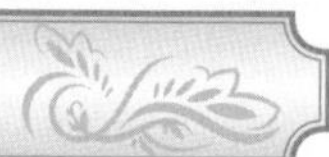

全身穴位很多，而且分布多是「四海為家」，那麼該如何來找到那些對應的穴位呢？其實，這和我們在迷路的時候要找到一個歸宿是一樣的，我們並非一定要見到那些青磚紅瓦，見到那些來往的男男女女、老老少少，很多時候，我們只要見到炊煙嫋嫋，或者聽到了雞鳴狗叫，大多時候我們就能判定附近有人家了。穴位的尋找也是一樣，穴位所在的「地址」自然不是打游擊，有其固定的「辦公地點」，但畢竟因為一個人的體質不一樣，肥胖的程度也不一樣，所以在實際找穴位的時候往往還是很迷茫，因此，這裡介紹一種透過「找反應」的方式來尋找穴位，運用的是經絡和人體的臟腑具有表裡關係的原理。其實，這裡所說的反應就是很多時候人們提到的「高升點」。

每個人的身體都是處於相對的平衡狀態，都存在各種各樣、或大或小的不平衡，因此，當身上有疾病或暗疾的時候，病變點低沉下去，高升點才出現在人身上各個相對應的地方。正是從這個角度，我們說找穴位就是找反應，也就是找到可以用來養生的「高升點」。

通常情況下，如果找對了穴位，只要用手指的指腹略微重壓，身體就會有疼痛感，比如肝膽疾患，在期門、日月穴有壓痛，腸道疾患在天樞穴有壓痛等，或者穴位較浮於體表的話，往往會在觸摸的時候，有一種硬結的感覺。再一個比較明顯的表現就是色素沉澱，出現類似黑痣和黑斑的外在特徵。當然，如果和周圍的皮膚具有明顯溫差的話，往往也說明你是找對了位置。痛點或者結節點的出現，多是由於經絡阻滯，造成缺氧指標很高。正是利用這樣的一種反應，找到了對應的穴位。

前些時候，同公司的會計對話就印證了這一點，她說她母親胃痛，她在給她母親按壓「足三里」的時候，母親感覺舒服多了。後來她發現胃經上的伏兔穴（屬足陽明胃經。在大腿前面，當髂前上棘與髕骨外側端的連線上，髂骨上6寸）也能緩解疼痛，但找了好幾次都沒有找到，我們告訴她可以嘗試疼痛的按壓方法後，終於找到了穴位，而且由此配合按壓療法解決了母親的胃痛。

經絡相當於這個城市的各種道路，有國家級的高速路，那是經脈大道；有省級高速路，那是經絡的一些分支。交通之於經濟猶如經絡之於養生，交通不便則經濟發展缺少後勁，而經絡不通則百病滋生。

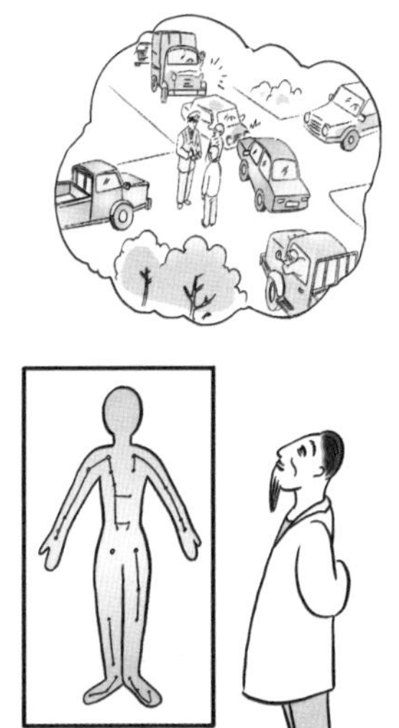

從上面聽起來，有點「哪壺不開提哪壺」的意思，就是說，哪裡痛就專找哪裡的問題，但這裡需要提醒您的是：不要太過了。自己給自己按壓自然有個輕重緩急，畢竟由於身體的原因和穴位位置的關係，很多時候需要借助他人的幫助，所以，這就要顧及其感受，不能超出了被按壓者所能承受的範圍。

總之，人體哪個部位按壓上去有感覺，就無異說明：你已經按到

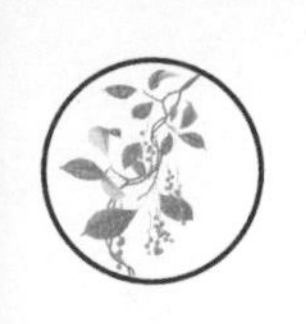

正確的高升點了，治病養生的人體解藥就在此處，放心按壓吧。需要提醒的是，一種疾病可能會出現許許多多的高升點，有的按上去非常刺痛，有的按上去很痠，這時候，就應當取那幾個按上去最有感覺的點，這才是治病養生最有效的。

經不捨穴，穴不離經，「解藥」長在經絡上

小時候在老家，一個最有印象的事情就是在月色掩映下受父母之命去摘南瓜，南瓜的葉子很大，很難看到瓜在哪裡，怎麼辦？就坐在那裡，拽瓜藤，就像釣魚一樣，試上兩次，從份量我們就大概知道了瓜之所在了。其實，對於身體「解藥」——穴位點這個「瓜」，我們也可以按此方法去找尋。

經絡對於自己轄區「解藥」的管理也是非常嚴格的，不僅因為經絡各有各的「領地」，而且因為大家協調配合，共謀身體的健康大業。就拿肺經來說吧，從上半身來看，前臂偏外為肺經，所以一切肺系統的疾病都和它有關。

比如，一個人咳嗽了、氣喘了、氣虛了等，都可以在這個區域找到解藥，而且要進行肺部的調養，也多需在此線上下工夫。

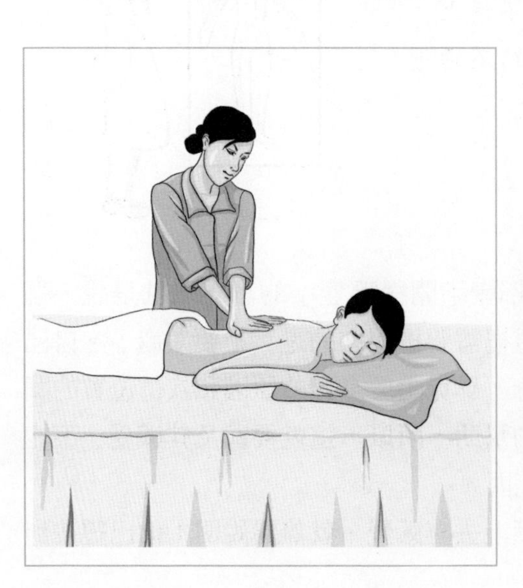

除此之外，前臂靠裡側還有心經，中間還有心包經；後臂裡側還有小腸經，外側還有大腸經，中間還有三焦經。而下肢則有肝經、膽經、脾經、胃經和腎經、膀胱經，其中腎經和膀胱經在下肢的後側和裡側，而其

餘的在下肢的前側和外側，腎經和膀胱經作為身體腎藥的盛產地，可謂性冷感、性功能低下、尿頻、尿急等的福田，而前側和外側則是在乾嘔、腹痛、腹脹、消化不良的時候可以在這裡找到大藥。

要特別說明的是，人體全身穴位很多，如何才能掌握這些養生穴位呢？大可不必死記硬背。「人體X形平衡法」是把阿是穴與普通穴位同等對待的，換種角度說，全身任何地方都可以是穴位，治病的人不用死記硬背哪條經上有哪些穴，哪個穴有什麼功效，哪種病要取哪幾種穴等等。

只要先找對一個大概的部位，然後再用手指在這個部位進行試探性的按壓，就能很快找到治病的解藥。

不用尺量，身體上自有尋穴的尺規

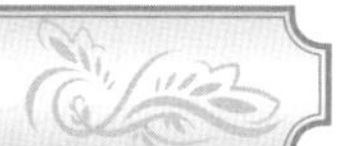

穴位的位置說明往往會有尺寸方面的描述，以養生大穴關元穴為例，其位於臍下3寸處。那麼，是不是需要用尺子去測量了，事實上不必，甚至不可。如果對身體的結構有一個大體了解的話，對於穴的位置確定也會有所幫助，這一點可以借助繪畫等相關知識來做一些了解。 **比如小孩子，一般在比例的處理上，頭部佔到身體的四分之一，而成年人在採用立姿的時候，應該佔到約七分之一，如採用坐姿的時候，頭部佔到五分之一左右。**

事實上，在找尋穴位的時候，一般不大可能帶著量尺、比照著書去實際測量，所以，這個時候盡可能地去採用身體的一些尺規，去做一些大體的量化，因為身體本身就具有發展的諧調性，所以，如果利用自身的一些尺度去衡量的時候，往往可以較為準確地幫你找到穴之位。人身上有很多有趣的尺度標準，這不僅讓你在生活中少了「鄭人買履」的麻煩，甚至還被用於刑事案件的偵破。這樣的尺度有：用皮尺量一量拳頭的周長，再量一下你的腳長，你會發現這兩個長度很接近。

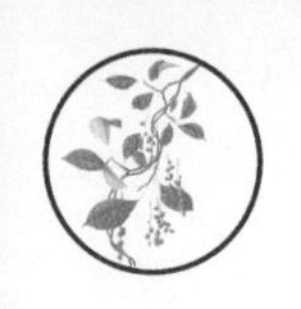

所以，買襪子時，只要把襪底在自己的拳頭上繞一下就知道是否合適了；量一量你父母的身高和腳長，你就會發現，身高是腳長的7倍。這樣，孝順的兒女在為父母買鞋的時候，就不用打電話問穿幾號鞋了，只要知道身高一算就有了，這一點還可以作為一些年輕人是否還會長個子的標準。因為長個子往往先長腳，如果你的身高比腳長的7倍還矮，那你還會長個子；通常情況下，一個人手腕的周長恰恰是他脖子周長的一半；而一個人兩臂平伸的長度正好等於身高。

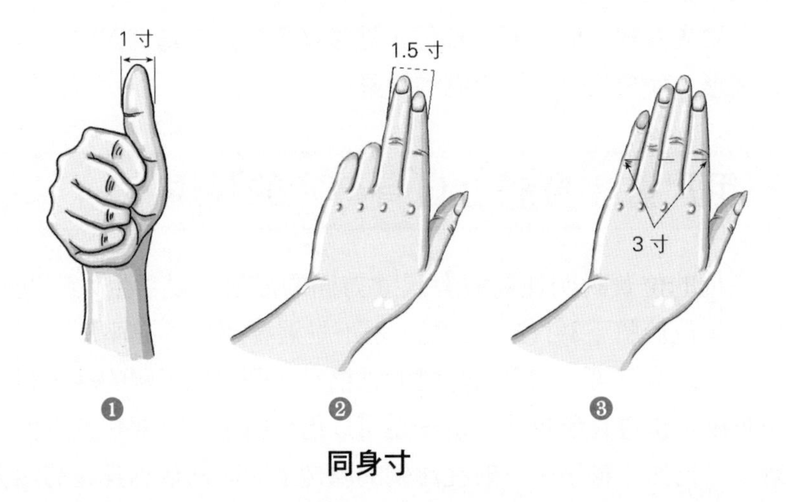

同身寸

❶拇指同身寸，是以拇指指關節的寬度作為1寸，主要適用於四肢部位的支寸取穴。

❷中指同身寸，是以中指中節屈曲的手指內側兩端橫紋頭之間的距離作1寸，可用於四肢部位的直寸取穴和背部的橫寸取穴。

❸橫指同身寸，是將食指、中指、無名指和小指四指併攏，以中指中節橫紋處為準，四指橫量作3寸，食指與中指併攏為1.5寸。此法主要用於下肢、下腹部和背部的橫寸取穴。（1寸＝2.54公分）

於此種種，中醫裡也有了「同身寸」的說法，比方說，用自己的手指就可以作為尋找穴位的一個尺度，如一般情況下，大拇指指間關節的寬度是「1寸」，食指和中指在並列的時候，從指尖算起第二關節的寬度就是「1.5寸」，把四指併攏的時候，第二關節的寬度就是「3寸」；從結構上來看，低頭的時候，脖子後部正中最突出的凸骨就是第七頸椎，緊接著的凸骨就是第一胸椎，而平常在繫腰帶的時候，左右兩側突出的骨頭與第四腰椎的位置約在一條線上。

四肢乃諸陽之本，養生要穴集散地

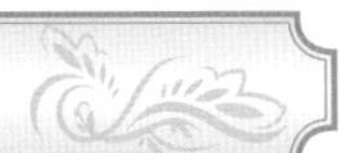

不知道你是否有這樣的體驗，在去醫院例行檢查身體，醫生在給你驗血的時候，儘管可以說是迅雷不及掩耳之勢的快，甚至你還沒有回過神來就看到了你的血從手指上冒出來。但你心裡還是一驚，同時，有一種涼涼的感覺。這是為什麼呢？這是因為手的特別。在進行說明之前，先要提醒你一件事，有的專家在將身體看成是一棵樹，胸腹是樹幹，四肢是樹枝，這並沒有什麼錯。但如果你由此推論樹幹很重要，枝節不重要就錯誤了。

先聽聽《黃帝內經》怎麼說，其有言：「四肢者，諸陽之本也。」可見，人體的陽氣貫注於體內，行於四肢之盛，從經絡的角度來看，12條經脈中就有6條陽經是從手指和腳趾的末梢開始循行的，然後向五臟六腑疏布。可見，手指和腳趾透過這些經脈的通道直接和臟腑發生了聯繫。不僅如此，讓我們再來看看上下肢的要害穴位，如在大椎穴與肩峰連線的中點，肩部最高處的肩井穴，在點擊後，多會有半身麻木的危險；仰掌、腕橫紋之橈側凹陷處的太淵穴，擊中後會陰止百脈內傷氣機。再者，位於外膝眼下3寸，脛骨外側約一橫指處的足三里穴和在足掌心前三分之一處，當屈足趾時出現凹陷處的湧泉穴，則是兩個主管長壽的穴位。於此種種，我們就不難明白你在體檢採血時會出現上面那種感覺，也就理解了平常人們說「十指連心」的

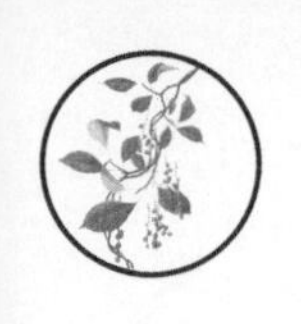

原因了。

如果把身體看成是一個氣囊的話，那麼，氣血猶如注入的氣，這些氣之所以能夠注滿，因為它們有升騰的特性。換句話說，他們總在尋找掙脫束縛的「出口」。所以，越是那些身體的枝節之地，往往越是它們走的最遠的而碰壁迂迴最多的地方。

所以，四肢作為身體的末梢反而充盈著氣血，也正由於此，故四肢更敏感。所以，手不僅是在你握手的時候充當了禮儀的使者，更是代表你健康與否的一個標誌。

第二節
練、按、揉、敲：養肝四字訣

練：經絡健肝操，補益肝氣健康自然來

中醫學認為「肝主筋」，這裡的「筋」就是西醫所說的韌帶、筋膜。若肝血不足，濡養不了筋，筋就會變脆變硬，容易受傷或屈伸不利，因而造成人體關節部位的各種不適症狀，比如關節炎、腱鞘炎、腰膝痠軟等。對於女性而言，失去了肝血的滋養，得了筋病，身體柔韌度也就跟著下降，頭和脖子轉動不靈活，走路死板僵直，不再如少女般婀娜多姿。另外，由於身體柔韌度下降，在夫妻同房時，也會疲於應付，力不從心。

經穴也是一種藥，甚至在很多時候被認為是「身體裡長出來的大藥」。與那些苦口的良藥不同，經穴大藥並非是從臟腑裡梳理氣血，而是從外面打通經絡，實現「無病強身，有病治病」之功效。要想祛除筋病，使肝氣十足，相信按揉以下三個穴位會讓你如願以償。

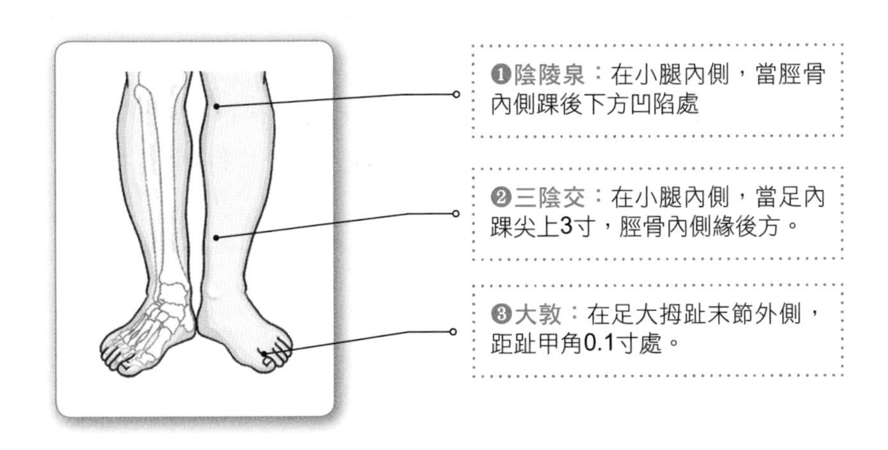

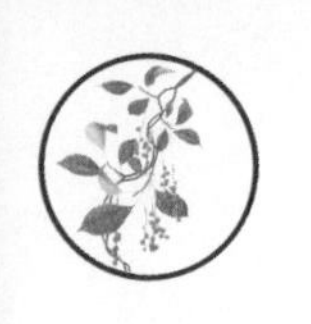

❶大敦穴。盤腿端坐，赤腳，用左手拇指按壓右腳大敦穴（腳的大拇指指甲根部內側），左旋按壓15次，右旋按壓15次。然後用右手按壓左腳大敦穴，手法同前。

❷三陰交穴。盤腿端坐，用左手拇指按壓右三陰交穴（內踝尖上3寸，脛骨後緣處），左旋按壓15次，右旋按壓15次。然後用右手按壓左三陰交穴，手法同前。

❸陰陵泉穴。盤腿端坐，用左手拇指按壓陰陵泉穴（小腿內側，當脛骨內側踝後下方凹陷處），來回按壓、推搓30次。

溫馨提醒

經常練習護肝保健操能夠養肝益筋，具體作法如下：

❶側屈：兩腳開立，與肩同寬，兩手扠腰，拇指在前，四指併攏在後，上身盡可能向左側屈體，曲彎到最大角度，再向右側屈體，左右交替各做15次。

❷仰俯：兩腳開立，與肩同寬，雙手輕按臍下約1公分處，然後上身盡可能向前後俯仰，各做15次，注意膝部不能彎曲。

❸擰轉：全身放鬆，呼吸自然，兩臂自然下垂，腋下空虛，能容一拳，然後兩腿稍屈，身體向左緩緩擰轉，重心隨之轉移到左腿上，左右交替各做15次。

❹搖轉：上身和兩腿保持不動，臀部前後左右按順時針方向畫圓，再呈逆時針畫圓，各做15次。

❺仰臥起坐：雙腿併攏伸直，仰臥床上，不用手支撐，只靠腰部的力量使上身坐起，雙手扠腰，拇指在前，四指併攏在後，連續做仰臥起坐15次。

按：養肝循經用穴，身體自有解藥在

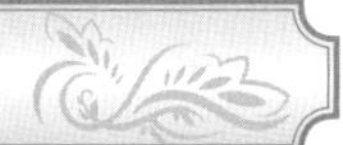

人體自身組織告訴我們，哪裡有問題哪裡就有救濟。肝出問題了，可以從肝經上找到「土生土長」的大藥。肝經起於腳大拇指內側趾甲緣上，沿著足背內側向上，經過內踝前1寸處（中封穴），上行小腿內側（經過足太陰脾經的三陰交穴），至內踝上8寸處交出於足太陰脾經的後面，至膝蓋內側（曲泉穴）沿大腿內側中線，進入陰毛中，環繞過生殖器，至小腹，屬肝，絡膽，夾胃兩旁，向上透過進入咽喉部，連接目系（眼球後的脈絡聯繫），上經前額到達巔頂與督脈交會。本經脈俞穴有：大敦、行間、太沖、中封、蠡溝、中都、膝關、曲泉、陰包、五里、陰廉、急脈、章門、期門14穴，左右合28穴。

❶期門：在胸部，當乳頭直下，第6肋間隙，前正中線旁開4寸。

❷曲泉：在膝內側，屈膝，當膝關節內側端，股骨內側髁的後緣，半腱肌、半膜肌止端的前緣凹陷處。

❸中封：在足背側，當足內踝前，商丘與解漢達線之間，脛骨前肌腱的內側凹陷處。

❹行間：在足背側，當第1、第2趾間，趾蹼緣的後方赤白肉際處。

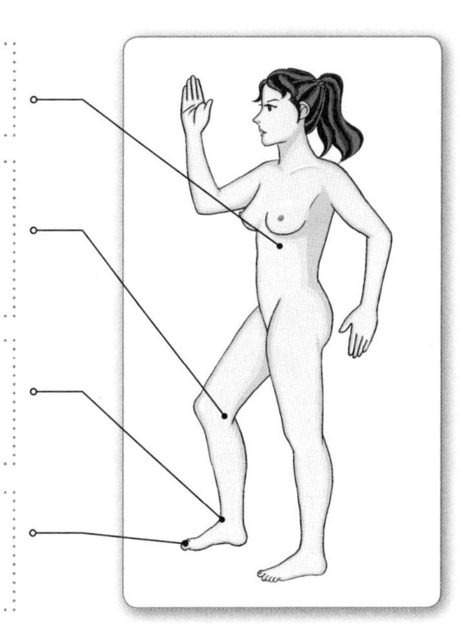

結合現代醫學來看，本經俞穴主治肝膽病症、泌尿生殖系統、神經系統、眼科疾病和本經經脈所過部位的疾病。平時可以用手按壓肝經上的穴位，如果感受到痛點，說明經絡堵塞，無需擔憂，肝經上就

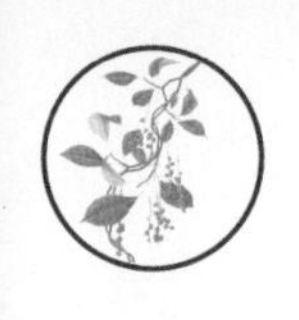

有解除疼痛病患的「四味大藥」。

❶行間穴

行間穴為人體足厥陰肝經上的主要穴道之一。行，行走、流動、離開也。間，二者當中也。該穴名意指肝經的水濕風氣由此穴順傳而上。本穴傳輸物質為大敦穴傳來的濕重水氣，至本穴後吸熱並循肝經向上傳輸，氣血物質遵循其應有的道路而行，因此得名。取穴時，可採用正坐或仰臥的姿勢，足背側，大拇指、二趾合縫後方赤白肉分界處凹陷中，稍微靠大拇指邊緣，即是行間穴。

行間穴在五行中屬火，具有瀉肝火、疏氣滯的作用。中醫學有「瀉行間火而熱自清」的說法，行間穴最善治頭面之火，如目赤腫痛、面熱鼻血、煩咳失眠等。情志鬱結，肝氣失於調達或濕熱內鬱，疏泄失常也可以找行間穴來緩解症狀。此外，行間穴對生殖器方面的病症也有效果。

❷期門穴

期門為肝經募穴，意為天之中部的水濕之氣由此輸入肝經。該穴是足太陽、厥陰、陰維之會，是人體一個十分重要的穴位，取穴時需用仰臥位，先定第4肋間隙的乳中穴，並於其下2肋（第6肋間）處取穴。對於女性患者則應以鎖骨中線的第6肋間隙處定取。

「醫聖」張仲景早在《傷寒論》中就多處應用到期門穴。持續每天刺激期門穴，對胸脇脹痛、腹脹、嘔吐等肝胃病症能產生很好的治療作用，同時，對急性、慢性肝病也會有很好的改善作用。配肝俞、膈俞，有疏肝、活血化瘀的作用，可治胸脇脹痛。配內關、足三里，有和胃降逆的作用，可治呃逆。配陽陵泉、中封，有疏肝利膽的作用，可治黃疸。

❸中封穴

中封穴，位於人體的足背側，當足內踝前，商丘穴與解溪穴連線之間，脛骨前肌腱的內側凹陷處，具有抑制肝火過旺、利通小便的功效。

由於本穴位處足背之轉折處，急勁風氣行至本穴後因經脈通道的彎曲而受挫，急行的風氣變得緩行勢弱，如被封堵一般，故名「中封」，那麼要封藏什麼呢，當然要封人體精血，使之不致輕易耗傷。配膽俞、陽陵泉、太沖、內庭穴具有泄熱疏肝的功效。

❹曲泉穴

曲泉穴，本經合穴，五行屬木，位於人體的膝內側。取穴採用屈膝姿勢，當膝關節內側端，股骨內側髁的後緣，半腱肌、半膜肌止端的前緣凹陷處。

肝主筋，膝為筋之府，曲泉正位於膝關節部位，所以善治膝關節疼痛，也是降血壓的要穴，還能治療各種溫證，不論溫寒、溫熱、風溫、溫毒均可選用此穴。配肝俞、腎俞、章門、商丘、太沖穴治肝炎；配復溜、腎俞、肝俞穴治肝腎陰虛之眩暈、眼花；配歸來、三陰交治肝鬱氣滯之痛經、月經不調。

揉：養肝護肝揉腹部，手到鬱氣除

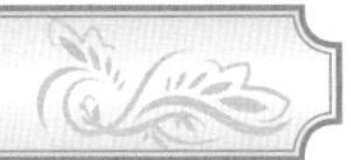

《黃帝內經》一書中記載：「腹部按揉，養生一訣。」我國唐代名醫百歲老人孫思邈也認為：「腹宜常摩，可祛百病。」根據中醫的理論，腹部有很多的經脈，尤其是任脈，是在腹部正中心上。任脈與全身所有陰經相連，對全身的陰經脈氣有總攬、總任的作用，人體的精血、津液都是由任脈所司，所以任脈被稱為「陰脈之海」。因此，按摩腹部具有疏通任脈、宣通上下、調和陰陽、充實五臟的作用，透過按摩能夠祛除入侵人體之邪，消除內生諸疾，以達到補不足、瀉有餘的平衡作用。

操作方法如下：以肚臍為中心，在腹部逆時針畫一個問號，沿問號的方向按摩，先按右側，後按左側，各按摩30～50下。按壓的輕

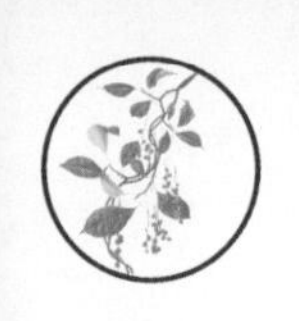

重應以手指感覺到脈搏跳動，且被按摩的部位不感覺疼痛為最合適。在按揉的過程中，盡可能配合呼吸和意念。吸氣的時候，微閉眼，用右手對著神闕穴空轉，意念將宇宙中的真氣能量向臍中聚集，以感覺溫熱為準。而呼氣的時候，祛除雜念，意念注於神闕穴，每次半小時以上，久之則凝神入氣穴，穴中真氣發生，感覺有一個小太陽越轉越大，越轉越炙熱。透過摩擦按摩，可以有效提升腹部溫度，促進內臟運動。

除了按摩腹部以外，拍打腹部也是疏解體內鬱氣的良方。在肚臍兩邊脂肪最豐厚的地方，或者按上去有脂肪結塊的地方，用雙手手掌連續稍用力拍打10分鐘，大多數人都能拍出紅、紫、青、黑等不同顏色的瘀青點，這就是內在寒濕火毒的瘀滯。每週拍打1次，連續拍打幾次以後，會發現出現的瘀青點逐漸減少，到最後基本上不會再出，這也是一種解鬱排毒的良方。

溫馨提醒

對於不同病症，揉腹的時間、手法也有所不同，具體分別如下：

❶慢性肝炎：揉腹能夠疏肝理氣，調理脾胃，達到氣血平和的目的。可針對性地治療慢性肝炎患者所出現的肝區隱痛、腹脹、食欲缺乏等症狀。每天可在早晚睡前半小時揉腹5～10分鐘，手法輕柔和緩，可使人很快進入夢鄉。

❷便祕：現代醫學證明，按揉腹部，可以使胃腸及腹部肌肉強健，促進胃腸的蠕動與消化液的分泌，以保障人體對食物的消化和吸收，從而達到防治便祕的目的。本病患者可在早晚各揉腹1次，每次10分鐘，宜用較重的手法揉腹，以增加腸蠕動產生便意。

❸肥胖症：現代人大部分都存在腹部脂肪囤積的狀況，而小腹發胖會產生一系列亞健康症狀，所以堅持按揉腹部不僅僅是為了美觀，還有健康上的考量。每天可以在晨起、午後和晚上睡前各揉腹1次，每次揉20分鐘。

敲：丟棄老寒腿，敲肝經把健康找回來

有些女性，深秋時節還依然是短裙飄飄，雖美麗，卻「凍」人，造成機體陽氣衰弱。還有些女性消化不好還愛吃冷飲，吃進肚子裡的食物不轉化成能量，沒有動力把熱量帶到關節，也就是陽氣太弱，就像冬天沒有陽光而冰封的小河一樣，血流緩慢，身體不能抵禦寒氣，老寒腿能不找上門來嗎？

敲打肝經是防治老寒腿的好方法。每天睡覺前把雙腿彎曲打開，先從左腿開始，雙手相疊按在大腿的根部，稍用力向前推向膝蓋，反覆敲打、推揉腿部幾十遍，能夠產生暢通肝經、疏通肝氣的效果。當然，用手掌拍也可以，用手握拳中空的方式捶打也可以，持續幾週，即可治癒老寒腿。肝經一般不太容易找準確，不妨採用以下這個簡便易行的方法，就是先做個劈叉動作，用手指去摸大腿根，肝經就在大腿的內側，也就是內褲線的位置，與膽經的路線正好相反。經常敲打肝經，既不花錢又不費事，還能產生保健的效果，何樂而不為？

晚上臨睡前，坐在床上，腳心相對，然後雙手盡可能大面積握住小腿肚的肌肉往外翻，把小腿肉從上翻到下，從下翻到上，一直按摩直至小腿發熱，直到身體會有一種舒適的感覺為止。這個動作能按摩到肝經、腎經、脾經和膀胱經幾條經絡，經絡打通了，身體健康了，還能把胖胖的腿肚打回原形，是一個既簡單又無需任何投入的方法，長久持續，到了夏天就可以穿上心愛的服裝了，真可謂是一舉多得！

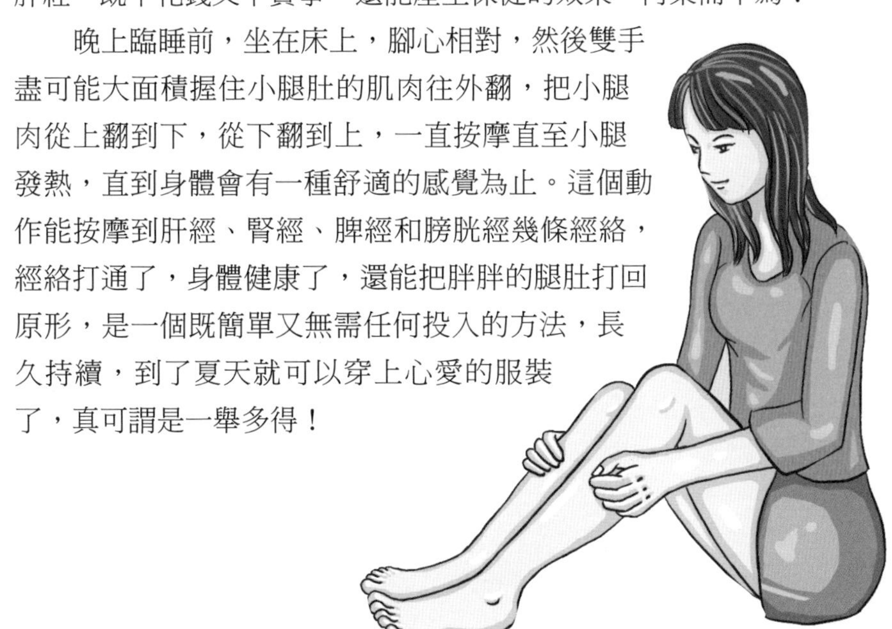

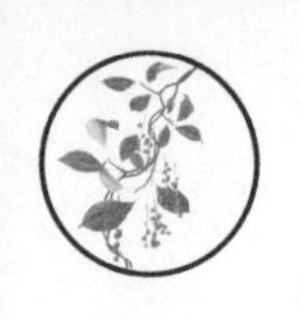

溫馨提醒

「若要身體健，走路手不閒」，說的是人在走路的同時，手也應該忙起來，捶捶打打以養生。實際上，不僅走路時，生活、工作之餘也可以根據「捶胸又敲背，旋腹又摩面，敲打兩腿側，伸指又握拳；撓首屈十指，揉眼把耳彈」的方式進行捶打，即可輕輕鬆鬆達到養生保健的目的。

第三節
特別出擊：女人養肝的五要穴

三陰交穴：女性健康的「萬能穴」

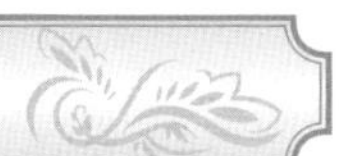

三陰交穴被稱為女人健康的「萬能穴」，是養血調經的常用有效穴位之一。此穴是肝、脾、腎三條經脈的交點，所以叫「三陰交」。也正是因為是三經交會，所以對肝、脾、腎三個臟器都有調節作用。

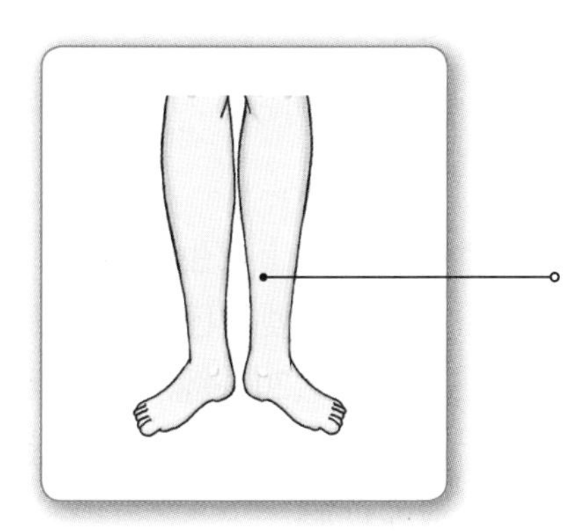

三陰交：在小腿內側，當足內踝尖上3寸，脛骨內側緣後方。

溫馨提醒

常用按摩三陰交穴手法大全

按法：拇指指端按在三陰交穴，逐漸用力，深壓捻動。

掐法：用拇指指甲緣按掐，一掐一提，反覆做。

揉法：用拇指指腹在三陰交穴輕揉和緩地揉動。

滾法：用掌背近小指側附著於三陰交穴，以肘部為支點，前臂擺動，帶動腕部伸屈和前臂旋轉的往返滾動。

點法：屈曲食指，以屈曲的骨突部對準三陰交穴點壓。

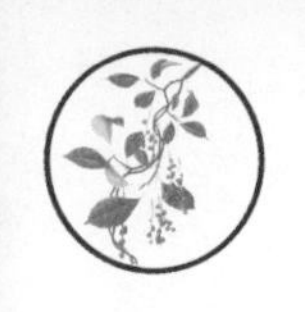

三陰交穴位於兩足內踝上3寸，脛骨內側後緣，取穴時，先找到內踝尖，再將四指併攏來確定內踝尖上3寸這一點，再找到脛骨後緣，即是三陰交穴。按揉三陰交可以很好地刺激脾臟生血和肝藏血的功能，對月經不調、功能性子宮出血、痛經等多種女性病症有很好的輔助治療作用。對於女性而言，真可謂是「萬能穴」。其主要功效為：

❶疏通氣血，暖宮養顏

每天晚上17～19時，腎經當令之時，用力按揉每條腿的三陰交穴各15分鐘左右，配合按壓血海穴15分鐘，有保養子宮和卵巢的功效，且能促進任脈、督脈、沖脈的暢通。女人只要氣血暢通，經絡不瘀滯，子宮和卵巢的功能正常，婦科病就難以上身，面色就會潤澤光亮、白裡透紅。

❷補血養氣，防止雙下巴

隨著女性年齡的成長，肌膚日漸鬆弛，若再加上夜生活過多，飲食沒有規律，就會導致臉部肌肉過早地下垂，出現雙下巴。在晚上21時左右，三焦經當令之時，按揉左右腿的三陰交穴20分鐘能夠補氣養血，防止肌膚下垂。具體方法如下：用手指點按此穴，使其產生痠脹感，配合按揉頰車穴、合谷穴各15分鐘以活血祛瘀。

❸調經血祛斑，通經絡祛痘

女人臉上長斑、痘，皺紋增多、月經不調，大都與氣血不調有關，女人只要氣血足，經絡通，月經不調的疾病都會消失。只要每天晚上21～23時，三焦經當令之時，按揉兩條腿的三陰交各15分鐘，就能產生調理月經，祛斑、祛痘、去皺的奇效。

❹滋陰補肝腎，調理性功能

好的性生活是夫妻感情的調味品，是機體正常的生理需要，其品質的好壞直接影響到夫妻感情。但是，不正常的飲食、生活習慣，過度的情志困擾，都會導致女性性冷淡，漸漸失去「性」福欲望。只要每天晚上17～19時，腎經當令之時，按揉三陰交穴20分鐘，就能滋陰補血，增強女人的「性」趣，配合按揉關元穴15分鐘，有良好的調理性功能的效果。

❺健脾利濕，排毒亮膚

我們的皮膚之所以容易過敏，起各種病疹，多由於體內的濕氣、內毒素瘀滯太多引起。而三陰交穴是脾經的大穴，脾具有運化人體的水濕濁毒的功能，所以，三陰交穴成為健脾利濕的首選穴。只要每天中午11時，脾經當令之時，按揉左右腿的三陰交穴各20分鐘，配合按揉曲池穴5分鐘，就能把身體裡面的濕氣、濁氣、毒素都給排出去。

❻調理肝腎脾，防治高血壓

三陰交穴是一個智慧調節穴位。當你血壓過高或過低，每天中午11～13時，心經當令之時，用力按揉兩條腿的三陰交各20分鐘，配合按壓百會穴、大椎穴，長期持續對血壓有良好的調節作用。

後溪穴：上班族女性養肝美容的「祕密武器」

現代上班族女性每天奔波於工作和生活之間，雖然也曾想過像韓劇中妝容精緻的女主角一樣，容光煥發地開始每一天，但長期的繁雜工作再加上保養不及時，很容易遭遇皮膚粗糙、腰痠背痛、眼睛乾澀的「襲擊」。再加上長期伏案的工作姿勢，也會導致頸椎、腰椎的病患隱痛。實際上，這些問題是肝臟機能失去平衡的外在表現，有一個穴位可以為你解決難題。那就是奇經八脈的交會穴——後溪穴。

臨床上，頸椎出問題了，腰椎出問題了，眼睛出問題了，都可以找後溪穴來幫忙。它位於人體的手掌尺側，取穴方法很簡單，微握

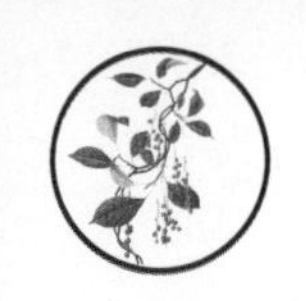

拳，小指側（第5指掌關節）後，握拳時有肉隆起的那個地方即是，後溪穴具有瀉肝火、壯陽氣、調頸椎、利眼目、正脊柱的功效。原因很簡單，後溪穴為小腸經的「俞穴」，俞主「體重節痛」，因此此穴可治腰膝痛、肩膀痛、落枕。又因後溪穴是八脈交會穴，通督脈，督脈入腦，所以又治頭枕部痛、頸椎病和神志病。從生活中的點點滴滴入手即能養肝護肝、儲蓄健康。上班族女性在繁忙工作之餘，不妨將雙手後溪穴部位放在桌邊上，用腕關節帶動雙手，輕鬆地來回滾動。這個動作不需要有意識地去做，每天只需抽出三、五分鐘的時間來，隨手動一下，便可達到刺激效果。長期持續既能保護視力、美容養顏，又對頸椎、腰椎有著非常好的保健療效。

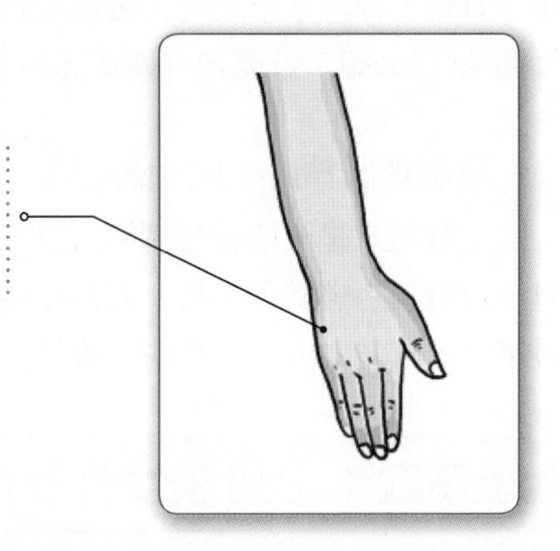

後溪：在手掌尺側，微握拳，當小指本節（第五指掌關節）後的遠側掌橫紋頭赤白肉際。

溫馨提醒

中醫學認為，從大拇指到小指，依次對硬著人體的肺、大腸、心包、三焦、心臟和小腸。工作間的空閒時間，不妨做一做手指保健操，全方位活動一下手指，有疏通經絡、滋養氣血的作用。

陽池穴：體寒女養肝還救美的「密藥」

每逢春寒料峭，或隆冬時節，有些女性就會嘴唇烏紫，臉色發青，容顏憔悴，看上去氣色十分差。尤其是遇到冷風吹過，渾身打哆嗦，走路也聳肩駝背，很不雅觀，全無一點女人應有的曼妙風采。回想一下這些女性平時的表現：辦公室裡別人覺得合適的溫度總讓她直打哆嗦；不喜歡接觸涼的東西，一旦受涼就拉肚子，還會覺得手腳冰涼。在中醫學看來，這類人群大都屬於偏寒體質。

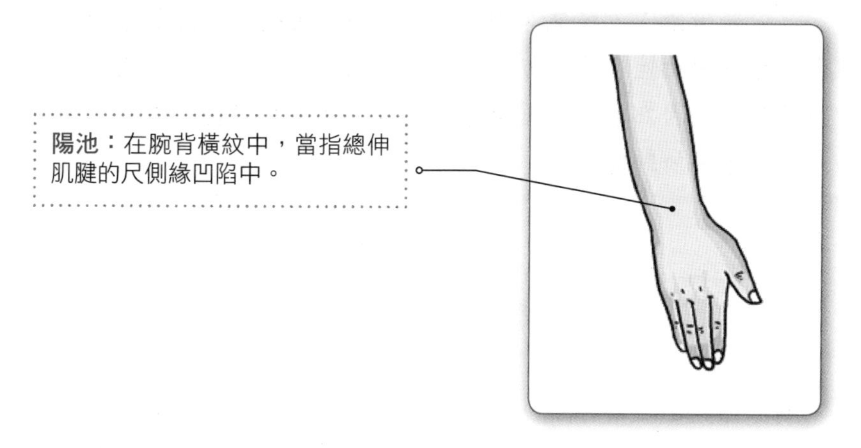

其實，偏寒是一種「閉症」，所謂「閉」，即是不通。大家都知道一個淺顯道理：溫暖夏季流水潺潺，嚴寒冬季滴水成冰，這就是「寒則凝，溫則行」。天氣轉涼或身體受涼等因素的影響，會使肝臟的造血功能受到影響，進而導致腎臟陽氣不足，氣血不足，衛陽不固，不能溫煦肌肉以抵抗外來寒邪的侵襲，因而導致手腳涼、關節疼、頸腰椎疼痛等不適症狀。

覺得手腳發冷時，不妨兩個手背互相摩擦，讓溫暖的生機進入寒體之內，就能使身體擺脫寒涼的糾纏。這是為什麼呢？因為手背上有個穴位叫陽池穴，它是三焦經上的主要穴位，「陽池」這個名字就意味著囤聚太陽的熱量。刺激這個穴位可以恢復三焦經的功能，將熱能

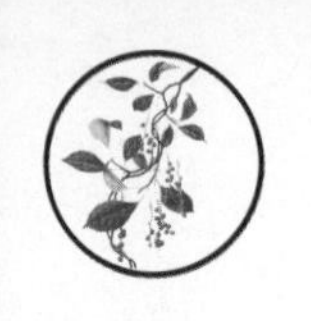

傳達到全身。

尋找陽池穴的方法很簡單，先將手背往上翹，在手腕上會出現幾道皺褶，在靠近手背那一側的皺褶上按壓，在中心處會找到一個壓痛點，這個點就是陽池穴的所在。

刺激陽池穴細節也尤為重要，要慢慢地進行，時間要長，力道要緩。最好是兩手齊用，先以一隻手的中指按壓另一手的陽池穴，再換過來用另一隻手的中指按壓這隻手上的陽池穴。

溫馨提醒

中醫學講：「精氣奪則虛」、「易寒為病者，陽氣素弱」。偏寒體質的女性在養生方面需要注意補充陽氣，飲食上宜選擇偏溫的食物；因為本身體質屬涼性，若再食用寒涼性的食物，則會使其寒證更加嚴重。

湧泉穴：辦公室女性輕鬆緩解負面情緒

有些辦公室女性常加班、熬夜，致使眼睛出現黑眼圈，視力也越來越差，人看起來一點精氣神也沒有，還總是抑制不住心煩意亂，有時候真想找人吵一架。這種狀態就是氣血匱乏的前兆，如果沒有給予重視，會愈演愈烈，頭痛、頭暈、乏力等隨之而來，最後向你亮起健康的警示燈。這裡有一個解除憂患的好方法——反覆推搓湧泉穴，可產生解鬱去火、養肝明目、補腎固元的功效。

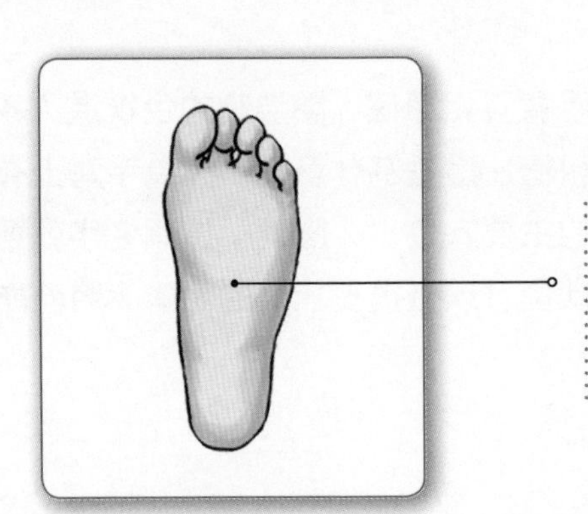

湧泉：在足底部，捲足時足前部凹陷處，約當第2、第3趾趾縫紋頭端與足跟連線的三分之一與後三分之二交點上。

湧泉穴位於足前部凹陷處第2趾、第3趾趾縫紋頭端與足跟連線的前三分之一處，為全身俞穴的最下部。《黃帝內經》中說：「腎出於湧泉，湧泉者足心也。」意思是說：腎經之氣猶如泉源之水，來源於足下，湧出灌溉全身四肢各處。如果人體是一幢大樓，這個穴位就是排汙下水管道的出口，排毒保健效果明顯。

具體操作方法：午飯後的休息時間，坐在自己的辦公桌後，將一條腿放於另一腿的膝上，用拇指、食指和中指把腳趾向上扳蹺，用手掌後側推搓腳上的湧泉穴，並配合呼吸。吸氣時，手向後搓，呼氣時，手向前搓，一吸一呼為1次，時間少時8次，時間多時64次。然後換另一隻腳，方法相同。有辦公桌的遮擋，沒有人會注意到你的美麗小動作的。

如果條件許可，盡可能脫掉鞋襪，走到陽台欄杆那兒，將兩腳心朝向太陽曬20～30分鐘。陽光中的紫外線直射腳心的感覺，就像在足底為自己安裝了一個電按摩器，可以很好地促進全身代謝，加快血液循環，提升內臟器官的活力，使其功能得到充分發揮。

溫馨提醒

工作的時候，最好每隔一段時間就閉目休息一會兒，或極目眺望遠出的風景，使眼睛得到適當的休息。中午吃完飯後，最好閉目休息一會兒，這樣會減輕肝臟的負擔，也可以讓你有更充沛的精力應付下午繁忙的工作。

太沖穴：平息肝火的一劑「良藥」

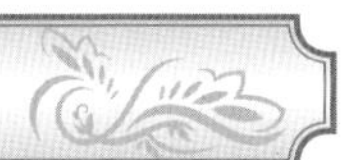

老祖宗流傳下一個平息肝火的「良藥」——太沖穴。

當你生氣動怒無法平息時，可以按揉一下身體上的太沖穴，就能夠平息上升過度的肝氣，使偏旺的肝火下降，達到解鬱散結，又能疏

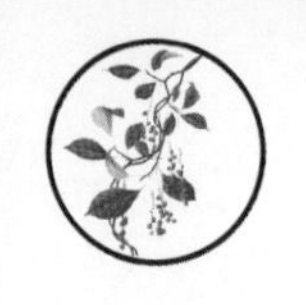

肝健脾的目的。

太沖穴位於人體足背側，第1蹠骨間隙的後方凹陷處。可採用正坐或仰臥的姿勢，以手指沿拇趾、次趾夾縫向上移壓，壓至能感覺到動脈，即是此穴。

太沖：在足背側當第1蹠骨間隙的後方凹陷處

太沖穴是肝經的原穴，原穴的涵義有發源、原動力的意思，也就是說肝臟所表現的個性和功能，都可以從太沖穴找到表現。正因如此，太沖穴成為護肝最好的「良藥」，能在頭昏腦脹時降壓爽氣；能在有氣無力時補足血氣；能在怒髮衝冠時瀉火入眠；能在身體虛寒時增加溫度；能在月經不調時調理周到。每天多揉幾次，一次揉約5分鐘，對護肝有很好的效果。

進行按摩之前，先用熱水泡腳，然後盤腿端坐，用左手拇指按右腳太沖穴，沿骨縫的間隙按壓並前後滑動，做20次，以出現痠脹或者脹痛為準。然後以同樣的方法按壓左腳。按摩該穴的時候，可以結合指關節向下稍稍用力，而且按摩的方向遵循從太沖到行間的路線。持續一段時間，肝氣鬱結的症狀就會慢慢消失。

第四章

藥——中藥補肝護肝法

俗話說：「是藥三分毒」。患了肝病，如何吃藥才能護肝養肝，有哪些宜忌？板藍根、甘草、五味子、何首烏是針對哪些患病人群？讀完這一章，你將豁然開朗。想要美麗，花樣女人還可以從本草益肝開始。

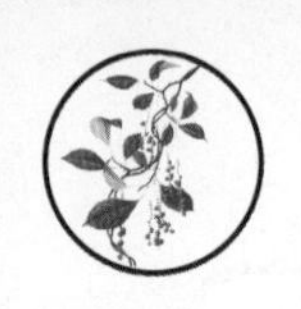

第一節
肝病常用本草速查速用

板藍根：多用於病毒性肝炎

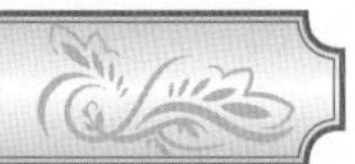

板藍根味苦性寒。可清熱解毒、涼血。臨床用於病毒性肝炎、流行性腮腺炎、急性扁桃腺炎、各種化膿性感染、流感、白喉、流行性腦脊髓膜炎等疾病。研究證實，板藍根抑菌抗病毒效果良好。

甘草：養肝護肝防止肝損傷

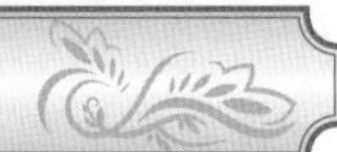

甘草性平味甘，有解毒、祛痰、止痛、解痙以及抗癌等藥理作用。具有補脾益氣、清熱解毒、祛痰止咳、緩急止痛、調和諸藥之功效。用於脾胃虛弱、倦怠乏力、心悸氣短之症狀，甘草製劑和甘草酸對動物多種實驗性肝損傷具有明顯的保護作用。甘草黃酮組分灌胃給藥，能顯著降低CCl_4所致急性肝損傷小鼠血清ALT和乳酸脫氫酶活性升高及肝內丙二醛含量增加，也可抑制乙醇（酒精）引起的小鼠肝臟丙二醛含量的增加和還原性穀胱甘肽的耗竭。

甘草能使肝臟解毒功能加強，使肝細胞內肝糖原蓄積增強，促進肝內物質代謝。甘草本身所具有的解毒作用在與其他藥物配伍時可緩和其他藥物的毒性。

五味子：加強肝臟功能的恢復

五味子具有保護肝臟和促進肝細胞再生、提升肝臟解毒功能及增

強腎上腺皮質功能等作用，從而加快肝臟功能的恢復。

現代醫學研究發現，五味子對肝臟患者血清丙胺酸氨基轉移酶具有明顯的降低作用，其降酶成分存在於乙醇（酒精）提取部分，而不是水溶性部分。肝病患者多服用五味子，可以取得益氣生津、補腎安心、滋陰補虛之療效。

何首烏：適用於肝腎不足而頭暈等

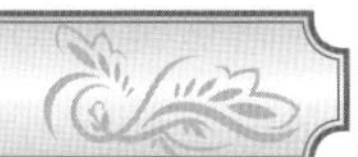

何首烏性微溫，味苦、甘、澀，歸肝、腎經，具有補益精血、潤腸、解毒、截瘧等功效。適用於肝腎不足、精血虧虛之頭暈眼花、瘰癧、瘡毒、久瘧不癒等症。

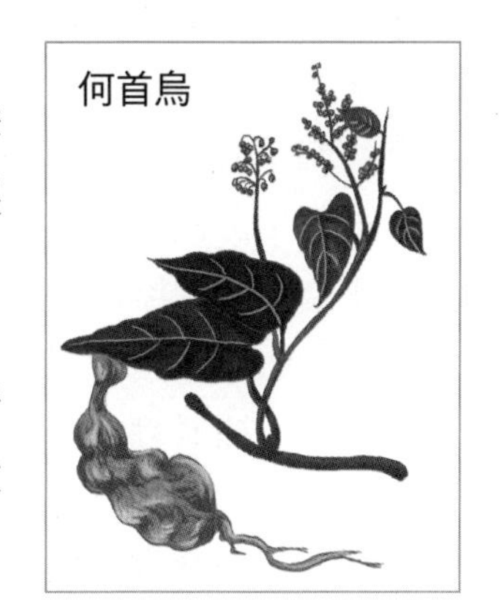

何首烏可以減少膽固醇在腸道的吸收，阻止膽固醇在肝內沉積，阻止類脂質在血清滯留或滲透到動脈內膜，從而防治動脈粥狀硬化，並同時保護肝臟。

白朮：廣泛運用於肝的保護

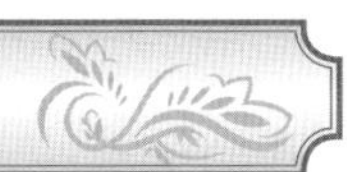

白朮味甘性溫，無毒，治風寒濕痹、死肌，具有止汗、除熱、消食之功效。現代醫學研究發現，白朮有很好地保護肝細胞的作用，對各型肝炎引起的ALT升高均有良好的促降作用，臨床廣泛應用於病毒性肝炎、乙醇（酒精）性肝炎、脂肪肝及藥物性肝損害ALT升高者。且白朮作用較強，適應於肝硬化腹水之脾虛濕盛者，白朮還可以健脾，既能滲濕止瀉，又能和胃消脹，還可以消積導滯，臨床上慢性肝病之納呆、泄瀉、腹脹、肝脾大等皆可用之。白朮有良好地降低血糖的作用，對肝病所致之血糖升高有一定療效。

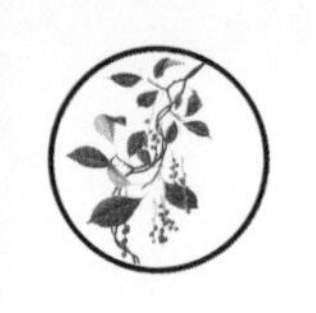

當歸：補血壯體，益氣養肝

長期以來，梁依晨忙於工作、家庭瑣事，很少注意自己的身體調養。30歲出頭的年紀，卻有了血虛的毛病，皮膚也發暗、發黃，看起來比實際年齡大了很多。前幾天大學同學聚會，好姐妹告訴她一個美顏保健的好方法——平時為自己多燉補血湯！還給她一個「當歸補血湯」的方子。回家後，梁依晨買來10克當歸、60克黃耆，加一些雞肉或排骨一起燉煮成粥。幾週過去了，臉發黃、發暗的症狀減輕了許多，整個人臉色紅潤、容光煥發，看起來氣色比以前好多了。

當歸是治療女性疾病的良藥，適用於因血虛引起的臉色暗黃、頭昏眼花、月經不調、閉經、痛經等病症。張仲景就曾用當歸生薑羊肉湯作為藥膳治療過婦女的產後腹痛、身體虛寒、閉經等病症，就拿上文中梁依晨補養所用的「當歸補血湯」來說吧！如果再加入一些黨參、紅棗，補氣養血的功效更強。另外，用當歸與烏雞燉湯，還能有助於消除婦女的黃褐斑、蝴蝶斑等斑點沉澱。

作為中國傳統醫學中的婦科聖藥，很多著名的方劑裡都有當歸，就拿婦產科常用的「四物湯」來說吧！就是由當歸、川芎、白芍和熟地四味中藥組成，其中又以當歸、熟地為主藥。具體作法如下：準備好熟地12克、當歸9克、川芎6克、白芍9克、去皮土雞腿1隻。然後將上述藥材篩選洗淨後，裝入過濾紗袋備用。再放入鍋中，加水覆蓋。以大火水滾，後改小火慢燉，煮至雞肉熟透後起鍋。具有滋補血氣、活血化瘀、改善手腳冰冷等功效，凡女性月經不調、腹臍疼痛、腰痠腿痛等，都可以本方為基礎加減應用。

隨著醫學的發展，近年來醫藥學家研究發現，當歸又有如下新的藥用價值：如抗缺氧作用；調節機體免疫功能、具有抗癌作用；護膚美容作用；抑菌、抗動脈硬化作用。

下面介紹幾則當歸的藥膳作法，供讀者選用。

當歸羊肉湯

【原料】當歸、黃耆、黨參、羊肉、蔥、生薑、料理酒、低納鹽各適量。

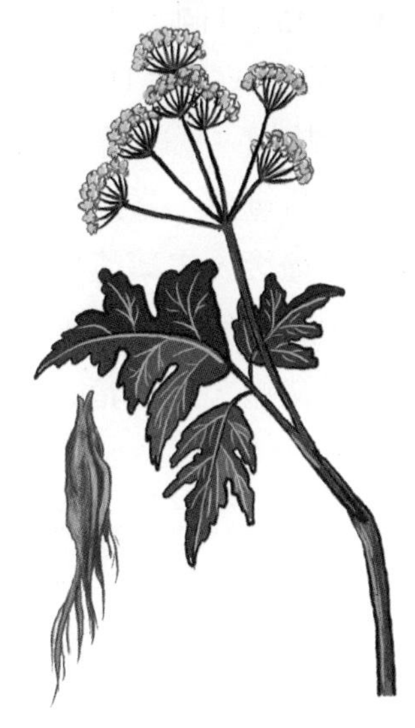

當歸

【作法】將羊肉洗淨，將當歸、黃耆、黨參裝入紗布袋內，紮好口，一同放入鍋內，再加蔥、生薑、低納鹽、料理酒和適量的水，然後將鍋置大火上燒沸，再用小火煨燉，直到羊肉爛熟即成。食用時，吃肉，喝湯。

【功效】適用於血虛及病後氣血不足和各種貧血。

川芎當歸燉山甲

【原料】穿山甲肉、川芎、當歸、料理酒、低納鹽各適量。

【作法】將川芎、當歸洗淨。將穿山甲肉洗淨，切成小塊，放入燉內，加入川芎、當歸、料理酒、低納鹽，置於火上，燉加蓋，用大火煮沸後，改小火燉3小時，即可食用。

【功效】補血活血，祛風止痛。

香酥參歸雞

【原料】子雞1隻，黨參、白朮、當歸、薑、蔥、熟地、紹興酒、花椒、低納鹽、菜油各適量。

【作法】將黨參、白朮、當歸、熟地去淨灰渣，烘乾，製成粉末。子雞宰殺後取出內臟，宰去足爪，洗淨。低納鹽15克、紹興酒15CC，與中藥末調勻，抹在雞身內外，放入蒸碗內，加籠蒸熟透，取出揀去薑、蔥、花椒。炒鍋置大火上，下菜油燒至七分熱，將雞入油鍋炸成金黃色，至皮酥撈出。

【功效】補血活血，補肝益氣。適用於氣血不足所致的頭暈、眼花、產後乳少等症。

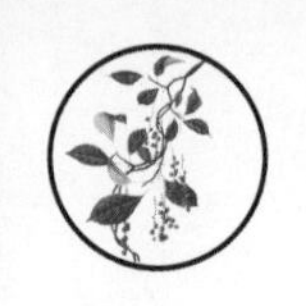

歸參燉母雞

【原料】當歸15克，黨參15克，母雞1隻（約2～3斤），蔥、生薑、料理酒、低納鹽各適量。

【作法】將母雞宰殺後，去毛和內臟，洗淨，將當歸、黨參放入雞腹內，再將雞放進砂鍋，加入蔥、生薑、料理酒、低納鹽、清水各適量，再將砂鍋置大火上燒沸，改用小火煨燉，直到雞肉爛熟即成。

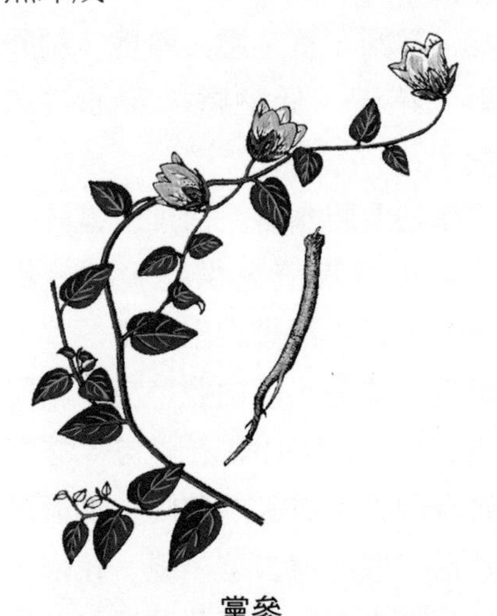

黨參

【功效】補血壯體。適用於肝脾血虛之慢性肝炎和各種貧血。

歸參豬心湯

【原料】豬心1個，當歸15克，黨參20克（或人參10克），生薑、蔥、胡椒、低納鹽各適量。

【作法】將黨參、當歸洗淨入水中煮30分鐘後，去藥渣再加入適量清水，放入豬心和生薑、蔥、胡椒、低納鹽，煮至豬心爛熟，即可食用。

【功效】本方有益氣、養血、補血之功效。適用於心悸怔忡、氣短乏力、貧血及神經衰弱等症。

決明子：清熱平肝，明目益睛

決明子，又叫草決明、還瞳子等。中醫學認為，決明子味苦、甘，性涼，具有清熱明目、潤腸通便、益腎補精的功效，不但對一些慢性眼疾有輔助治療作用，還是日常養眼、護眼的良藥。現代藥理研究也證實，決明子中所含的決明素、維生素A、大黃酸等，都對視神經有良好的保護作用，尤其是對治療白內障、視網膜炎、視神經萎縮、青光眼、眼結膜炎等有較好的療效。因此，決明子在臨床上主要用於眼科疾病。

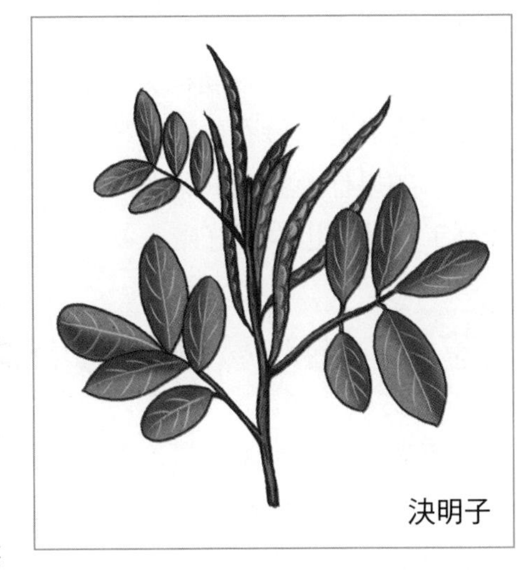
決明子

歷代方書中都可查到決明子丸、決明子散等眼科名方。「案上漫鋪龍樹論，盒中虛撚決明丸。」這是唐代大詩人白居易的詩句，詩中所指治療眼疾的決明丸的主要原料就是決明子。決明子炒黃，泡水，代茶飲用，治視力減退、畏明怕光、夜盲症。決明子加蔓荊子，水煎服，治眼花、視物昏暗。決明子配伍菊花、蔓荊子、木賊，治急性結膜炎、目紅腫痛。決明子水煎，治瞼腺炎。需要提示的是，決明子另有潤腸緩瀉的作用，有瀉下而不傷正之譽，極適於熱結便祕、陰虛腸燥等症患者，所以大便稀溏、易於腹瀉者宜減量服用。

將決明子碾成細末，加入粥內服用，或者是用決明子和菊花一起泡茶可以產生清肝明目的作用，對於肝陽上亢所致的頭痛、眩暈等症有奇效。另外，決明子還可外用，那就是做枕頭。宋代文學家黃庭堅作詩「枕囊代曲肱，甘寢聽芬苾；老眼願力餘，讀書真成癖」，指的就是決明子枕。使用決明子枕有清熱安神、明目助眠的作用。特別提醒一點，決明子的嫩葉可作蔬菜食用，也有明目的功效。宋代的蘇轍曾寫詩讚它：「秋蔬舊採決明花，三嗅馨香每歎嗟。兩寺衲僧並食葉，因君說與故人家。」

現代「電視族」「電腦族」等易引起眼睛疲勞的人群，不妨常喝決明子綠茶飲：決明子、綠茶各5克。將決明子用小火炒至香氣溢出時取出，放涼，再與綠茶一同沖入沸水即可飲服。能夠清熱平肝、降

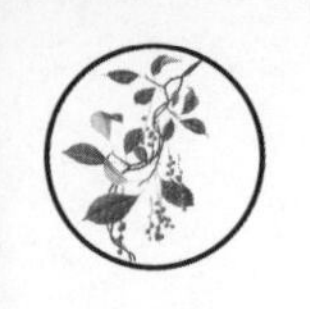

脂降壓、潤腸通便、明目益睛。

此外，當工作時間稍久，不妨站起來在室內來回走上數分鐘，能到樓下漫步走上幾圈更好。事實說明，散步是有效改善精神憂鬱的好方法。如果你能維持每週散步4次，每次30分鐘，對消除眼部疲勞、提高工作品質也大有好處。

芝麻：滋陰養血，護肝益精

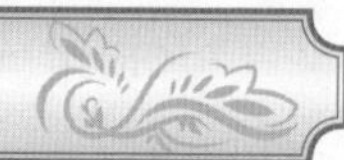

芝麻，也叫脂麻。原產西域，因漢使張騫出塞，從大宛國帶回種子，所以又稱「胡麻」。《抱朴子》中記載有服食胡麻的方法：「用上當胡麻三斗，洗淨甑蒸，令氣遍，日乾，以水淘米沫再蒸，如此九度，以勾兌去皮，簸淨，炒香為末，白蜜或棗糕丸彈子大，每溫酒化下一丸，日三服。」《本草綱目》中記載芝麻能「益氣力，長肌肉，填腦髓，久服，輕身不老，堅筋骨，明耳目，耐饑渴，延年」。常食芝麻可以美髮美容。據《本草綱目》記載，芝麻「能除一切痼疾，一年身面光澤不饑，二年白髮返黑，三年齒落更生，四年水火不能害，五年行及奔，久服長生」，「魯女服胡麻餌術，絕穀八十餘年，甚少壯，日行三百里，走及獐鹿」。可見芝麻美髮美容效用極佳，既可使人皮膚潤澤細膩，青絲如瀑，又能使人肌肉壯滿，腰腳便力。

芝麻為什麼能使白髮變黑呢？中醫學認為：腎，「其華在髮」「髮為血之餘」，肝血、腎精充沛則人體毛髮潤澤，反之則頭髮枯萎脫落，而芝麻具有養血、滋陰、益精的功效，用於「鬚髮早白」之人能使「白髮返黑」。真是不可多得的一劑美容神方！

下面介紹幾款用芝麻製作的方劑：

❶延緩衰老方

芝麻1000克，蜂蜜1000克，茯苓200克，將芝麻在1日內蒸3次曬3次，重複3天即可完成。即九蒸九曬；茯苓洗淨去皮曬乾，共為細末，以蜂蜜煉熟，瓷器密貯備用，每日早晚各服1匙，或蒸蛋、煮蛋、沖開水均可。具有補肝益腎、滋潤五臟、滲濕利水、寧心安神的功效。適用於中老年人食用。據說此方為一代文豪蘇東坡的養生方劑。

❷養血填髓方

黑芝麻50克，蓮子100克。黑芝麻、蓮子泡4小時，豬心或羊心2個，洗淨切塊，慢火共燉，酌加調料當菜吃，用於病後體虛、精血不足引起的頭暈耳鳴、腰膝酸軟、失眠健忘等症。

❸補益脾胃方

發麵500克，芝麻50克，豬油100克，麵粉50克，菜油100CC，蔥100克，鹼2克，鹽5克，糖15克。鹼用溫水化開，兌入發麵，揉至麵糰光滑不黏手，搓成長條，切成10個大小相等的麵糰；將蔥洗淨剁碎，和豬油加鹽攪成餡；取麵粉用菜油拌和成酥油麵後分10份。將麵糰按扁，放上酥油麵，用手稍壓成片，包入餡心後捏緊，擀成圓餅；麵餅 表面刷稀糖水，蘸芝麻後入爐中烤，至其外觀呈蟹黃色，即可食用。麵粉對人體具有補益脾胃之功，且可補心養肝，除煩止渴，實入膚體，厚腸胃，強氣力。鹽、蔥可以調味，增進食欲，共奏美容美髮之功。

覆盆子：補肝明目，養筋活血

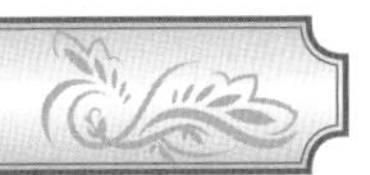

覆盆子是什麼呢？《本草綱目》記載：「其莖、根、葉、子皆可入藥，味甘性平，無毒；益腎固精，補肝明目，縮尿。根：浸酒食用，可養筋活血，消紅退腫；莖葉：煎水，可外用止癢、治凍瘡、治皰；葉搗爛，可敷惡皰。」

《本草經疏》載：「覆盆子強陰健陽、悅澤肌膚、益顏色、養精氣，覆盆子強腎無燥熱之偏，固精無凝澀之害。」古人稱覆盆子為「金玉之品」。

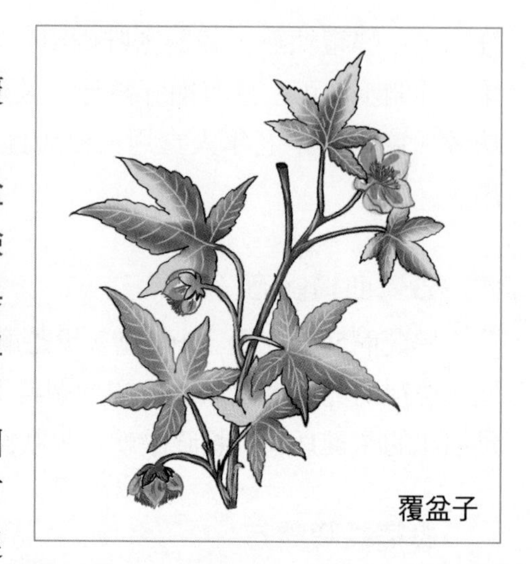
覆盆子

現代醫學研究證實，覆盆子含有鐵和有機酸，能使人臉色紅潤，強化肝臟功能，還具有消除下身水腫，調節女性生理、縮尿的功能。

另外，覆盆子含有一種叫作烯酮素的物質，進入體內可以刺激人體交感神經系統，促進分泌腎上腺激素等，加速能量代謝，促進燃燒脂肪，具有一定的減肥效果。

在古代，婦女常常在生產前的2個月，就開始以覆盆子葉泡茶喝，以調整子宮肌肉的鬆緊度和骨盆的力道，為順利分娩做準備。生產後的婦女，繼續飲用覆盆子葉茶數週，能幫助子宮恢復並促進乳汁分泌。

當咽喉腫痛、咳嗽不適時，用覆盆子葉浸泡於溫水中10～15分鐘，其間可以加入一些糖或者蜂蜜，以此茶湯來漱口能夠緩解疼痛感。

覆盆子根也有藥用價值，能夠治療眼睛模糊看不見東西、冷淚常流不止。

製用方法如下：取根洗搗，澄粉曬乾，和少許蜜糖，點入眼中，每天兩三次自然可消散。百日內易治，久了就難以治療。

薺菜：平肝明目，涼肝止血

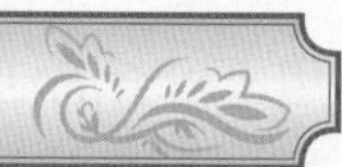

中醫學養生專家認為，薺菜是藥食兩用的「護生菜」。

薺菜，又名香薺、菱角菜、雞心菜、清明菜等，是一種淺綠色開白色小花的草本植物。自古以來，薺菜就是人們非常喜愛的一種野菜。民諺也說：「三月初三，薺菜當靈丹。」很多地方有農曆三月初三吃薺菜煮雞蛋的習俗，有的人還在這天採集大量的薺菜曬乾，留著經常煮水飲用。有性急的甚至在春分薺菜剛吐出嫩葉時就開始採摘當菜吃，說是此菜能治百病，對身體很有益處，稱它為「護生草」。

薺菜不僅是味道鮮美的野菜，更是具有多種功效的中藥。中醫學認為，薺菜味甘性平，可入肝、脾、胃、膀胱經，藥用價值很高，具有涼肝止血、平肝明目、清熱利濕的功效，用於治療痢疾、水腫、淋病、乳糜尿、吐血、便血、崩漏、月經過多、目赤腫痛等。《名醫別錄》載「主利肝氣，和中」；《日用本草》載「涼肝明目」。確實如此，用薺菜、蜜棗各30克水煎服可用於治療內傷吐血；治崩漏及月經過多，可用薺菜、龍牙草各30克水煎服；治尿血，可用鮮薺菜125克水煎；治高血壓，可用薺菜、夏枯草各30克水煎服。

現代醫學研究證實，薺菜中含有大量的胡蘿蔔素、維生素B群和維生素C，鈣、鐵含量也較高。多吃薺菜能預防眼乾症，也可以減輕眼睛乾澀的不適症狀。與春天常見蔬菜相比，薺菜的草酸含量相對較低，所以薺菜中的鈣、鐵等物質相對也更易被人體吸收。

薺菜的烹製方法很多，可藥可食，涼拌、熗炒、湯燉均可，是不可多得的藥食兩用綠色天然佳品。（聽說台北東門市場有人曾經買過薺菜，另可在傳統市場詢問看看。）

人參：改善免疫力，增加肝內物質代謝

人參性微溫，味甘、微苦，歸脾經。有生津止渴、安神益智、補益脾肺、補氣救脫等功效。適用於脾虛少食、肺虛喘咳、津傷口渴、內熱消渴等症。

現代醫學研究發現，人參對高級神經活動有某種特異作用，可

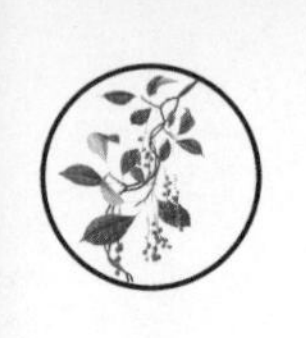

以使神經活動得以改善。人參能促進白鼠肝內膽固醇的合成及高血脂症改善，有促進膽固醇代謝、升高高密度脂蛋白的作用，使高脂動物的膽固醇降低。從肝的脂品質及組織學來看，人參還可抗脂肪肝。

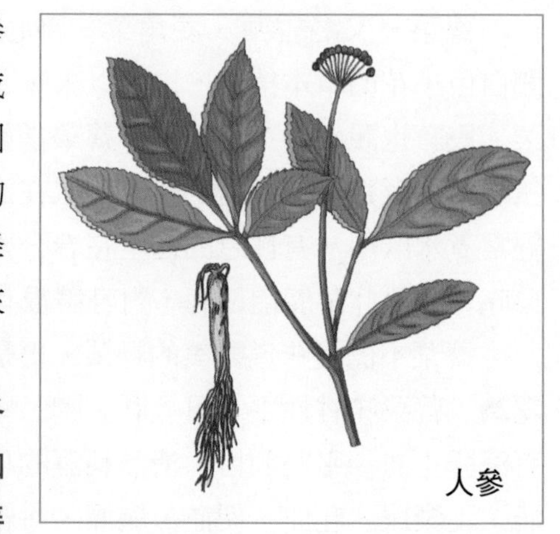

人參

人參還具有增強機體對各種有害刺激的防禦能力，增加肝內的物質代謝，調整及改善機體免疫功能，增強機體抗病能力的功效。

第二節
氣血為本：本草益肝養出花樣女人

玫瑰花：和血平肝，寬胸散鬱

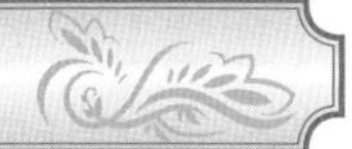

玫瑰花的藥性非常溫和，中醫學認為玫瑰花有很強的行氣活血、化瘀、調和臟腑的作用，能夠溫養人的心肝血脈，紓發體內鬱氣，產生鎮靜、安撫、抗憂鬱的功效。

《食物本草》謂其「主利肺脾、益肝膽，食之芳香甘美，令人神爽」。玫瑰花既能活血散滯、解毒消腫，還能消除因內分泌功能紊亂而引起的面部暗瘡等症，是女人美容養顏、保養身體的佳品。

民間常用蒸餾的方法把玫瑰製成玫瑰露，其氣味芬芳，療效顯著。《本草綱目拾遺》中說：「玫瑰露氣香而味淡，能和血平肝，養胃寬胸散鬱。」《金氏藥貼》中也說：「專治肝氣、胃氣，立效。」玫瑰還可作為茶來飲用，具有調經止痛和軟化心腦血管的功效，還能產生抗憂鬱的作用。如果因為心情不好或是生氣而感到胃痛，就可以用它來疏解。另外，它還能疏解感冒咳嗽，減輕女性生理期的疼痛，養顏美容，增進血液循環，還可以防止便祕。

對於女性來說，泡茶時放幾朵玫瑰花不但賞心悅目，還有順氣功效。持續每天喝玫瑰花茶，可以讓自己的臉色同花瓣一樣變得紅潤起來。具體方法如下：取玫瑰花15克泡水喝，氣虛者可加入紅棗3～5枚，或西洋參9克；腎虛者可加入枸杞15克。泡玫瑰花的時候，可以根據個人的口味，調入冰糖或蜂蜜，以減少玫瑰花的澀味，加強功效。

需要提醒的是，玫瑰花最好不要與茶葉泡在一起喝。因為茶葉中

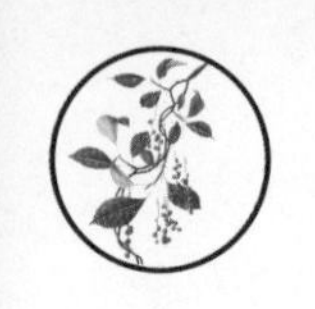

有大量鞣酸，會影響玫瑰花舒肝解鬱的功效。此外，由於玫瑰花活血散瘀的作用比較強，月經量過多的人在經期最好不要飲用。以下推薦幾例中醫方：

玫瑰露

【原料】玫瑰花50克。

【作法】將乾玫瑰花蕾洗淨，放在一邊，分成3次煮；在鍋裡面放500CC水，將一小勺洗淨的玫瑰花放進鍋裡，用小火煮，一直煮到玫瑰花蕾變色，就把它撈起來；然後再放入新的花蕾，煮到變色，再撈起來，就這樣重複進行，一直到鍋裡的水只有一碗，顏色也很深了，即可熄火；將顏色亮麗的玫瑰花露倒入玻璃瓶中，製作過程就算完了。

【功效】滋潤肝臟，亮膚養顏。

玫瑰花粥

【原料】玫瑰花4克，金銀花10克，紅茶、甘草各6克，白米100克，白糖適量。

【作法】先將其上藥煎汁去渣，加入洗淨的白米，同煮成稀粥。調入白糖即可。供早晚餐食，溫熱食。

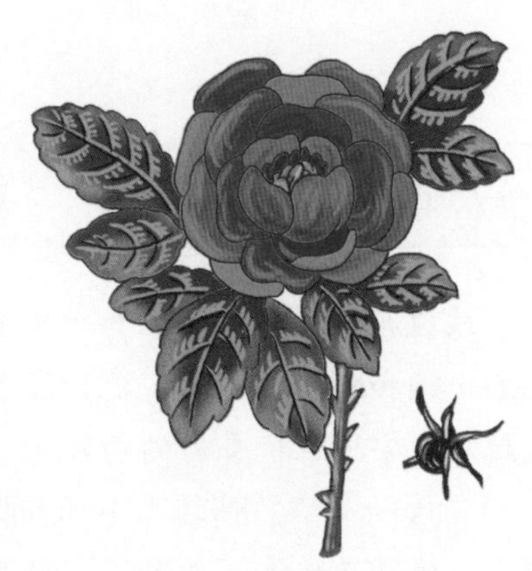

玫瑰花

【功效】清熱解毒，行氣止痛，固腸止瀉。適用於急性、慢性腸炎等症。

玫瑰紅棗粥

【原料】玫瑰花5克，紅棗5枚，米50克。

【作法】將米洗淨。同紅棗煮粥，待熟時調入玫瑰花，再煮沸服食，每日2劑。

【功效】疏肝清熱，解鬱行氣。適用於急性乳腺炎患者食用。

素玫湯

【原料】玫瑰花、素馨花各10克，羊心1個，低納鹽適量。

【作法】將羊心洗淨，煮熟，放低納鹽適量調味，取出切片，另將二藥水煎取汁，送服羊心，每日1劑。

【功效】疏肝解鬱，醒悅神志，適用於肝氣鬱滯、心血不足所致的胸悶、精神憂鬱、心悸等症。

阿膠：潤燥補血，滋陰養肝

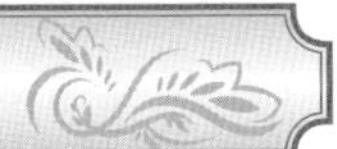

進入30歲門檻的女人，一邊是逐漸逝去的青春與活力，一邊是越來越大的生活壓力，導致許多女性氣血不足，在月經前後，出現面色偏白、頭暈乏力等症狀，還有的女性月經量少且顏色淺，同時還伴有失眠、頭暈等症狀，這些情況一般屬於虛證。人們常說，好女人要有好氣色，好氣色就要補血，這時號稱「女性聖藥」的阿膠就該派上用場了。

阿膠是傳統中成藥，以驢皮為原料熬製而成，有著兩千多年的悠久歷史。中醫學認為，阿膠味甘、性平，入肺則潤燥，入肝則補血，入腎則滋陰填精。對吐血、便血、崩漏、陰虛咳嗽、虛煩不眠、陰虛發熱等都有很好的療效。對於一般人群，服用10克左右的阿膠較適宜。

使用方法如下：可以將阿膠敲打成小塊，越小越好，或者用豆漿機打成粉末狀，將阿膠塊、冰糖、黃酒等一起放入一個金屬容器內，蒸30～45分鐘，大火燒開後，再改小火慢蒸。蒸化的阿膠放涼後會變得黏稠，即可食用；還可以將10克左右的阿膠放在碗裡，加上適宜的清水、黃酒，燉煮20分鐘，化成湯狀，加入紅糖，調勻服用。

氣和血能相互滋生，即氣能生血，血能養氣。因此，補血的同時補氣，才能事半功倍，故而阿膠可與黃耆、黨參等補氣藥同用。將阿膠、黃耆各20克，和紅糖、糯米一起熬粥，也是一道不錯的氣血雙補粥。

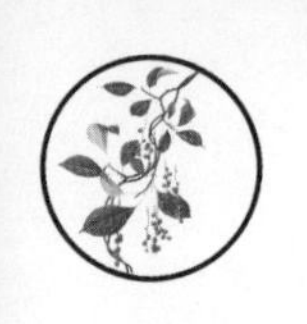

阿膠除了能夠治病保健，還具有護膚養顏的奇效，使用後會使人面色紅潤，肌膚細嫩、有光澤、彈性好，而且有一定的祛斑效果，至今在許多家庭冬季用阿膠再配以冰糖、核桃仁、黑芝麻、桂圓、紅棗等做成稠膏服用，達到以血補血、美容養顏、調養身體的目的。

溫馨提醒

患有感冒、咳嗽、腹瀉等病症或月經來潮時，應停服阿膠，待病癒後或經期結束後再繼續服用。另外，按傳統習慣，服用阿膠其間還需忌口，例如：不食生冷食物、蘿蔔、濃茶等。

第三節
宜與忌，護肝養肝用藥需謹慎

是藥三分毒，服肝藥別太相信自己

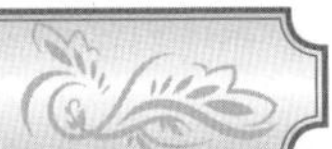

肝病病種複雜多變，沒有醫學常識的患者自己很難做到正確用藥。如果盲目濫用藥物，很可能適得其反，貽誤病情。不在醫生指導下用藥常可能會出現以下問題，並對身體產生一定危害。

❶隨意換藥

很多患有肝病的患者，常因短時間內療效欠佳，就懷疑醫生的水準，於是聽信他人，屢找「江湖醫生」或所謂的祕方、偏方，隨意換藥，這樣患者得不到正規系統的治療，不但會使病情加重，而且很可能因此失去寶貴的治療時機，導致病情惡化。

❷藥量混亂

很多肝病患者長期染病，求癒心切，於是自行加大藥量，以期達到徹底治癒的目的，或在用藥時過分關注藥物的不良反應，自認為小劑量比較安全，因而自行減量。然而，盲目加大藥量常會適得其反，使一病未癒，再生他病；而自行減量非但達不到藥效，反而貽誤病情，甚至產生耐藥性。隨意加減藥量都是不可取的。

❸多藥混用

有些患者以為用藥種類越多就越有效，因此，採用到處撒網的方式，多管齊下，聯合用藥。多種藥物聯合使用，有時的確可以增強療

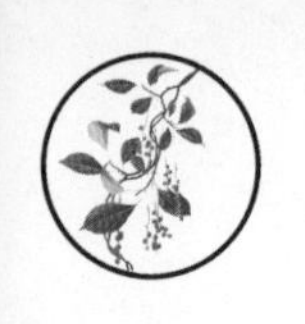

效，但配合不當也會產生拮抗作用，以致降效、失效，甚至產生毒性反應。比如同時使用H_2受體拮抗劑和硫糖鋁，作用不但不疊加，不良反應卻會增多。

❹停藥時間

肝病患者服用某些藥物當停不停會引起毒副作用，而某些需要長期服用的藥物（如激素類）突然停用會導致病情加重，甚至危及生命。

❺時斷時續

定時服藥是為了維持血液中有一定的藥物濃度，但有些人吃吃停停，這樣顯然難以治癒疾病，甚至使病症反覆發作而加重。

另外，認為中藥及中成藥無毒性、補藥有益無害，因此毫無顧忌地服用，這也是很危險的服藥方法。因此，肝病患者一定要在專科醫生指導下正確用藥。

溫馨提醒

肝病的用藥均有一定療程，需要一定的時間才能達到預期效果。

不能症狀有緩解就自行停藥，或者因為效果不明顯，就隨意改用他方，放棄原有的治療方案。另一方面，有些患者擔心治療不徹底容易復發，以為只要長期用藥就可以永絕後患，因而長期服藥，從不間斷，以致藥物在體內蓄積中毒，或者形成二度感染、藥物依賴性等。

姿勢有講究，站著服藥效果更好

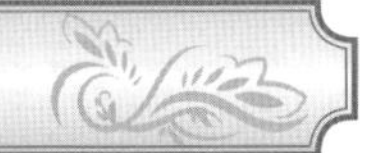

肝病患者在服用藥物時，採用的姿勢也會影響到藥物的療效及身體的健康。

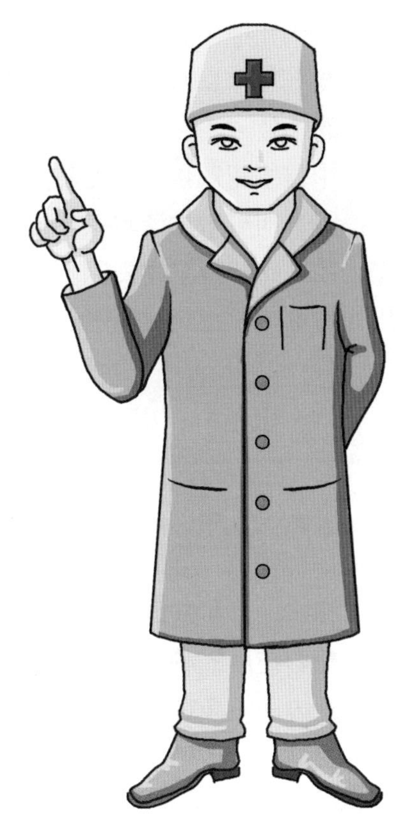

據國內外的醫學家報導證明，躺著服藥片、藥丸，如果送服的水少，只有一半到達胃裡，另一半會在食道中溶化或黏附在食道壁上。這種情況往往會給患者帶來嚴重的後果。有的藥物是鹼性，有的是酸性，有的具有很強的刺激性，倘若在食道壁上溶化或停留時間過長，就可引起食道發炎，甚至發生潰瘍。外國醫生透過X光片觀察，發現躺著服藥，且只喝一口水送服藥物的人，有60%的藥物到不了胃裡，而黏附在食道壁上。而站著服藥的人，用60～100CC的水送服，5秒鐘左右藥就可到達胃裡。

這就充分說明，用站的姿勢服藥比躺著服藥效果要好得多。因此，希望大家在服藥過程中應站著服用，而且在服藥時還要多喝水，服用後不要馬上躺下，最好站立或走動一兩分鐘，以便藥物完全進入胃裡。**並注意，千萬不可以乾吞藥物，因為乾吞容易黏附在食道壁上，甚至會損傷食道黏膜。**

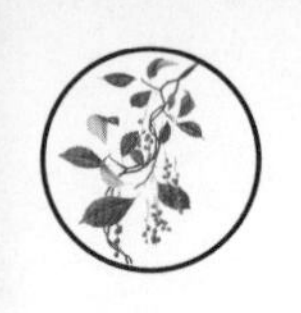

對症用藥，虛寒溫熱水溫各不同

我們知道，服藥須用水送服，西藥通常都用溫開水送服。而中醫學認為，熱水具有助陽氣、行經絡之用，而涼水則具有袪邪調中、下熱氣的功效。

中醫學認為疾病有寒熱之分。熱病者，應用清熱之劑，若用涼開水送服，則可增加清熱藥的效力。反之，若為虛寒之證，應服散寒助陽之品，此時就應用熱開水送服了，因熱開水可助陽氣，抗寒冷。所以通常會向患者交代，用熱開水還是用涼開水服藥。

注意事項，肝病患者安全用藥需知

肝臟是人體內最大的進行藥物生化轉化和代謝的重要器官之一，如果用藥不當，則常會發生肝臟負荷過重，加重對肝臟的損害。因此，肝病患者在選擇用藥時應注意以下幾點：

❶對使用的藥物要充分了解它的不良反應和有效反應。如發生藥物反應，一般多在用藥後1～4週時，多有發熱、皮疹、瘙癢以及外周血常規的改變。如果是辨證運用中草藥而採取的免疫啟動療法，在用藥3個月以後出現皮疹，是清除肝炎病毒的有效反應。

❷針對病情正確用藥。患者應明確自身的變化，正確掌握病情現狀，抓住疾病現階段的特點，對症用藥。

❸肝病患者的用藥宜簡化，用藥種類不宜過多，因為大多數藥物都在肝臟內解毒，而患肝病時，藥物的代謝和清除都受到影響，所以用藥就從簡。

❹在治療肝病併發其他疾病時，不要完全按照一般患者的治療方法和用藥劑量，而要辨證論治，因人而異。

❺用藥後如發現氨基轉移酶增高2倍以上（其他原因除外時），應予以停藥或改用其他藥物。

❻定期復查。要觀察用藥情況和病情變化，出現異常情況要及時處理、調整。

溫馨提醒

許多人認為中藥沒有不良反應，但「是藥三分毒」，部分中藥對肝臟還是有損害的。現在已發現或證實有損肝功能的中藥有：農吉利、黃藥子、蒼耳子、千里光、豬屎豆、四季青、魚膽、苦楝皮、貫眾、鉛丹、砒石、草烏、雷公藤、角菜子、艾葉、有毒蜂窩、紅茴香根皮、薄荷油等。因此，患者不可盲目大量服用中藥。

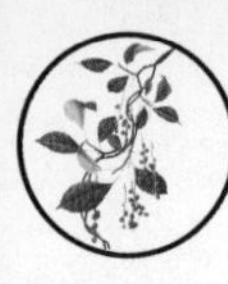

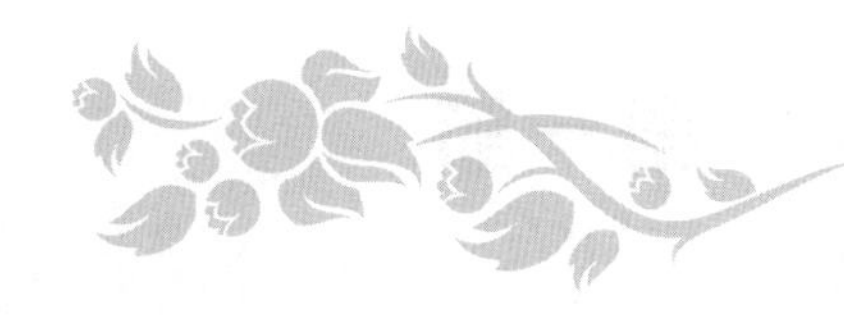

第五章

治——
不同肝病的防護與治療

得了肝病如何辦？疾病不是洪水猛獸，真正懂得養生的人，當身體發出異常信號時，不應討厭它、躲避它、拖延它，而應靜下心來，聽聽身體的語言，好好和它溝通。必要時，看看醫生，讓他們幫你了解身體的狀況。要知道，善於養生的人，應該是活到天年，無疾而終。

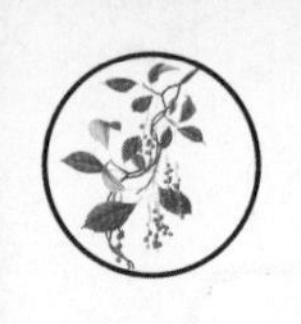

第一節
脂肪肝，肥胖是罪魁禍首

發現趁早，認識脂肪肝的預警信號

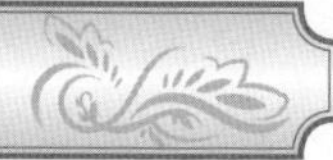

「脂肪肝」是以肝細胞脂肪變性和脂肪堆積為特徵的臨床病理綜合症，是肝纖維化和肝硬化等疾病的過渡階段。

事實上，脂肪變性的肝臟就是一個既不健康又極其脆弱的器官，有脂肪變性的肝臟即使作為供體用於肝移植也很難救活他人的生命。長期研究發現，脂肪肝的發生總會有一些來自身體內部的反應，在此進行一個簡明扼要的歸結。

❶疲倦乏力

中度以上脂肪肝可能有倦怠、易疲勞的表現。

❷食欲不振

食欲不振是脂肪肝常見的症狀之一，如果長時間食欲不振，除了懷疑胃炎以及其他疾病，也應考慮到脂肪肝的可能。

❸噁心、嘔吐、腹脹

輕度脂肪肝若伴有肝功能損害，可伴有噁心、欲嘔、厭油、上腹飽脹等不適。噁心的症狀常常單獨出現。

❹黃疸

脂肪肝出現黃疸的類型常為肝細胞性，該型黃疸常伴有乏力、倦怠、食欲不振等症狀。少數脂肪肝患者會出現輕度黃疸。在肝內脂肪被清除後黃疸即消失。

❺維生素缺乏症

脂肪肝發生時，由於脂肪堆積合併飲食中維生素缺乏，人就易出現多種維生素缺乏症。臨床症狀可見周圍神經炎、舌炎、口角炎、皮膚瘀斑、角化過度等。少數人也可有消化道出血、牙齦出血、鼻出血等。

❻內分泌失調

重度脂肪肝族群中，男性可能有男性乳房異常發育、睾丸萎縮、勃起功能障礙，女性則有月經過多、閉經，患者體重減輕或增加等表現。

❼蜘蛛痣

它是皮膚小動脈末端分枝性擴張所形成的血管痣，形似蜘蛛，故稱蜘蛛痣。經常出現在面、頸、手背、上臂、前胸和肩膀等部位。直徑可從針頭大到數公分以上。檢查時用指尖或棉簽壓迫痣的中心，其呈輻射狀的小血管網即可褪色，去除壓力後又會出現。最常見於急性、慢性肝炎或肝硬化患者，但在一些脂肪肝患者身上也可看到。

需要強調的是，這些蛛絲馬跡並不是脂肪肝所特有的，及早發現這些早期表現不僅對脂肪肝的及早調理意義重大，對於及早發現其他更嚴重的器質性疾病更是大有裨益。如果出現了脂肪肝，也不必過分擔心，只要及早干預，糾正不良的生活方式，就有希望恢復健康。

弄清真相，脂肪肝發生的四大病因

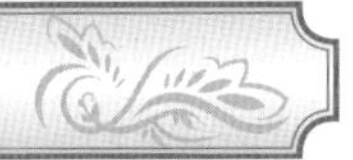

引起脂肪在肝臟內過多蓄積而形成脂肪肝的原因很多，大致上有

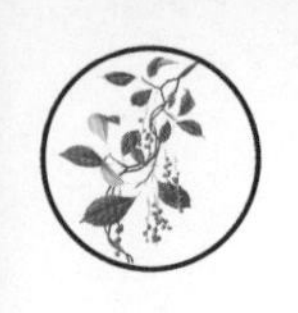

以下幾種：

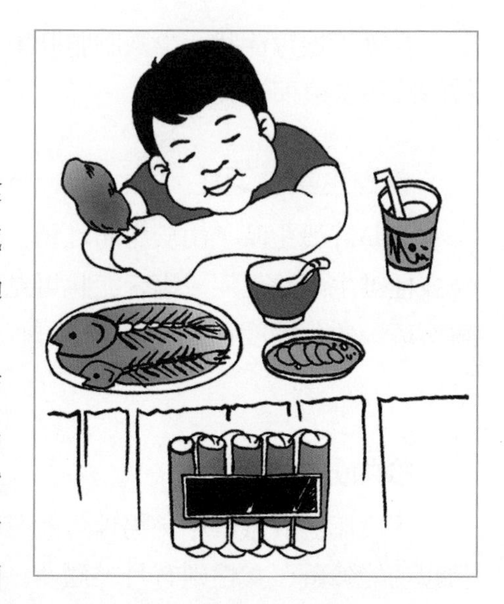

❶營養因素

長期吃大魚大肉、油炸食品以及甜食，會使肝臟脂肪合成過多。當吃的食物中脂肪含量過高時，超過了肝臟處理的限度，使肝臟負擔增大，干擾了對脂肪的代謝，打破了肝臟的輸入輸出平衡，脂肪在肝內堆積，形成脂肪肝。營養不良也會導致脂肪肝。有人或許會奇怪，營養過剩會造成脂肪肝，那營養不良為什麼也會造成脂肪肝呢？其實很簡單，營養過剩屬於原材料太多，而營養不良屬於加工過程中的輔助材料不夠，同樣無法生產出合格的產品。當營養不良時，蛋白質缺乏，而導致極低密度脂蛋白合成減少，這樣會造成肝轉運三酸甘油酯發生障礙，脂肪在肝內堆積，引起脂肪肝。

❷化學因素

導致脂肪肝的化學因素包括藥物（四環素、胺碘酮、甲胺蝶呤、糖皮質激素等）、化學毒物（砷、鉛、苯、黃磷、氯仿、四氯化碳等）、乙醇（酒精）等，嗜酒如命一直是脂肪肝和肝硬化最常見的原因之一。

❸遺傳因素

脂肪肝的發生與肥胖的發生一樣具有先天遺傳性。當然遺傳性並不是指父母有脂肪肝，子女就一定會得脂肪肝，而是流行病學調查發現：有肥胖症、糖尿病、高血脂症和脂肪肝家族史者，其脂肪肝的發病率高於一般人群。遺傳因素也需要在不健康的生活方式和不正常的飲食習慣的基礎上才會發生作用。

❹生物因素

包括病毒和細菌等病原微生物及寄生蟲，這些致病因素主要引起肝細胞變性壞死及炎性細胞浸潤。近來研究發現部分C型肝炎病毒、D型肝炎病毒感染可分別引起大泡性和小泡性肝細胞脂肪變性。肺結核、敗血症等一些慢性細菌感染性疾病，也可因營養不良、缺氧以及細胞毒素損害等因素導致肝細胞脂肪變性。此外各型病毒性肝炎恢復期以及慢性病毒感染均可誘發肥胖性脂肪肝。

無論何種原因，最終的結果都是脂肪在肝臟過量蓄積，影響肝臟正常功能，造成惡性循環從而導致脂肪肝。因此，補充維生素可以從根本上解決脂肪蓄積的困擾。

溫馨提醒

酒＝慢性毒藥

酒是引起脂肪肝的最常見病因，華人的感情似乎是在飯桌和酒席上促進的。長期飲酒導致乙醇（酒精）中毒，對肝內三酸甘油酯的代謝有直接的毒性作用，導致肝內脂肪氧化減少，引起脂肪的大量堆積。慢性嗜酒者近60%會發生脂肪肝，20%～30%最終將發展為肝硬化、肝癌。

預防趁早，脂肪肝不聲不響致百病

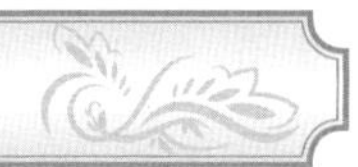

許多脂肪肝朋友往往會發出「脂肪肝不是病，不痛不癢，只不過是一種亞健康狀態，不必治療」這樣的豪言壯語。還有很多人在體檢時發現自己有輕度或中度脂肪肝，認為不過是工作節奏快，平時應酬太多所致，是小事，既不重視也不治療。其實這些作法、想法都大錯

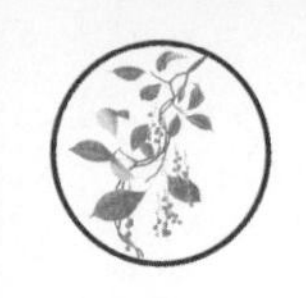

特錯了。有關研究和臨床病例發現，脂肪肝對健康的危害大得令人吃驚。

❶對肝臟本身的危害

脂肪肝是肝臟脂代謝失調的產物，同時又是加重肝臟損傷的致病因素，這是一種互為因果、惡性循環的發展。肝細胞中脂滴增多，使肝細胞脂肪變性。長期的肝細胞變性會導致肝細胞再生障礙和壞死，進而形成肝纖維化、肝硬化。脂肪肝患者中，1.5%～8%可發生肝硬化。一旦發展到肝硬化，就很難逆轉。

❷對心臟的危害

脂肪肝誘發或加重高血壓、冠心病、動脈粥狀硬化。有研究證實，乙醇（酒精）性脂肪肝患者併發高血壓、冠心病，容易導致心肌梗塞，促進動脈粥狀硬化的形成。

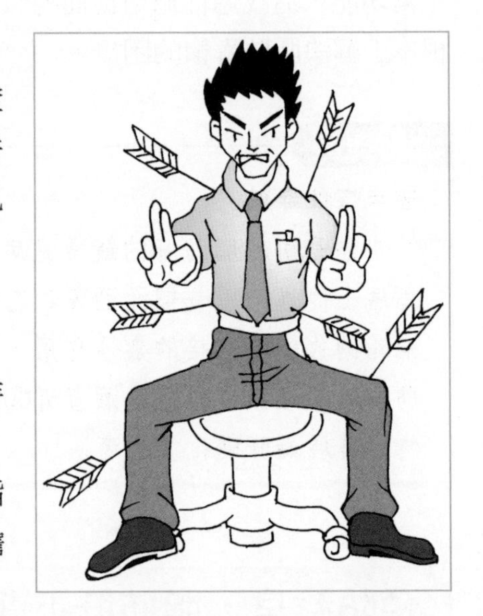

❸對消化系統的危害

脂肪肝患者肝臟功能受損，時間一長就會累及脾、膽、胃、腸、膽囊的功能，臨床研究也證實：脂肪肝患者中20%～30%伴有慢性膽囊炎、膽結石症。

❹對孕婦的危害

妊娠脂肪肝多發生於妊娠後期（36～40週），本病起病急驟、進展迅速、預後極差，終因出血，肝性腦病（肝昏迷），腦水腫，肝、腎衰竭而死亡，死亡率高達80%。

❺易誘發或加重冠心病、高血壓、糖尿病

動脈硬化與冠心病、高血壓的關係十分密切，研究證實，乙醇（酒精）性脂肪肝患者併發高血壓、冠心病，容易導致心肌梗塞而猝死。糖尿病患者中併發脂肪肝的約50%，脂肪肝患者中併發糖尿病的為30%～40%。脂肪肝與糖尿病兩者兼有的話將給治療帶來更大的困難，預後不佳。

❻降低人體免疫功能和解毒功能

脂肪肝患者肝細胞脂肪變性或壞死，使肝臟的免疫功能下降，脂肪肝患者常伴有肝脾腫大。脾臟也是人體重要的免疫器官，脾腫大會造成脾功能亢進，脾功能異常便會抑制細胞免疫的功能，所以脂肪肝患者由於免疫功能降低，抵抗力差，更容易被感染。另外，肝細胞脂肪變性後，解毒功能降低，容易造成內、外毒素在體內的瀦留，對機體造成毒害。

總之，胃、腸、肝、膽都是消化系統的重要器官，機體攝取三大營養素（蛋白、脂肪、醣類）都要經過肝臟的代謝才能被機體所利用。脂肪肝患者肝臟功能受損，時間一長就會累及脾、膽、胃、腸。肝臟有病常影響膽囊的功能，脂肪肝患者中有20%～30%伴有慢性膽囊炎、膽結石症，因此，脂肪肝的早期防治顯得尤為重要。

治療趁早，脂肪肝程度越低治療越容易

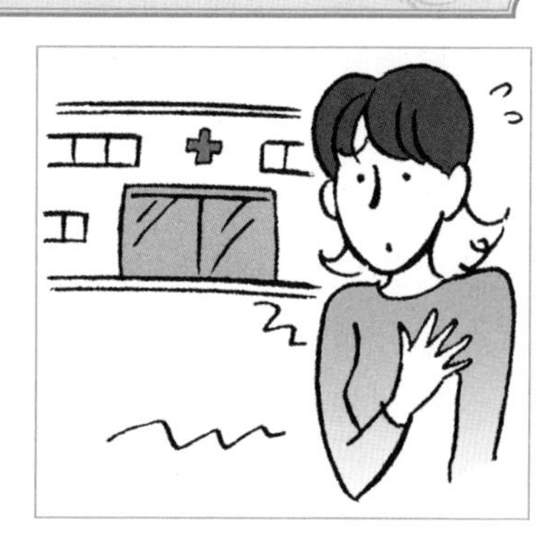

脂肪肝初期大多沒有症狀或症狀不明顯，很容易被人們忽視，因此而錯過最佳的治療時機。因此，一旦發現自己得了脂肪肝應儘早進行治療。脂肪肝初期大多是單純性脂肪肝，如果不予及時治療，可能會逐漸發展成

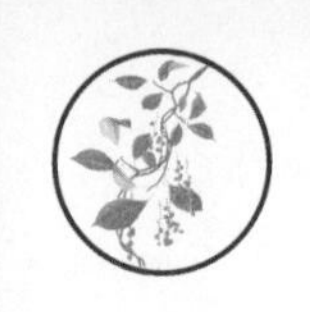

脂肪性肝炎、肝纖維化和肝硬化。還可能引起高血脂症、糖尿病等其他「富貴病」。脂肪肝治療越早，脂肪肝的程度越低，治療起來就越容易。

❶單純性脂肪肝應及早治療

單純性脂肪肝是脂肪肝發生的最初階段。大多數患者是由於不健康的飲食和生活習慣、酗酒、藥物和化學毒物的損傷等，造成肝臟脂肪代謝出現了異常，脂肪開始在肝細胞內堆積。單純性脂肪肝可無臨床表現，容易被患者忽視，部分患者可表現為食欲差、噁心、口臭、疲乏、腹脹、便祕等，透過超音波等檢查可被發現。部分患者可伴有高血壓、高血脂症、糖尿病、冠心病、腦血管疾病等，應引起注意，必要時需同時進行治療。單純性脂肪肝階段肝功能一般完全正常。這是脂肪肝防治的最佳階段，同時也是最容易被忽視的危險階段，如能及早發現，及時治療，可以完全恢復正常。

溫馨提醒

改變不良生活習慣是治療的根本。這個時期的脂肪肝患者大多可以透過減肥、戒酒、控制脂肪攝入、避免有害物質曝露等途徑減輕肝臟負擔，讓肝臟完全恢復正常。

如果透過超音波或者肝穿刺檢查認為脂肪肝狀況嚴重時，可以輔以藥物治療，如補充肝臟代謝所需的維生素C、維生素E，口服多烯磷脂醯膽鹼、水飛薊、雙環醇等保護肝細胞膜的藥物等。如果以患者的體重指數、血壓、腰圍、血糖、血脂等指標來判斷，屬於代謝綜合症或代謝綜合症高危險群，那麼還應該及時服用二甲雙胍等藥物增加人體對胰島素的敏感性，緩解胰島細胞的「工作壓力」，延緩或消除代謝綜合症的發生。

在單純性脂肪肝的綜合治療中，保肝藥物是一種輔助治療措施，是一個短期的強化行為；而需要患者長期高度重視和調整的是患者的飲食、運動和不良行為的修正。這些非藥物治療措施需要貫徹終生，否則脂肪肝就是治好了也會復發。

❷脂肪型肝炎治療後多數可恢復

脂肪型肝炎是單純性脂肪肝沒有得到良好的控制，肝細胞脂肪堆積進一步增多，致使一部分肝細胞開始被破壞、肝功能受到影響、氨基轉移酶開始升高的階段。尤其是乙醇（酒精）性脂肪肝，如果長期飲酒最容易導致脂肪型肝炎。此時可以出現肝炎的症狀，比較容易發現。

在這一階段，基礎治療與單純性脂肪肝大致相同，糾正不良的飲食和生活習慣仍十分重要。除此之外，保肝藥物輔助治療很重要。儘管脂肪型肝炎經過正確規範的治療基本上也能夠恢復正常，但比起單純性脂肪肝的治療要困難得多，可能需要半年甚至更長時間的治療，而且年齡越大、身體基礎越差，恢復得越慢。

在脂肪肝早期，積極地改變不良生活飲食習慣，多注意運動，往往可以很快地恢復健康，在沒有併發其他疾病的情況下，一般不需要服用任何藥物。

早期治療脂肪肝不但簡單易行，還避免了脂肪肝可能引起的一系列疾病。因此，脂肪肝治療越早越好。

把握治療脂肪肝的五大基本原則

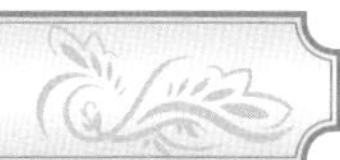

脂肪肝的治療應遵循以下原則：

❶控制原發病

如果是單純性肥胖，則應減肥；若患有糖尿病，則必須控制血糖到正常範圍；如果是乙醇（酒精）性脂肪肝則必須戒酒；藥物性脂肪肝需立即停藥；倘若是高血脂症，則要調整血脂到正常值。

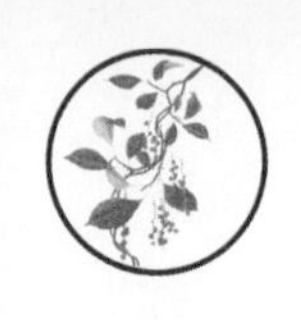

❷飲食調理

飲食調理是大多數慢性脂肪肝患者保健治療的基本方法，也是預防和控制脂肪肝進展的重要措施。要做好這一點，首先要糾正不良飲食習慣，包括過量進食零食，特別是習慣吃消夜，應避免過分追求高熱量、調味過濃的食物等。

❸運動治療

運動減肥治療法是針對脂肪肝的特點，選擇不同的運動鍛鍊方式或增加體能運動量來防病治病，是整個脂肪肝綜合治療的重要組成部分。肥胖者運動比單純節食更重要，因為運動主要是除去腹部內臟脂肪，並降低三酸甘油酯及低密度脂蛋白，升高高密度脂蛋白，改善葡萄糖耐量及使血壓下降。糖尿病、肥胖、高血脂症等患者，應在醫生指導下完成中等量運動。

❹行為治療法

行為治療法是指讓患者改掉一些不良的生活習慣及嗜好，重建健康的生活及行為方式。無節制地過量飲食、睡前吃東西、吃了就睡、大量飲酒、濫用藥物等，都與脂肪肝為主疾病的發生、發展密切相關，必須加以矯正。行為治療已成為脂肪肝綜合治療的重要措施之一。

❺藥物治療

主要有調脂藥與護肝去脂藥。調血脂治療對原發性高血脂症患者有降低血脂和防治脂肪肝的作用，但許多調血脂藥可能驅使血脂更集中於肝臟進行代謝，反而促使脂質儲積並損害肝功能，因此要在醫生指導下使用。

脂肪肝，個性化治療延年益壽

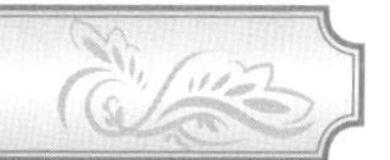

隨著人們飲食結構和生活方式的改變，脂肪肝已成為繼高血壓、心腦血管疾病、糖尿病之後的又一「富貴病」，也是日常體檢中最常發現的病種之一。而且如果長期得不到有效治療，還可能導致肝硬化甚至肝癌，其危害性不亞於B型肝炎。

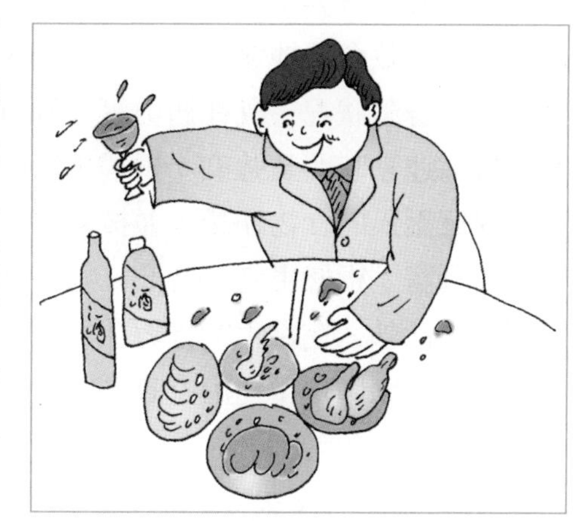

有資料顯示，15%的脂肪肝患者會從單純性脂肪肝轉變為肝硬化，有3%的患者會發展為肝衰竭，脂肪性肝病可使50歲以下的患者壽命縮短4年，50歲以上的患者壽命縮短10年。

肝病專家認為，長期大量的肝細胞內脂肪堆積，會使機體的脂類代謝、運轉發生障礙，導致能量代謝紊亂，使機體免疫功能大大下降。如果大量脂肪長期在肝內蓄積，肝臟血液供應、氧氣供應及自身代謝將受到持續影響，會造成肝細胞大量腫脹、炎症浸潤及壞死，並逐步發展成肝纖維化，甚至肝硬化。有資料顯示，30%的乙醇（酒精）性脂肪肝會發展為肝纖維化、肝硬化。非乙醇（酒精）性脂肪肝發生肝硬化的機率較低，發展進程相對較慢，1.5%～8%的患者可進展為肝硬化甚至肝癌。

有些患者雖然知道脂肪肝的危害，也知道要積極治療，但卻採取了不正確的飲食、運動方法，結果反而使病情加重。飲食、運動是治療脂肪肝的重要環節，如患者應減少食物攝入總量，少吃高脂肪、高熱量食物，增加粗糧、蔬菜、水果的攝入，加強有氧運動等。但如果節食、運動和減肥過度，不僅難以達到目的，反而還會影響肝臟脂

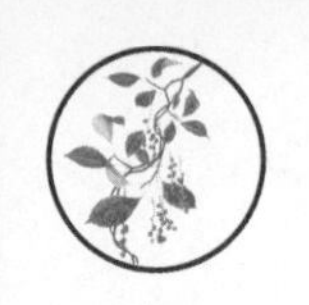

代謝，使病情加重，一些有高血壓、冠心病的患者還容易因此出現危險。

脂肪肝治療非常強調個體化。飲食、運動、藥物是治療的三個環節，如何有效合理地運用，要因人因病而異，一人一方。例如依據患者病情、身體狀況、既往病史等，制訂合理的運動方案，量化每週運動次數、運動時間及強度；根據患者的年齡、身高、體重等，計算出其每日應攝入的食物總量，並按營養搭配原則分配到三餐，制訂具體的健康食譜；根據患者超音波、氨基轉移酶等檢查指標，制訂藥物治療對策。此外，在醫生的指導下，依據病情，及時調整治療方案，並認真執行，以切實達到治療效果。

脂肪肝常用本草單藥及中成藥

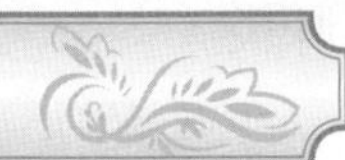

脂肪肝是因肝臟脂肪堆積過多而造成的，透過飲食、運動和藥物輔助治療會有比較好的逆轉性。下面幾種常見的中藥，對防治脂肪肝有較好療效。

一、本草單藥

❶枸杞：味甘，性平。中醫學認為其能補肝陰、養肝血、益精明目。現代藥理研究證實：枸杞能降血糖，抑制脂肪在肝細胞內沉積，促進肝細胞新生，並有降壓功效。每次10～15克，可用以煮粥、製作菜餚，亦可沖泡代茶常飲。

❷山楂：性溫，味酸、甘。李時珍在《本草綱目》中說：其「化飲食，消肉積……消滯血脹痛」。現代藥理研究證實，山楂能增強心肌收縮力，增加心輸出

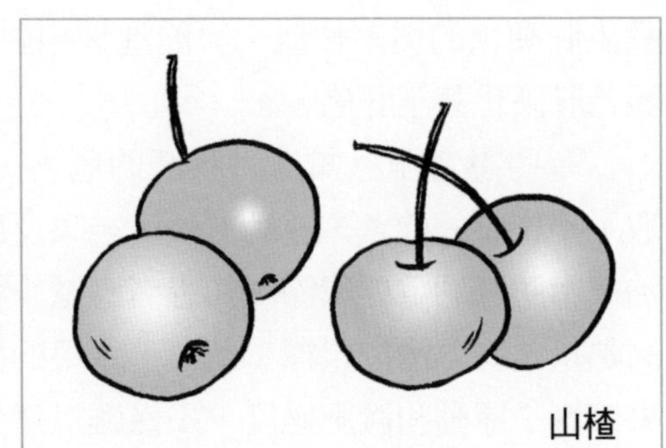
山楂

量，減慢心率，擴張冠狀血管，具有降血壓、降血脂等作用。可食用山楂果、山楂糕，每次10克左右，每日2次，飯後服。

❸**制首烏**：性溫，味甘、苦。制首烏即加工製熟的何首烏。中醫學認為制首烏是一味補益強身、延年益壽的良藥。現代藥理研究證實，何首烏具有降血脂、降血糖、軟化血管和降血壓的功效。用法：每次10～15克，煎湯服，每日1～2次。

❹**決明子**：性微寒，味甘、苦。決明子又名草決明，炒熟用，具有清肝明目、養陰清熱、潤腸通便的功效。現代藥理研究證實，決明子水浸劑和乙醇（酒精）浸劑有降血壓、降血脂和通便的作用。用法：每次10克，泡水代茶飲。可常年飲用，尤以夏季為宜。

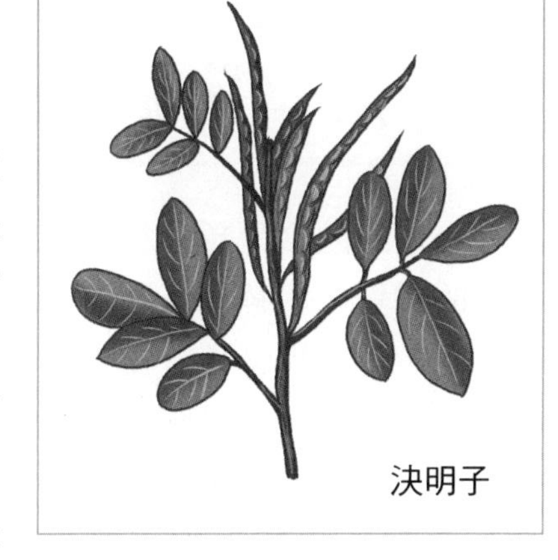
決明子

❺**大黃**：性寒，味苦。大黃是一味瀉下通便、清熱解毒的良藥，一般都用於急性熱病之大便祕結。現代藥理研究發現，其除有瀉下通便作用外，還有降血壓、降膽固醇作用。小量常服，對肥胖病、高血壓、冠心病、高血脂症患者，均有良好的作用。選上好大黃，研成細末，裝入膠囊。每次2粒，每日2次，飯後服。服後若見便稀量多，應停服或減少用量。

二、中成藥

❶**疏肝調氣丸**：兩脇脹滿、胸部煩悶、嘔吐噁心、氣逆不順者，可選服疏肝調氣丸，每次6克，每日1～2次。

❷**疏肝和胃丸**：兩脇脹滿、食欲不振、打嗝嘔吐、胃脘疼痛者，可服用疏肝和胃丸，大蜜丸每次2丸，小蜜丸每次9克，每日2次。

❸**柴胡疏肝丸**：口服柴胡舒肝丸，每次1丸，每日2次，可疏肝理氣、消腫鎮痛，用於肝氣不疏、肝氣鬱結、胸脇痞悶、食滯不清、嘔

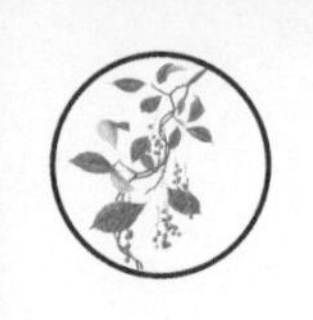

吐酸水等症的治療，若出現舌紅少苔、口燥咽乾、心煩失眠等陰虛證時應及時停藥。

❹**烏雞白鳳丸**：遷延性肝炎可選用烏雞白鳳丸，每次1丸，每日2次。

另外，許多中草藥具有降血脂的作用，如何首烏、丹參、澤瀉、川芎、決明子、山楂等。處方藥應在醫生指導下使用，不良反應詳見藥品說明書，在此不再復述。

飲食養肝，患者調養九項要注意

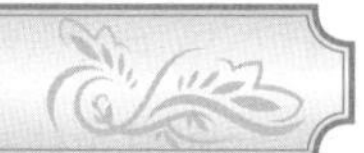

合理的飲食是預防和治療脂肪肝的關鍵。應控制高脂肪、高醣飲食，對於病毒性肝炎患者，在適度的狀況下，供應足量的糖類（碳水化合物），對肝臟的代謝及肝細胞的再生修復是有利的。因此，脂肪肝患者的飲食應注意以下幾點：

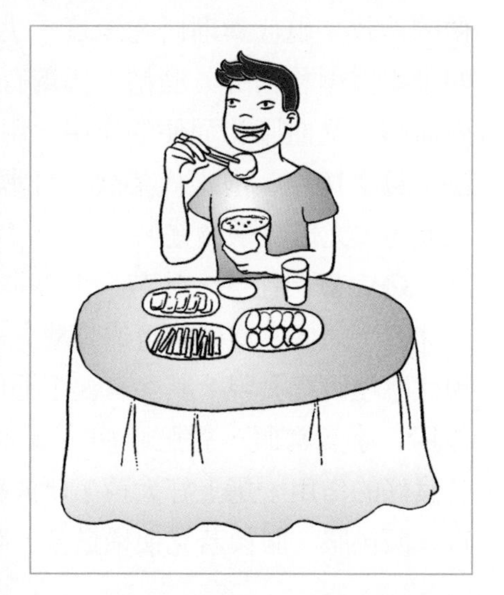

❶適當控制熱量攝入量。糖類、蛋白質和脂肪為食物中的能量來源，其需要量要根據患者年齡、性別、體重和工作程度而定。能量攝入不足，就無法維持兒童、青少年正常的生長發育及維持成年人的正常體力和生理功能，而攝入過高能量會使患者體重增加，脂肪合成增多，加速肝細胞脂肪變性。因此，適當控制每日能量的攝入量，對治療脂肪肝十分重要。

❷限制脂肪和醣類（碳水化合物）攝入，按標準體重計算，每公斤體重每日可給脂肪0.5～0.8克，宜選用植物油或含長鏈不飽和脂肪

酸的食物，如魚類等；醣類（碳水化合物）每日每公斤體重可給2～4克，食用糖的攝入不宜過多。

❸高蛋白飲食，每日每公斤體重可給1.2～1.5克，高蛋白可保護肝細胞，並能促進肝細胞的修復與再生。蛋白質中許多胺基酸有抗脂肪肝作用。高蛋白提供膽鹼、甲硫胺酸等抗脂肪因子，使肝內脂肪結合成脂蛋白，有利於將其順利運出肝臟，防止肝內脂肪浸潤。

❹保持新鮮蔬菜的食用量，尤其是綠葉蔬菜攝取，以滿足機體對維生素的需要。但含糖多的蔬菜及水果不可進食過多。

❺限制低納鹽，每日以6克為宜。

❻適量飲水，以促進機體代謝及代謝廢物的排泄。

❼多吃些含有甲硫胺酸的食物，如芝麻、油菜、菠菜、小米、蕎麥麵、菜花、甜菜頭、乾貝、淡菜（孔雀蛤）、蝦米等食品，有利於促進體內磷脂合成，協助肝細胞內脂肪的轉變。

❽忌辛辣和刺激性食物，如洋蔥、蒜、薑、辣椒、胡椒、咖哩和酒類等，少用肉湯、雞湯、魚湯等含氮浸出物高的食物。

❾注意滋補。肝癌術後患者多因傷及氣血而致全身乏力、四肢痠軟、納差自汗，應以益氣養血為主。可食用鯽魚湯、烏骨雞湯、人參茶、桂圓、銀耳等，忌食堅硬生冷食物。**肝癌晚期患者多處於全身衰竭狀態，進食困難，應以扶正為主，除增加營養外，宜常用西洋參或白人參泡水飲用以增強各臟器功能。**

運動護肝，先藥後動是鐵律

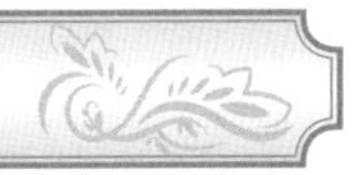

肝病專家認為，固定持續從事適當運動可增加能量消耗，促進堆積在皮下和肝臟等臟器的脂肪分解，對改善身體代謝能力，降低血壓和血糖、調節血脂、減輕體重具有重要作用，是脂肪肝治療不可缺少的重要一環。對於肝功能正常的脂肪肝患者，必須保持運動。對於肝功能異常者，肝功能異常不嚴重時也應維持正常運動，但運動量不宜

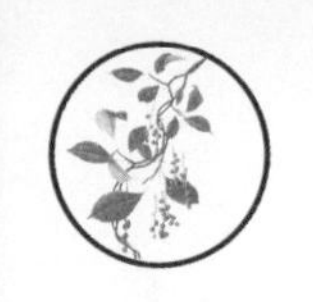

大；而肝功能異常嚴重時，暫不宜運動，應先用藥物保肝治療，待肝功能恢復正常後再運動。

脂肪肝患者以有氧運動為宜，應根據病情、肥胖程度、年齡等選擇運動形式，如中快速步行、慢跑、騎自行車、打羽毛球、踢毽子、拍皮球、跳舞、做健身操、跳繩、游泳、打太極拳等都是不錯的有氧運動。運動要循序漸進，應有10～15日的準備階段，此間可做一些輕便運動，調整機體功能，待身體逐漸適應後，再有步驟地加大運動量，可選擇一些以中、強度肌肉鍛鍊和較長時間耐力鍛鍊為主的運動項目。運動時心率至少應維持在每分鐘100次以上，每次運動時間在20～60分鐘為宜。運動後有輕度疲勞感，但精神狀態良好、體力充沛、睡眠好、食欲佳，說明運動量是適合的，每週運動次數不應少於3次。

溫馨提醒

脂肪肝的運動治療貴在長期堅持，患者應選擇自己有興趣並能長期持續的運動形式。只要有毅力、有信心，持續進行適量運動，同時注意飲食調節，必要時輔以藥物治療就一定能收到令人滿意的療效。

脂肪肝患者謹守合理「減肥」

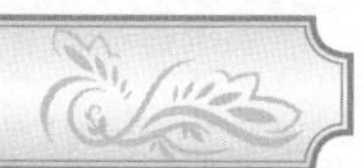

脂肪肝常被人們稱作「富貴病」，這是因為很多脂肪肝是由肥胖症引起的。很多肥胖性脂肪肝患者一旦知道自己得了脂肪肝，就亂了方寸，認為只要減肥，拚命節食，身體變瘦了，脂肪肝自然能夠治癒；這種想法其實是錯誤的。患了脂肪肝之後，確實需要減少體內堆積的脂肪，但是盲目節食並非是治療脂肪肝的良策，它不但不利於脂肪肝的治療，而且還會損害患者健康。

一、盲目減肥的危害

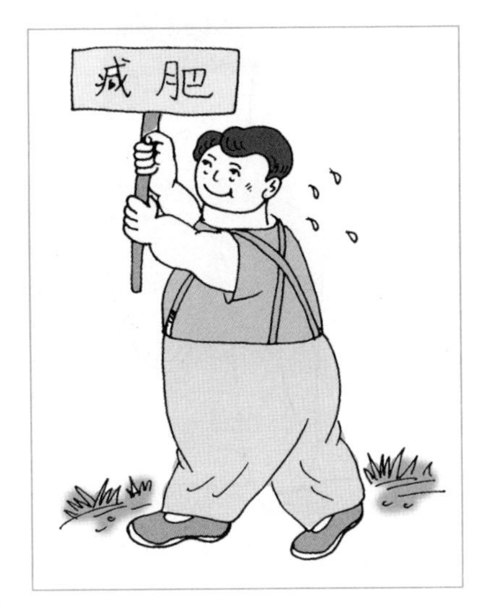

❶**盲目減肥會加重脂肪肝**。很多人盲目使用節食的方法來減肥，這樣就打亂了體內的營養平衡。人們攝入的蛋白質減少，影響肝細胞的合成，抑制肝細胞的恢復和再生，進而使肝臟受到損害。盲目節食時，人們就會時常產生饑餓感，當人們感覺饑餓時，體內的血糖濃度就會降低，造成熱量供給短缺。為了維持熱量供給平衡，人體就會釋放大量的脂肪酸，隨著脂肪酸釋放的增加，血液中脂肪酸的濃度升高，這樣，肝臟中的脂肪酸濃度也會增加，脂肪在肝臟內大量堆積，肝臟負擔增加，無法正常分解脂肪，導致脂肪肝出現。

❷**盲目減肥會導致患者營養缺乏**。盲目節食，脂肪肝所食用的主食、蔬菜、水果等都會減少，人體無法獲得充足的蛋白質、無機鹽、維生素等營養成分，導致患者營養不良、免疫力下降，這也會影響脂肪肝的治療。

二、選擇正確的應對措施

如果患了脂肪肝，不要驚慌失措，應該及時向醫生諮詢，在醫生的指導下調整飲食，採取正確的飲食方式；另外，在日常生活中，可以透過運動等方式減少體內的脂肪。

合理膳食走出脂肪肝減肥盲點

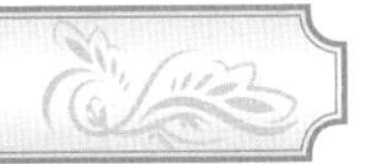

脂肪肝是一種「富貴病」，但營養不良也會導致脂肪肝。

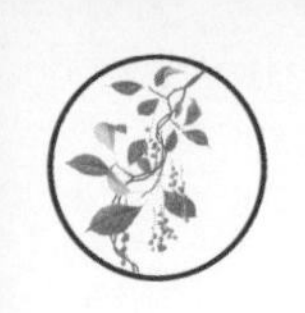

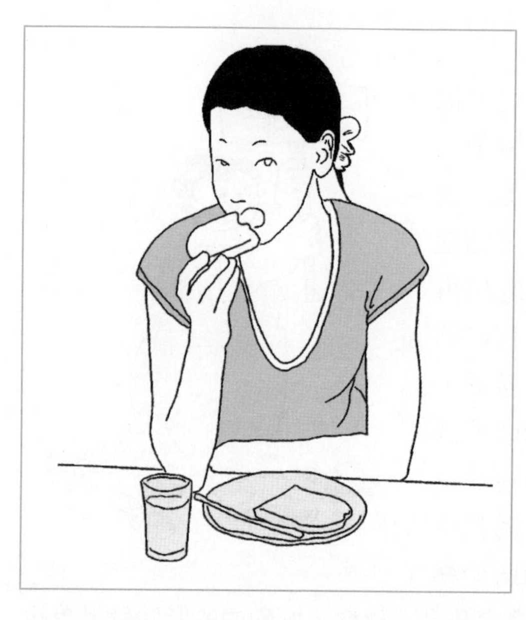

肝病專家指出，不要以為營養過剩、脂肪過多才會得脂肪肝，營養不良、減肥過度或減肥過快也會患上脂肪肝。時下，有許多年輕女性過度追求苗條，吃很少的主食甚至不吃主食，而是用水果或所謂的營養餐代替一日三餐，導致機體嚴重的營養不良，蛋白質和熱量嚴重不足。人體的蛋白質不足，脂肪用的載脂蛋白也會嚴重不足，就會導致蛋白質、胺基酸以及脂肪酸的代謝出現紊亂，肝臟的代謝受到影響，肝細胞營養不良，脂肪變性，在肝細胞裡出現一些脂肪泡，從而使肝臟腫大，這樣持續發展，就可能出現肝的纖維化，甚至肝硬化，肝臟功能逐步喪失。

據研究發現，人體處於長期饑餓狀態時，機體無法獲得必需的葡萄糖等能量物質及各種脂肪燃燒時所需要的氧化酶類。為了彌補體內葡萄糖的不足，機體就會將身體其他部位儲存的脂肪、蛋白質動用起來轉化為葡萄糖。這些脂肪、蛋白質都將透過肝臟這一「中轉站」轉化為熱量。於是大量脂肪進入肝臟，加上機體又缺少脂代謝時必要的酶類和維生素，導致脂肪在肝臟滯留，造成脂肪肝。

因此，糾正不良的飲食習慣，合理地吸取膳食營養是改變營養不良、預防脂肪肝的關鍵。

阻止肝臟發福的十五個自療妙招

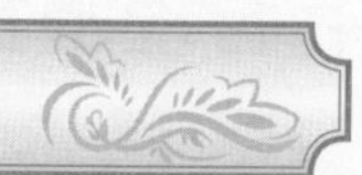

脂肪肝治療的關鍵是減輕體重，重點在控制飲食，同時要加強體

能鍛鍊，經常進行戶外活動。以下介紹的十五項措施，在脂肪肝的自療自養中是非常重要的：

❶每日食用新鮮綠色蔬菜500克。

❷每日吃的雞蛋黃不超過2個。

❸每日攝入的鹽量以5～6克為限。

❹吃水果後要減少主食的食量，如吃一個大蘋果，就應該減少主食50克。

❺山藥、紅薯、芋頭、馬鈴薯等，要與主食米、麵粉調換吃，總量應限制。

❻蔥、蒜、薑、辣椒等「四辣」可吃，但不宜多食。

❼經常吃魚、蝦等海產品。

❽常吃少油的豆製品和麵筋。

❾選用脫脂牛奶或優酪乳；不吃巧克力。

❿忌食煎炸食品及動物油；植物油的總量也不宜超過20克。

⓫不吃動物內臟、雞皮、肥肉及魚子、蟹黃。

⓬降脂的食品有：燕麥、小米等粗糧，黑芝麻、黑木耳、海帶、髮菜以及菜花等綠色新鮮蔬菜。

⓭晚飯應少吃，臨睡前切忌加餐。

⓮每日用山楂30克、決明子15克，加水1000CC代茶飲。

⓯如果脂肪肝引起肝功能異常，或者氨基轉移酶升高，應在醫生指導下服用降脂藥、降酶藥物和魚油類保健品，但不宜過多服用。

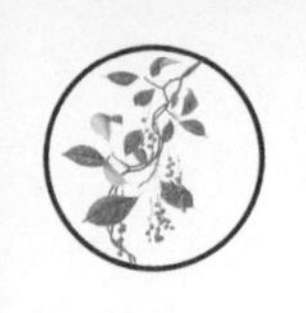

第二節
酒精肝，摒棄有害生活方式是關鍵

酒精性肝病多無明顯症狀

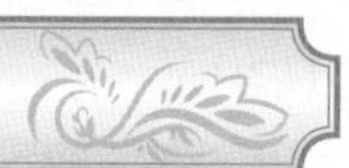

酒精性肝病多數無明顯症狀。曾有一組肝活檢顯示，有酒精性肝病者，僅11%出現肝臟症狀，35%有胃腸道症狀，而嚴重肝損傷可以不顯示任何症狀。患者常以其他系統的臨床症狀（如消化系統的慢性胃炎、慢性胰腺炎、周圍神經炎等）就診。體檢有可能完全正常，也可能發現有肝大、黃疸、腹水、蜘蛛痣等。

酒精性肝病發生的原因

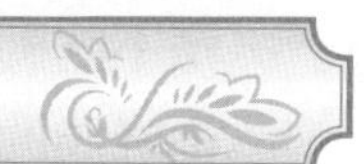

酒精性肝病發生的原因有以下幾種：

❶營養不良

在營養充足的情況下，少量飲酒一般不會引起明顯的肝臟損害。有些人只喝酒不吃菜，而使蛋白質等營養素缺乏，常常是促使酒精性肝病發生的重要導因之一。雖然酒精的毒性作用佔主導地位，但營養不良會進一步加重酒精對肝臟的毒副作用，造成更大的損害。

❷飲酒量與飲酒方式

有資料顯示，每日飲酒40～60CC，發生肝硬化的相對危險升高6倍；每日飲酒60～80CC，發生肝硬化的相對危險升高14倍，可見乙醇的危害性有多大。另外，一個人的飲酒方式也影響酒精性肝病的發生。每日飲酒要比間斷性飲酒危害大，如果每日飲50度烈酒100CC，連續5年就可能發生酒精性肝病。每日一次暴飲比一天分次小酌危害性更大。如果每日一次攝入150～200CC米酒，10～12日後就會有人發生脂肪肝。慢性嗜酒者如短期內大量飲酒，常可引起急性酒精性肝炎，甚至會誘發急性酒精性肝衰竭。

❸遺傳因素

醫學家對雙胞胎進行研究，結果顯示，孿生子對飲酒的嗜好往往是一致的。換言之，假若一個喜歡喝酒，另一個通常也會喜歡。而且同卵雙生子嗜酒的一致率高於異卵雙生子。這就進一步提示，對酒精的耐受能力受遺傳基因的控制，酒精性肝病可能與遺傳有關。

❹肝炎病毒的影響

肝炎病毒與乙醇可謂「狼狽為奸」，可加重肝臟損害。醫學家做了研究，慢性B型肝炎病毒和C型肝病毒感染的飲酒者更容易發生酒精性肝病。反過來，酒精性肝病的患者，增加了對肝炎病毒感染的敏感性，比不飲酒者更容易發生病毒性肝炎。

酒精性肝病的分類

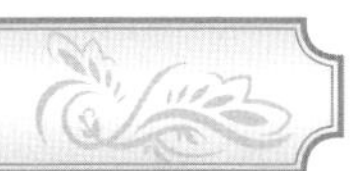

一般情況下，酒精性肝病可分為以下幾種：

❶酒精性肝炎：除有肝脂肪壞死外，還出現急性炎症和細胞周圍纖維組織增生，是酒精性肝硬化的先驅信號。

❷酒精性肝硬化：約佔重度嗜酒者的15%。在多次乙醇（酒精）性肝炎後才會發生。

❸酒精性膽汁瘀積：既無特殊組織學上的生理表現，也沒有特殊臨床症狀，但可能出現皮膚和眼睛發黃的黃疸樣症狀。

❹酒精性脂肪肝：酒精代謝促使脂肪在肝內堆積。

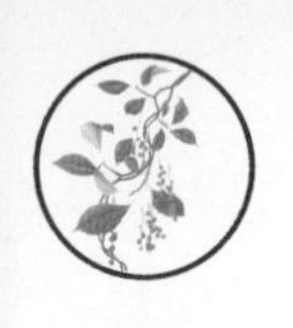

❺酒精性肝纖維化：通常是酒精性肝組織壞死的結果，小靜脈周圍纖維組織沉積，最終可導致肝硬化。

❻肝癌：嗜酒者伴有肝硬化，並最終發展為肝癌者並不少見。肝癌的發生可能與在酒精飲料中已發現的亞硝胺有關。

酒精性肝病的治療原則

治療酒精性肝病應遵循以下原則：

❶戒酒。這是治療酒精性肝炎的根本措施，可使肝炎、酒精性脂肪肝及部分酒精性肝硬化得到改善。戒酒的方式應在1週內逐步遞減，不要立即全部戒掉。

❷飲食調理。給予高蛋白、高維生素、高熱量飲食，嚴格限制脂肪攝入，補充維生素B_1、維生素B_2、維生素B_6、維生素B_{12}、葉酸等。

第三節
A型肝炎，發病類似「感冒」症狀

巧識細辨，莫將A型肝炎當感冒

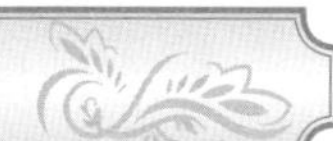

有一段時間，公務員小馮忙得不亦樂乎，幾乎天天有飯局，有好幾次都玩通宵。由於生活作息一點也不規律，不久，小馮出現了發熱症狀，他以為是著涼了，沒太在意，覺得多喝水、多休息就沒事了。可是又過了兩天，小馮又出現了腹痛、腹脹的症狀，還感覺渾身乏力，嚴重時兩膝發軟，他不得不到醫院診治。檢查結果顯示，他並不是感冒了，而是患了A型肝炎。

肝病專家表示，大部分A型肝炎患者都像小馮那樣，發病類似「感冒」症狀，平均發熱3日左右，隨之出現尿色深紅如隔夜茶色，皮膚黏膜發黃，糞便顏色變淺。典型病例發病初期常有乏力、厭食、噁心、嘔吐等症狀，隨後出現黃疸，大便灰白，小便深黃，皮膚鞏膜黃染，肝脾大，體溫升高，A型肝炎患者還可出現腹瀉、肌肉疼痛、咽炎等。因此，A型肝炎初期時往往被誤認為是感冒，容易誤診，貽誤病情。

A型肝炎的症狀依據病程的發展，大體可分為以下3種情況：

❶黃疸初期

發病急，有畏寒、發熱、全身乏力、食欲不振、厭油、噁心、嘔吐、腹痛、肝區痛、腹瀉等症狀，尿色逐漸加深，且至本期末程呈濃茶狀。少數病例以發熱、頭痛、上呼吸道症狀等為主要表現。本期持續1～21日，平均5～7日。

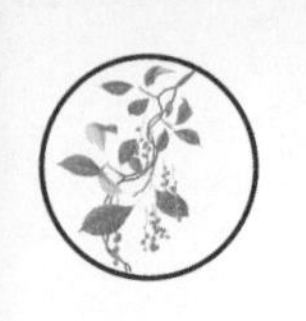

❷黃疸期

自覺症狀可有所好轉，發熱減退，但尿色繼續加深，鞏膜、皮膚出現黃染，約於2週內達高峰。可有大便顏色變淺、皮膚瘙癢、心動過緩等梗阻性黃疸表現。肝大至肋下1～3公分，有脹實感，有壓痛及叩擊痛。部分病例有輕度脾大。本期持續2～6週。

❸恢復期

黃疸逐漸減退，症狀減輕以至消失，肝、脾回縮，肝功能逐漸恢復正常。本期持續2週至4個月。

A型肝炎的高危險群及傳播途徑

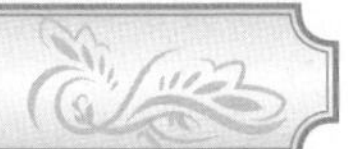

❶A型肝炎的高危險群

各種年齡階段的人群對A型肝炎均易感，A型肝炎感染後機體可產生較穩固的免疫力。在本病的高發地區，成年人血中普遍存在A型肝炎抗體，發病者以兒童居多，A型肝炎主要發生於兒童及青少年。

❷A型肝炎的傳播途徑

水資源污染是造成A型肝炎病毒傳播的一個重要原因。用A型肝炎患者的糞便施肥，農田污水滲漏而污染水源，進而污染水產品就可能引起A型肝炎流行。此外，A型肝炎患者因不注重衛生，污染了他所接觸過的物品、食物，當健康人接觸這些物品或食用這些食物時就很可能被傳染上A型肝炎，這就是A型肝炎的糞——口傳播途徑。

認清幼兒A型肝炎的預警信號

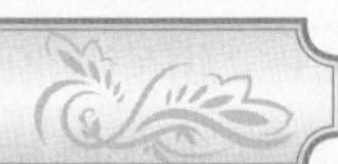

如果你的孩子出現了以下症狀，父母就應該儘快帶孩子去醫院做

肝功能方面的檢查，以免延誤孩子病情。

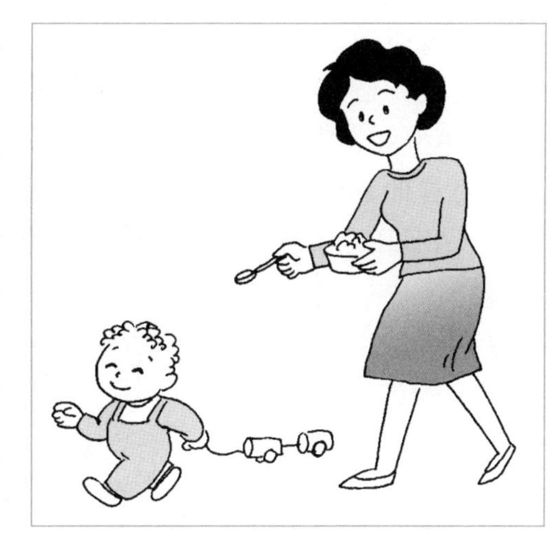

❶本來活蹦亂跳、不能閒一會兒的孩子，忽然之間精神變差、不愛玩耍，沒什麼活動就顯示出很疲倦的樣子，常常想睡覺。

❷本來食欲頗佳的孩子，忽然之間變得不願意吃肉，看見比較油的菜餚也不想吃；如果父母把油膩的菜餚或油炸食品，比如蔥油餅、油條等擺在孩子面前，孩子吃了這些平時很愛吃的食物以後，有可能噁心、嘔吐。

❸如果孩子平時消化正常，一下子食欲減退，而且拉出的大便不成形，或者有腹瀉，糞便顏色發白，這說明肝臟內的毛細膽管有膽汁瘀積的現象，是幼兒肝炎不可忽視的早期症狀之一。

❹孩子的尿液忽然之間顏色變深，深得像隔夜的茶水一樣；孩子的眼睛和皮膚都發黃，這是急性黃疸型肝炎的早期信號。

❺沒有給孩子吃什麼特殊的食物，也沒有服用什麼藥物，孩子的身上突然出現皮疹，而且發癢，抹上藥物也不見效；孩子還感覺身上發冷，體溫升高，像是患了感冒，這也是急性黃疸型肝炎的黃疸前期表現，家長不可誤以為是感冒，在家隨便給孩子吃些感冒藥，應該帶孩子去醫院。這樣的孩子經過半個月後，眼睛開始發黃，接著會出現全身皮膚發黃等肝炎的症狀。

追根溯源，A型肝炎復發緣由多

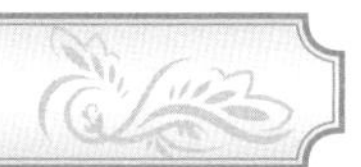

A型肝炎復發是很多患者擔心的問題之一。一般來說，單純的A

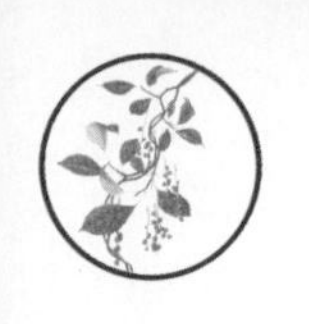

型肝炎復發並不多見，但肝炎是一個疾病群，一個人A型肝炎痊癒後，仍可患其他類型肝炎，因此，A型肝炎痊癒後也要隨時保持警惕，謹防復發。A型肝炎復發，主要有以下4個原因：

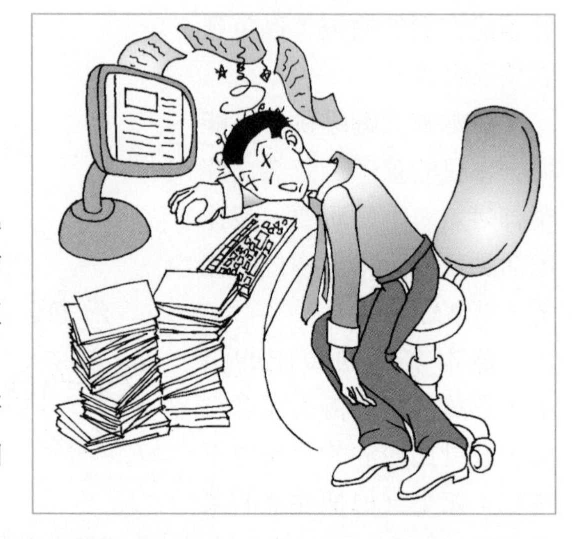

❶康復期休息不好是復發的主要原因，如活動過多、過度疲勞、睡眠不足等。

❷康復期感染疾病或受到刺激，如感冒、腸炎、飲酒、精神受刺激等因素，都將增加剛剛修復的肝臟的負荷，導致肝炎復發。

❸不適宜地濫吃滋補品或服用過多種類的藥物。

❹機體免疫力低下，不能產生足夠的A型肝炎病毒抗體免疫球蛋白G，清除病毒或A型肝炎病毒抗體免疫球蛋白G持續時間短，可導致A型肝炎病毒的再感染。

由此可見，A型肝炎治癒後仍要講究衛生，同時還要了解各型肝炎的傳播途徑和隔離消毒的知識。另外，A型肝炎患者住院期間也要講究個人衛生，有自我保護意識，避免交叉感染，這樣做，既是保護自己，也是保護別人。

治療A型肝炎三部曲

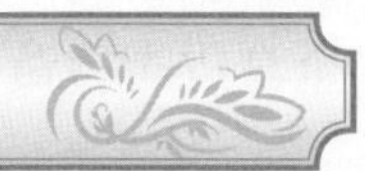

A型肝炎治療需根據病情給予辨證論治，防止繼發感染及其他損害，即可迅速恢復健康。現介紹A型肝炎治療的三部曲。

❶避免飲酒、過勞及使用損害肝臟的藥物。

❷支持療法。黃疸型肝炎患者，早期臥床休息，給以容易消化、富於營養、色香味俱全的食物及新鮮蔬菜、水果等。不能進食者給予靜脈補液，供給足夠熱量，注意水、電解質平衡，供給維生素C及維生素B群。有厭食噁心者，給予多酶片、甲氧氯普胺等對症治療。

❸中醫中藥治療。出現黃疸或丙胺酸氨基轉移酶升高者，可予以清熱解毒劑，如夏枯草、板藍根、蒲公英、金銀花、金錢草，或茵陳、白茅根、茯苓及赤芍藥，水煎服，一般可奏效。如退黃及降酶效果不良好者，可加用茵陳、梔子、黃連、黃芩、黃柏及大黃水煎服，或茵梔黃注射液40～60CC，加10%葡萄糖液400CC，靜脈點滴，如黃疸較深者，可同時加維生素K120CC莫菲管靜脈點滴。

預防A型肝炎傳播的八項措施

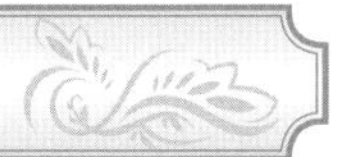

A型肝炎病毒主要經消化道途徑傳播，透過攝入不潔食物或飲水而感染。所以，預防A型肝炎的傳播主要應做好以下幾個方面：

❶注意個人衛生，注意飲食衛生，勤洗手，吃蛤蜊等貝類海產品時一定要煮熟煮透，有關部門要加強對海、河水中微生物的監測，加強對水產經營公司及個人餐飲業的監督和管理，禁止從疫區捕撈海產品，禁止出售帶有病毒的海產品，這樣就會減少A型肝炎的傳播機會。

❷對A型肝炎患者的餐具採取煮沸消毒，衣物被褥清洗後加以日光曝曬，室內用20%漂白粉上清液噴灑清掃，或用0.2%～0.5%過氧乙酸霧化消毒，以避免繼續傳播。

❸對家庭或托兒所、幼稚園的A型肝炎密切接觸者，特別是嬰幼兒，應於接觸後（最長不超過1週）立即注射丙種球蛋白，劑量為0.02～0.06CC/公斤，成人5CC/次。

❹除了學校、工廠及公司機構等易於發生散發A型肝炎的單位，其他人一般不需要預防注射。

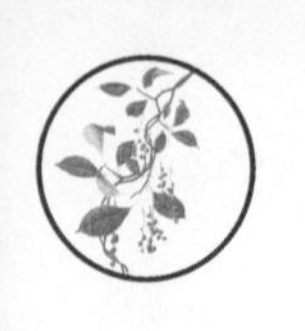

❺密切接觸A型肝炎患者的人在1週內接種A型肝炎疫苗，仍能獲得保護。

❻對接觸者要加強保護，注意休息，睡眠充足，飲食富於營養，易於消化，室內保持空氣新鮮，增強機體抵抗力，避免感冒、腹瀉等疾病發生。

❼對接觸者特別是在A型肝炎流行區，對現症患者周圍的人群，應密切注意監視，定期檢查A型肝炎病毒抗體免疫球蛋白M及丙胺酸氨基轉移酶，以期及早發現患者（包括隱性感染者），及時採取措施。

❽A型肝炎患者自己也要注意，發病期間不要在外就餐。如果餐館的衛生條件不好，沒有餐具消毒的設施或習慣，當被A型肝炎病毒污染的餐具再次被使用時，就有可能傳染給健康人。

炎夏預防A型肝炎應做的工作

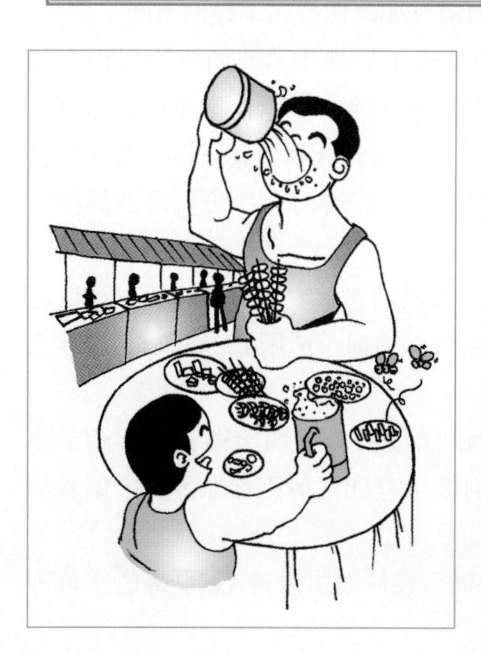

A型肝炎主要透過消化道傳播，與A型肝炎患者密切接觸，共用餐具、茶具、牙具等，食用了肝炎病毒污染的食物和水，都可能受到傳染。夏季是肝病的多發季節，如果對患者的隔離以及患者的排泄物的消毒不及時，很容易造成水源和食品污染。一旦供水系統和餐飲具消毒未達到標準，加之一般人群對A型肝炎病毒的抵抗力普遍較弱，存在著A型肝炎流行的潛在危險因素。因此，肝病專家提醒人們預防A型肝炎應注意以下幾個方面：

❶養成良好的飲食衛生習慣。飯前便後要洗手，不喝生水，不吃或少吃生冷食物，食用水果、生菜等果蔬類食品時一定要清洗乾淨，吃剩的食物要儲存在冰箱中，並且再次食用前應充分加熱。尤其是加工食品時要注意高溫加熱，一般情況下，加熱100℃1分鐘就可使A型肝炎病毒失去活性。

❷忌到衛生設施不全的小型餐館或路邊流動攤販處就餐。

❸注意消滅蒼蠅、蟑螂等害蟲，避免疾病的媒介傳播。

❹對一些自身易攜帶致病菌的食物如螺螄、貝殼、螃蟹，尤其是能富集A型肝炎病毒的毛蚶等水產品，食用時一定要煮熟蒸透，杜絕生吃、半生吃以及醃製後直接食用等不良飲食習慣。

❺接種A型肝炎疫苗，可以提高人群免疫力，預防A型肝炎的發生和爆發流行。

❻出現體溫升高並伴有乏力、厭食、噁心、嘔吐、黃疸等症狀的人，應及時到醫院腸道門診就診，以便早診斷、早報告、早隔離、早治療。

❼發現A型肝炎患者應及時報告當地的疾病預防控制中心，採取有效措施隔離傳染源，切斷傳播途徑，保護易感人群，控制傳染病的流行，早期報告對控制疫情具有非常重要的意義。

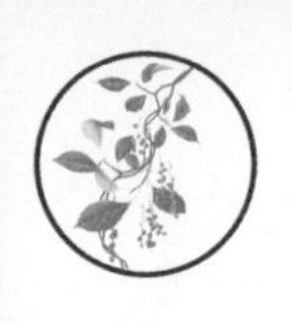

第四節
B型肝炎，流行最廣泛的傳染病

B型肝炎傳染性強、危害嚴重

B型肝炎病毒（HBV）是傳染性極強的病毒，主要表現在以下兩個方面。

❶血清中含大量B型肝炎表面抗原（HBsAg）

實驗研究發現，在B型肝炎患者的血液及各種體液中含有大量的病毒蛋白，B型肝炎表面抗原顆粒可多達1×10^{12}/CC以上。雖然感染性病毒顆粒只佔其中的一小部分，但只要4×10^{-5}/CC的血量，就足以使人感染。可見B型肝炎患者的血液具有高度的傳染性。

❷B型肝炎病毒的抵抗力很強

實驗研究還證明，B型肝炎病毒於外在環境下具有很強的抵抗力，通常在37℃下能穩定60分鐘；一般的化學消毒劑或加熱到60℃4小時內不能將其滅活；只有煮沸10分鐘或高壓蒸汽121℃消毒10分鐘，或加熱65℃10小時，才有可能將其殺滅。而在-20℃儲存20天以上，其仍具有抗原性及傳染性。B型肝炎表面抗原在酸鹼度（pH）為2.4的條件下，能保持6小時的穩定性，但病毒的感染性消失。將B型肝炎表面抗原陽性的血清塗抹於塑膠貼面、鉛片、布片或紙片上，在25℃的條件下，兩週後滴度基本保持不變；在6℃條件下，1個月內滴度不變。B型肝炎表面抗原陽性的血清污染唾液和尿液後，其滴度在25℃條件下可維持1週，在6℃條件下可維持40天，足見其抵抗力之頑強。

B型肝炎是發病率和死亡率很高的疾病。其中，50%死於與B型肝炎病毒感染有關的原發性肝癌。在原發性肝癌中，95%的患者其B型肝炎病毒表面抗原（HBsAg）呈陽性，而B型肝炎病毒慢性帶原者發生肝癌的危險性是非帶原者的200倍以上。在肝硬化患者中，75%～80%是由慢性B型肝炎發展而來的。B型肝炎病毒的感染不僅給患者帶來身體和精神上的痛苦，國民經濟也因此直接遭受嚴重損失。

B型肝炎病毒感染很容易經母親傳染給嬰兒，尤其是在圍生期間。B型肝炎病毒感染的圍生期傳播率平均為40%，而B型肝炎病毒e抗原（HBeAg）陽性的母親，其嬰兒的圍生期感染率甚至可高達95%。圍生期是指婦女懷孕後期至分娩後1個月，即圍繞生產前後的整個時期。目前感染B型肝炎病毒的孕婦約7%；按平均傳播率40%推算，其中二分之一以上將成為慢性B型肝炎病毒的帶原者，四分之一 將發展成肝硬化和肝癌。圍生期傳播源源不斷地造就B型肝炎病毒感染的龐大帶原者，而且被感染的兒童成為病毒庫，使B型肝炎病毒感染在社會人群中繼續廣泛傳播，綿延不絕。可見B型肝炎病毒的感染，其危害性是多麼的嚴重！所以，全民性預防和杜絕B型肝炎病毒的感染是一項任重道遠的工作，需要經過若干代人的不懈努力。

【注】圍生期（perinatal），也稱：圍產期。是指孕婦圍繞生產過程的一段特殊時期。分為產前，產時和產後三個階段。一般是指自懷孕第28週到出生後一週這段時期。由於妊娠後期，分娩過程和新生兒出生後產褥期的早期是與妊娠和分娩有關的各種婦科疾病的高發時期，所以圍生期作為產科學的一個重要時期而被命名，圍生期保健則是預防與生產有關的各種疾病的重要措施，應該受到足夠重視。

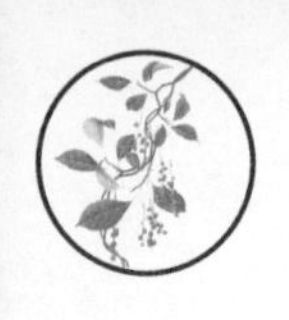

警惕B型肝炎的十大併發症

B型肝炎是以肝臟損害為主的全身感染性疾病，各系統均可發生不同程度的損害，在慢性活動性肝炎時表現更為突出。其發生機制尚不完全清楚，可能為病毒的直接損害、侵犯，免疫反應作用，自身抗體形成及肝功能損害引起的全身性表現。併發症病情多數隨B型肝炎病情的波動而改變，又隨B型肝炎痊癒而消失。常見的有以下幾種：

❶血液系統併發症

血液系統併發症主要有血細胞量和質的改變，常見的為白血球減少、血小板減少、全血細胞減少、再生障礙性貧血及出現異形淋巴細胞，另外還有巨幼紅血球增多、紅血球壽命縮短和溶血性貧血的表現。

❷糖尿病

肝炎可引起糖代謝紊亂，故在各種肝炎的任何時期均可發生糖尿病，但很少出現臨床症狀，即使是慢性活動性肝炎併發糖尿病者。其發生機制目前尚不清楚，可能與胰腺本身的HBV感染、HBV免疫複合物損傷、大量攝入高糖飲食及遺傳因素有關。

❸低血糖

在肝組織嚴重破壞時，即重症肝炎或肝衰竭時，可發生低血糖症，而低血糖昏迷又可加重肝損害、肝性腦病。

❹皮膚併發症

發生率為0.4%～25%，急性期皮膚出現蕁麻疹、紅斑疹、斑丘疹及血管神經性水腫。慢性肝炎尤其是慢性活動性肝炎可出現皮膚瘙癢、脫屑、蜘蛛痣、微血管擴張、皮紋、紫癜、痤瘡、硬皮病、面部蝶形紅斑、日光過敏、多形性紅斑、體毛減少、藥物過敏等。

❺膽管炎、膽囊炎

B型肝炎併發膽管炎、膽囊炎比較常見，據文獻報告可達0.9%～49.7%。臨床表現為低熱、右肋部疼痛、膽囊區壓痛、穆菲氏徵象陽性，十二指腸引流液A、B管或（和）C管鏡檢白血球成堆，細菌培養陽性可以確診。如B型肝炎患者經過一段時間治療後，發現有上述症狀和體徵或ALT下降程度不滿意者應考慮本病的可能。

❻食道、胃腸病變

急性肝炎時常伴有食道炎，有人認為與食道過敏有關，而胃腸道的功能性和器質性改變認為與腸神經功能紊亂和免疫反應有關，慢性肝炎可併發潰瘍性結腸炎。

❼胰腺疾病

B型肝炎還可引起胰腺疾病，臨床上突然出現上腹部疼痛時應及時想到此病。血、尿澱粉酶檢查可幫助診斷。重症肝炎者常因發生壞死出血型胰腺炎而死亡。有人發現各型肝炎均可併發急性胰腺炎，並可見於肝炎各期，病情輕重與肝炎臨床類型和病情並不一定平行。但多數情況下急性肝炎常併發典型的急性胰腺炎，或使慢性胰腺炎急性發作。急性胰腺炎又常使肝炎病情加重。引起胰腺炎的原因，目前還不十分清楚，一般認為與自身免疫和免疫複合物引起的胰腺損害有關。

❽肝脂肪變性

部分病毒性肝炎患者在病程中或肝炎後可併發肝脂肪變性，特別是慢性肝炎病例中，由於臥床休息過長及攝入熱量過多，更易發生。臨床特點為患者一般情況好，體重明顯增加（較病前增加10公斤），肝功能僅ALT一項增高，並隨體重增減而波動，超音波檢查和肝穿刺

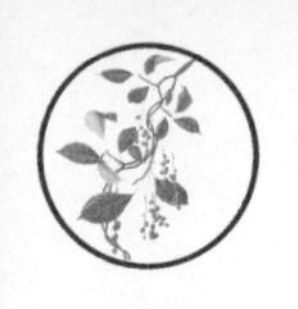

活檢可為確診依據。

❾精神功能紊亂

目前認為除重症肝炎有精神障礙的表現外，普通肝炎也可出現。急性期表現為過度興奮、易怒、失眠，在恢復期幾個月內可表現為注意力不集中，且容易疲勞（稱之為肝炎後綜合症）。

❿神經功能改變

B型肝炎可併發各種神經系統的損害，如急性非特異性神經節細胞退行性變、視力調節障礙、三叉神經感覺支病變等。

B型肝炎的常見症狀與自診

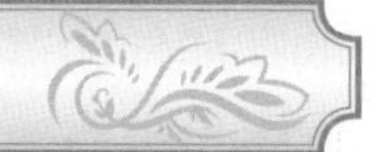

B型肝炎早期通常會出現以下一些情況，要加強注意：

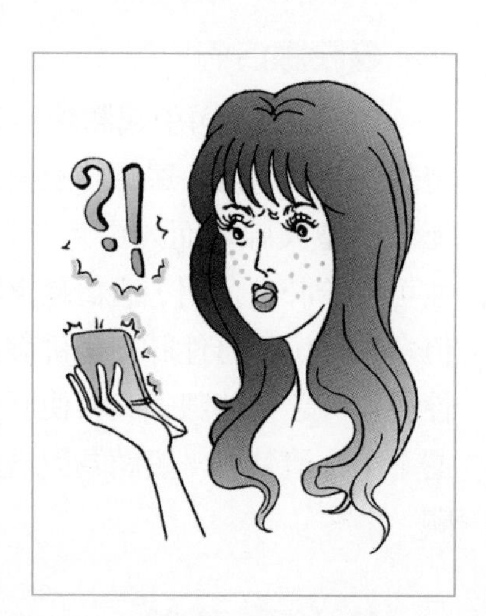

❶無明顯誘因而突然感到神疲力乏、精神倦怠、兩膝痠軟等。

❷突然出現食欲不振、厭油、噁心、嘔吐、腹脹、腹瀉或便祕等消化道症狀。

❸肝炎流行季節或流行地區以及家中有急性肝炎患者時應高度警惕、時時提防。

❹少數人在發病前曾有過類似「感冒」的症狀。

❺面色晦暗無光澤。全身皮膚表面可見散發性的四周有紅絲的紅點，用一帶尖的物體輕輕按壓紅點中心時，四周的紅絲可消失，停止按壓後紅絲又復出，醫學上稱蜘蛛痣。

❻右側頸動脈努張，腹部膨隆，腹壁上青筋曝露明顯。下肢明顯水腫，甚至全身水腫，小便短少。

❼手掌表面，特別是大、小魚際部分和指端掌面的皮膚充血性發紅。兩手無名指第二指關節掌面有明顯的壓痛感。

❽有長期酗酒史或長期服用某些對肝臟有損害的藥物，如四環素、口服避孕藥、氯丙嗪、解熱鎮痛類等藥物者應警惕乙醇（酒精）性肝炎或藥物性肝炎。

❾肝癌患者可觸及肝臟表面不平整，有結節感，壓痛明顯。

❿嚴重患者口中常有一種類似爛蘋果的氣味。

⓫夜間出現眼適應能力下降或夜盲現象。

⓬兩眼鞏膜發黃，皮膚、小便發黃或呈濃茶色。

⓭在兩耳廓相應的肝點區，有一結節狀隆起，用火柴棒輕壓此點時，疼痛較其他部位明顯。

以上只是B型肝炎的常見症狀，最後的確診還要依賴於醫院的生化檢查。

B型肝炎的高危險群及傳播途徑

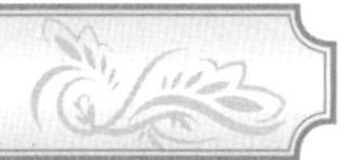

一、B型肝炎的高危險群

B型病毒性肝炎多發生於20～40歲的青壯年。在B型肝炎爆發流行時調查顯示，血清中B型肝炎表面抗體，滴度的高低，可直接反映對B型肝炎病毒的抵抗力。在流行中發病者多數為原來B型肝炎表面抗體陽性者，而B型肝炎表面抗體滴度高者往往不易發病。人群中B型肝炎表面抗體，陽性率高的地區，常是本病高流行區。

二、B型肝炎病毒的傳播途徑

❶**不潔性傳播**：不潔性行為的傳播機率很高。夫妻間的正常性行

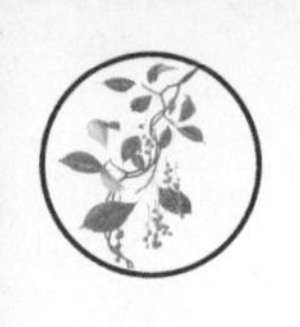

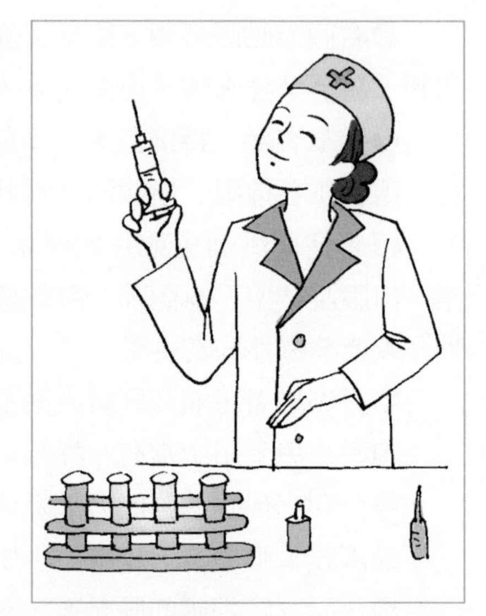

為也可能傳播B型肝炎，但機率不高，但配偶的另一方應在婚前接種B型肝炎疫苗。

❷經由不潔淨的注射器或手術操作傳播：各種注射、手術操作、採血、拔牙、針刺或紋身或共用牙刷、刮鬍刀等，均可傳播。

❸血液傳播：輸血、血漿、血製劑等都可能傳播B型肝炎病毒，不到十萬分之一CC的含病毒血液就可導致感染。

❹母嬰傳播：母嬰傳播是B型肝炎傳播的主要方式之一，並且B型肝炎病毒可致畸，可透過新生兒出生後注射高單位B型肝炎免疫球蛋白、B型肝炎疫苗等方法來阻斷。

❺紙幣傳播：日常接觸的紙幣由於在很多人之間流通，常受到B型肝炎表面抗原的污染，而人們往往注意不到這一點。有些人清點紙幣時喜歡沾點唾沫，這些都增加了B型肝炎透過紙幣傳播的機會，因此應養成良好的衛生習慣，吃食物前一定要洗手。

此外，蚊子和跳蚤很可能是一種傳播途徑，但目前還未找到證據。

了解急性B型肝炎的四種類型

急性B型肝炎有以下四種類型：

❶急性黃疸型

在黃疸出現前往往有低熱、厭食、噁心等症狀。尿如濃茶，病程

2～6個月。

❷急性無黃疸型

臨床上比較常見。一些沒有明顯臨床症狀及人群中無症狀的單項氨基轉移酶升高者，一定要進行病毒學指標檢測。

❸急性膽汁瘀積型

除有急性黃疸型肝炎症狀外，還出現一過性糞便色淺或灰白，可伴有皮膚瘙癢等。黃疸持續時間較一般急性肝炎明顯延長，可達數月之久。皮膚色澤常為橘黃色，雖然黃疸深，但全身情況良好，無明顯乏力現象。

❹猛爆性B型肝炎

約佔不到1%的急性患者，病情發展迅速，在10日內黃疸迅速加深，出現肝性腦病，並逐漸出現其他肝衰竭症狀。

識別慢性B型肝炎的兩種類型

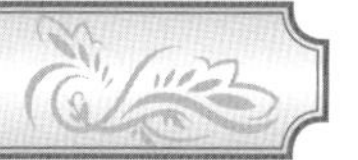

慢性B型肝炎可分為以下兩種類型：

❶慢性遷延性肝炎

慢性遷延性肝炎的症狀比較輕微，約三分之二的B型慢性遷延性肝有急性肝炎病史，病程遷延半年以上。不少患者否認有肝炎病史，偶爾在體檢時或因其他疾病就醫時發現HBsAg陽性，繼續追查，發現肝功能異常才被診斷為慢性遷延性肝炎（慢遷肝）。輸血後HCV感染所致肝炎的症狀更為隱匿。所以，臨床及時診斷慢性遷延性肝炎並非容易的事。慢性遷延性肝炎患者常見的症狀有間歇性全身乏力、食欲不振、腹脹、肝區不適或隱痛。多數患者一般狀況還算良好，多無

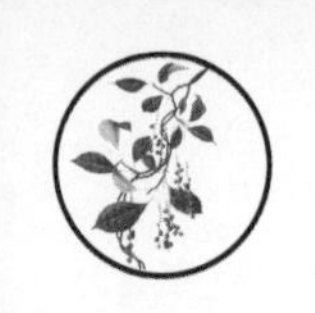

黃疸。少數病例有噁心、厭油、便溏、失眠、多夢，男性在生殖期可能有頻繁遺精現象。體徵方面，可有輕度肝大。脾亦可腫大，但非進行性的。肝功能檢查，ALT（丙胺酸氨基轉移酶）呈輕至中度升高，且常有波動，時而正常，時而增高，持續數年。有的患者ALT升高可能是唯一的肝功能損害指標。也有的患者表現為單項γ-GT（伽瑪麩胺醯轉移）持續損害。濁度試驗多為正常或輕度至中度異常。白/球蛋白比例和蛋白電泳大致正常。血清中一般測不出自身抗體。若為B型慢性遷延性肝炎，患者血清HBsAg可持續陽性，亦可伴有HBeAg陽性，抗-HBcIgG陽性或HBV-DNA、DNA-P（去氧核糖核酸聚合酶）陽性。表示部分慢性遷延性肝炎患者體內B型肝炎病毒複製活躍。

❷慢性活動性肝炎

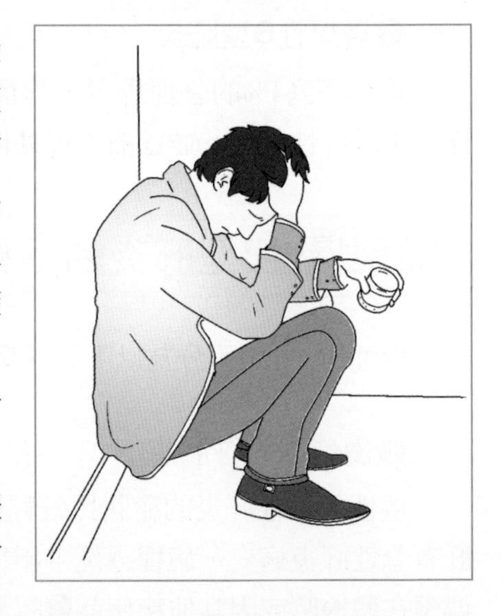

與慢性遷延性肝炎相比，慢性活動性肝炎的臨床表現比較複雜，有些慢性活動性肝炎患者可無臨床症狀，而只是於體檢時偶爾發現肝功能異常、HBsAg陽性和肝腫大，進一步檢查，才被確認為慢性活動性肝炎。

多數B型慢性活動性肝炎患者一般健康水平下降，自覺乏力，工作力減退，偶有低熱，午後體溫波動於37.3～37.5℃之間。常有食欲減退、厭油、噁心、嘔吐、腹脹、肝區疼、腸鳴活躍、噯氣、便溏等。有些患者會有頭暈、頭痛、失眠、多夢、出汗、煩躁易怒等症狀，或因對戰勝疾病缺乏信心而精神憂鬱、沉默寡言等。體徵方面，病發時，常出現黃疸，輕者經過適當休息與治療，黃疸迅速消褪；有些病例黃疸深，自覺皮膚搔癢，大便灰白色似陶土樣，表現為肝內膽汁瘀積，黃疸持續多時且難以消退。

慢性活動性肝炎患者面色晦暗，在面、頸及上胸部常見微血管擴張或有蜘蛛痣。有的病例有肝掌、肝大、肝臟質地中等，且叩壓痛，但也有少數患者無肝大和叩壓痛。脾臟常呈進行性腫大。女性患者表現為閉經或月經周期紊亂、痤瘡、多毛、紫癜、滿月臉等。男性可出現乳房異常發育、睪丸萎縮、性欲減退、陽痿等內分泌障礙。慢性活動型肝炎部分患者除了肝臟病變以外，還可出現其他系統的臟器的損害。已有報告在B型慢性活動型肝炎宿主體內各組織和臟器中發現HBV標誌物，如在膽管和膽囊黏膜、胰腺、胃腸道、骨髓、外周血白血球等均可找到HBV抗原及其DNA。

B型肝炎診斷必做的檢查項目

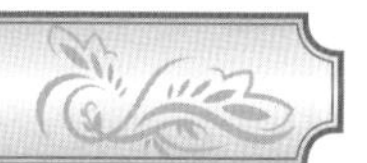

一說起B型肝炎，人們往往談之色變，經過多年的宣傳，人們對於B型肝炎的認識也越來越全面，並有了積極預防的意識。防治B型肝炎要做的檢查很多，各項檢查的目的都不相同，所以患者不要盲目地去做各種B型肝炎檢查，要明白B型肝炎各項檢查的作用和目的。那麼治療B型肝炎需要做哪些檢查呢？

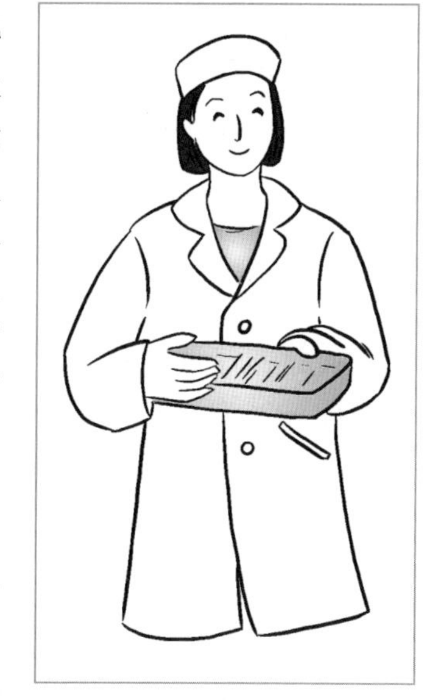

❶肝功能檢查

肝功能檢查指標有天冬胺酸氨基酶（AST）、丙胺酸氨基轉移酶（ALT）、膽鹼酯酶（CHE）、轉肽酶（GGT）、球蛋白（GLO）、白蛋白（ALB）、血清總膽紅素（TBIL）、直接膽紅素（DBIL）、凝血酶原活動度（PTA）等等。根據以上指標可以綜

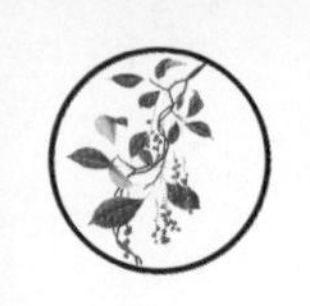

合判斷病情處於什麼階段，是輕度還是重度。氨基轉移酶尤其是ALT是肝細胞損傷的敏感指標；血清總蛋白分白蛋白和球蛋白，白蛋白下降表示肝細胞損害，慢性肝炎、肝硬化時常出現白蛋白減少而球蛋白增加，A/G比例倒置。

❷B型肝炎「兩對半」檢查

B型肝炎「兩對半」，又叫B型肝炎五項，第一對就是指表面抗原和表面抗體。第二對就是e抗原和e抗體。「半」指的是核心抗體。這個「兩對半」大概反映了身體裡B型肝炎病毒感染的情況，要想全面了解感染的情況，要配合HBV-DNA的檢測，這樣才能更清楚瞭解病毒在身體內複製的情況。

❸超音波檢查

透過定期超音波檢查，可了解肝臟大小形態、回聲情況、門靜脈內徑、脾臟厚度和有無腹水，可以判定病情是否向肝硬化方向轉變，或有無佔位性病變發生。

❹B型肝炎HBV-DNA檢測

這是最新B型肝炎的檢測方法，它的臨床意義是要了解B型肝炎病毒在體內存在的數量；病毒是否在複製；患者是否會傳染給他人、傳染性有多強；是否有必要服藥控制；肝功能異常改變是否由病毒引起，以及判斷患者適合用哪類抗病毒藥物並判斷藥物治療的療效等等。

❺甲胎蛋白（AFP）

此項是檢查肝癌標誌物的。AFP指數在超音波、CT、核核磁共振成像沒發現肝臟腫塊之前就可以明顯升高，可以早期發現原發性肝癌，這是醫學界目前公認超早期發現原發性肝癌最有效的方法，也是一項成熟的技術。

這五項檢查，能夠比較全面地了解肝臟的健康狀況，並判斷是否患了B型肝炎。B型肝炎專家建議，這套B型肝炎檢查正常人一年檢查一次即可。

B型肝炎患者應學會看化驗單

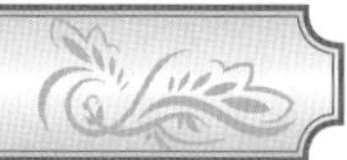

人們常說，醫院裡有兩本不容易看懂的「天書」，一個是醫生的處方，另一個是那些名目繁多的化驗單。其實，患者作為當事者，對自己的病情和治療有知情權，前一部「天書」已有相關規定予以約束，目前已有明文規定；要解讀後一部「天書」，有賴醫患雙方互動——醫生有義務予以解釋，患者了解相關知識也是必要的，尤其像B型肝炎這類慢性病。

下面簡單介紹如何看B型肝炎化驗單這部「天書」。

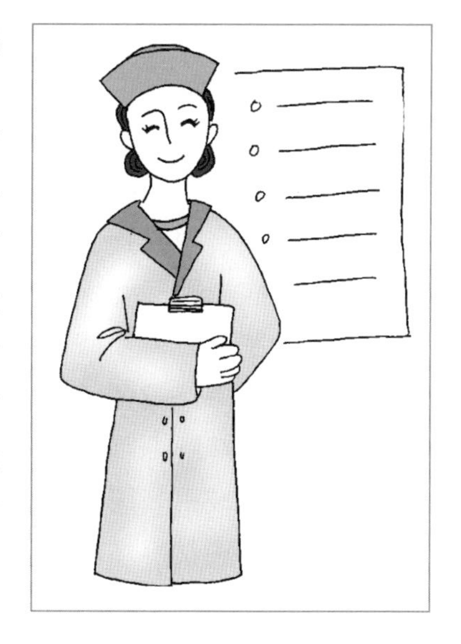

一般說來，B型肝炎患者常見的化驗單有兩大類。一類反映了B型肝炎病毒感染的指標，如B型肝炎「兩對半」、B型肝炎病毒去氧核糖核酸（DAN）。透過這些指標，可初步判斷是不是B型肝炎、病毒複製等情況。但這些指標卻不能反映病情的嚴重程度，反映病情嚴重程度的指標是另一大類肝功能系列指標。病毒檢測包括常規的「兩對半」和病毒基因檢測。我們知道，抗原抗體是一對抗衡的冤家對頭，一個為陽，則另一個為陰。B型肝炎表面抗原是病毒感染的標誌，一般很難轉變，但病毒變異時有轉陰的假象；B型肝炎表面抗原是病毒複製的指標；B型肝炎核心抗體一般持續陽性。病毒基因檢測（HBV-DNA）是監控病

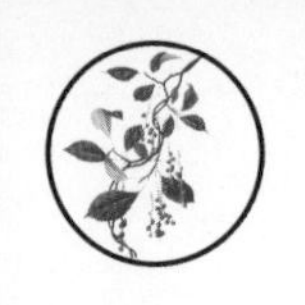

毒複製的「火眼金睛」，即使病毒變異也逃不出其「法眼」。

肝功能檢查包括氨基轉移酶（天冬胺酸氨基轉移酶和丙胺酸氨基轉移酶）、膽紅素、白蛋白等指標，氨基轉移酶、膽紅素都是肝臟損害、炎症的檢查指標，B型肝炎活動期一般均升高；白蛋白也是常規檢查項目，一般均降低。B型肝炎患者往往只關心化驗單上的那些（+）如何變成（-），其實，B型肝炎是一個複雜的慢性疾病，綜合治療比單純的轉陰治療（即抗病毒治療）效果更好，綜合治療包括降酶、降膽紅素、恢復肝功能、抗病毒、抗纖維化等。

急性、慢性B型肝炎治療應把握黃金法則

❶急性B型肝炎的治療原則

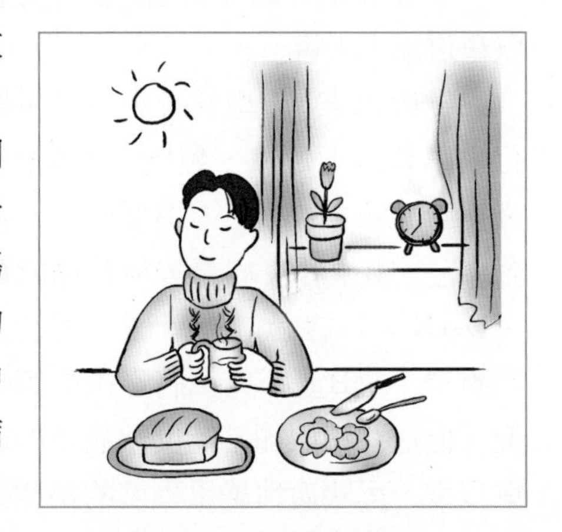

由於目前無較受肯定的特效藥物，B型肝炎又是一種相對自限性疾病，所以在治療上應強調隔離、休息、合理飲食、適當營養、注意對症，用藥要保肝不傷肝。應因地制宜，再根據有效的治療經驗，選擇1～2種（劑）中西藥物，以促進肝細胞修復。病初消化道症狀較重，尿量減少，兼有黃疸者可適當靜注葡萄糖；黃疸迅速加劇者可用茵梔黃注射液和胰島素，警惕向重症肝炎發展。一般情況下對急性B型肝炎不宜使用腎上腺皮質激素。

❷慢性B型肝炎的治療原則

慢性B型肝炎的治療原則：強調三分藥治，七分調理。精神要愉

快，生活要有規律，注意合理安排飲食，反對過度營養引起肥胖，除出現黃疸或氨基轉移酶顯著上升時要臥床休息外，一般症狀輕微、氨基轉移酶輕度升高時應適當活動，注意動靜結合。用藥切忌過多過雜，切勿有病亂投醫、濫用藥，換藥不宜太勤。選用抗病毒藥、調整免疫藥、活血化瘀藥、抗纖維化和促進肝細胞再生藥物時，一定要有醫生指導。患者久病成醫，可注意學習肝病自我療養的知識，配合選用適宜於自己的調理方法，讓身體逐步增加抵抗力，最後戰勝疾病。

無症狀B型肝炎病毒帶原者的處理原則

目前對無症狀B型肝炎表面抗原帶原者的醫學處理原則主要有以下三項：

❶**保護肝臟**。絕對戒酒，避免勞累，保持心情舒暢，合理營養，定期檢查B型肝炎病毒標誌物及肝功能。

❷**抗B型肝炎病毒治療**。在專科醫生指導下用藥，如選用干擾素、抗B型肝炎免疫核糖核酸以及中成藥等。

❸**家庭個人衛生處理**。家庭其他成員應注射B型肝炎疫苗預防感染。無症狀B型肝炎表面抗原帶原者的生活用具、衣物等可用0.2%的消毒液浸洗（20分鐘），餐具可採用蒸煮30分鐘的辦法進行消毒。

妊娠B型肝炎患者：補充維生素、礦物質

妊娠期的婦女，不僅要維持自身的營養需要，同時還要注意供給胎兒足夠的營養素與熱量，盡可能減少胎兒生長發育的不利影響。妊娠併發B型肝炎的飲食調養應按照以下原則：

第一：供給充足的維生素

妊娠患者必須供給充足維生素。這是妊娠期正常生理功能所必

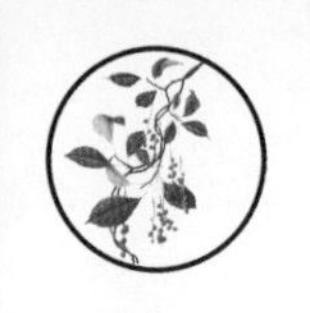

須，也是滿足胎兒健康發育和避免畸形的需要。

人體維生素中，葉酸主要功能為合成去氧核糖核酸及核糖核酸。由於妊娠期雌激素、黃體酮分泌增加，加之肝炎病毒的破壞，造成葉酸的代謝紊亂，易使患者產生巨幼紅血球性貧血。此外，有報導指出：妊娠肝炎患者如果缺少葉酸，胎兒發生神經系統缺陷的危險性會增高，如無腦兒、脊柱裂等神經管畸形。因此，**孕婦對葉酸的需要量較成年女子約增加1倍，應多進食動物肝、腎及含葉酸多的蔬菜。**

胎兒生長發育需要大量的維生素C，當患肝炎時，母體的維生素C更易發生不足，故妊娠肝炎患者每日維生素C的供給量標準應為80～100毫克。

第二：補充鐵、鈣含量

妊娠期鐵的需要量增高，孕婦除需要補充自身消耗外，尚需儲留相當數量的鐵，以補償分娩時的損失，同時胎兒也要儲存一部分鐵，以供出生後6個月內的消耗。因此，妊娠期每日飲食中鐵的供給量應以18毫克為宜。飲食中的鐵，以動物性食物中的鐵的吸收率較高，一般為10%～20%；而植物性食物中的鐵的吸收率則較低，如米僅為1%，大豆為7%。可見應多食動物肝臟、血、瘦肉、蛋黃等富含鐵的食物，豆類及各種綠葉菜等也是含鐵較多的食物，宜多吃。

第三：補充鈣和磷

妊娠期鈣和磷對胎兒的發育極其重要。母體血鈣降低時，可發生肢體抽搐，嚴重者會導致骨質疏鬆症。因此，每日應供給鈣1.5克，可多吃含鈣量高的牛奶與乳製食品，為使鈣吸收好，需供給維生素D。

第四：防止營養過剩

要保持人體健康，從營養學角度講，既不能缺乏營養，也不能營養過剩，而且各種營養素之間要保持適當的比例，這就是營養全面、平衡。為了維護妊娠期間B型肝炎病情的穩定，在營養平衡中要著重防止攝入熱量過多，控制高脂肪，供應充足的維生素、無機鹽和微量元素，適當增加食物纖維，尤其膳食中要有足夠的優質蛋白、維生素A、維生素C、維生素E和維生素B群與微量元素硒等。控制熱量和高脂肪，選用低熱量、低脂肪飲食，也是預防疾病的基本飲食原則。

慢性B型肝炎：忌菸酒，不偏食

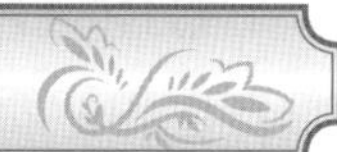

慢性B型肝炎患者多食清淡、易消化、富含營養的食物為好，慢性B型肝炎患者飲食調養原則如下：

第一：忌菸酒

酒的主要成分乙醇（酒精）及其代謝產物乙醛均可損害肝細胞，黃疸肝炎患者已有肝細胞的損害，影響了對乙醇（酒精）的解毒功能，若再飲酒，必然會進一步破壞肝臟，加重病情。

第二：不宜偏食

所食食物宜雜，不應偏食，因為食物也有四氣五味之偏，它們對人身五臟的作用各不相同，過食某種食物必然會產生不良的影響，這也是食療理論的重要依據。主食應以米、麵等軟食物為主，可以多食用米、小米、玉米及紅豆等製作的粥、饅頭等。副食應多食新鮮蔬菜、水果，還可適當進食牛肉、羊肉、豬肉、蛋類、動物肝臟等。

第三：少量多餐

慢性肝炎患者應少量多餐，不應有飽脹的感覺，切忌暴飲暴食，一定要根據自己的狀況分型選擇適合的食物。另外，生活要有規律，可適當參加一些輕鬆愉快的活動，保持樂觀的情緒，樹立戰勝肝病的信心。

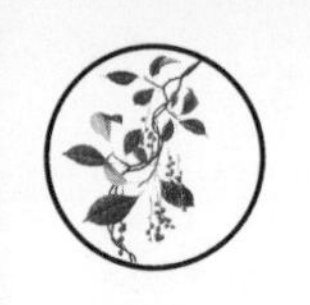

哪些人群須接種B型肝炎疫苗？

❶所有新生兒。

❷青少年。

❸B型肝炎表面抗原陽性孕婦所生的嬰兒。

❹B型肝炎患者與B型肝炎表面抗原帶原者家中的密切接觸者、性伴侶和配偶。

❺血液透析患者、器官移植前的患者、大量受輸血者或經常使用血液製品者、需長期使用免疫製劑者。

❻新入伍的軍人、保健人員及其他高危險群。

❼有職業危險的醫務人員，像手術室、傳染科、婦產科、口腔科、檢驗科、血液透析室以及注射室的醫護人員與衛生防疫人員等，包括實習與進修的醫護人員、新就業的醫護人員。

哪些人群不必或禁用B型肝炎疫苗？

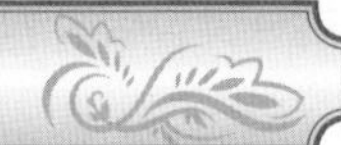

接種B型肝炎疫苗的目的是讓對B型肝炎病毒（HBV）無免疫力的人產生免疫力，從而預防HBV感染。但大凡既往已經感染過HBV的人，其中絕大多數體內已產生了B型肝炎保護性抗體——B型肝炎表面抗體或B型肝炎核心抗體，具有天然的自體免疫力。即便經過相當一段時間，血清中的B型肝炎表面抗體滴度下降至測不出含量時，若再度接觸到HBV，仍可引起人體的免疫作用反應，原來產生的抗-HBs滴度可再次升高。故再進行B型肝炎疫苗接種是不必要的。而慢性HbsAg帶原者或慢性B型肝炎患者因體內存在著HBV，此時注射B型肝炎疫苗，不僅無法發揮預防作用，也沒有明確治療效果，所以也不必接種B型肝炎疫苗。

至於患有急性或慢性嚴重疾病以及對甲醛或硫柳汞過敏者，B型肝炎疫苗則屬於禁忌之列。

接種B型肝炎疫苗須採用正確方法

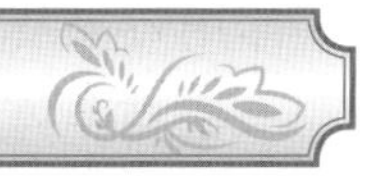

接種B型肝炎疫苗採用皮下注射或肌內注射均可，有的醫生主張最好是皮下注射，以增強免疫效果。一般採用的接種方法是：嬰幼兒在大腿前外側肌內注射，成人在上臂三角肌注射，目前市場上的B型肝炎疫苗劑量是10微克/支，接種的標準程序是按照「0、1、6個月」的時間表注射，即首先注射第一次，1個月後注射第二次，6個月後再注射第三次，共接種3支疫苗。上面談到的接種是對一般人群而言，對B型肝炎病毒e抗原（HBeAg）陽性的母親所生的新生兒則另有調整。近年來的研究證實，對此類新生兒應當增加B型肝炎疫苗的接種劑量，每次接種30微克。接種疫苗後，只有少數人會有不適感覺，如注射局部疼痛、紅腫、硬結、發熱、疲乏等輕度的類似感冒、胃腸道症狀等，一般不需要特殊處理，2～5日後可自動消失。孕婦、哺乳期婦女亦不是禁忌接種的對象。患急性傳染病及其他重症疾病患者一般暫不接種疫苗，可待病情好轉後再考慮預防接種。

哪些因素會影響疫苗的接種效果？

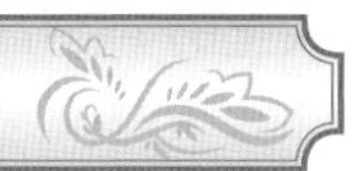

除了疫苗的純度、免疫配方以及注射部位外，以下一些因素也會影響B型肝炎疫苗接種效果。

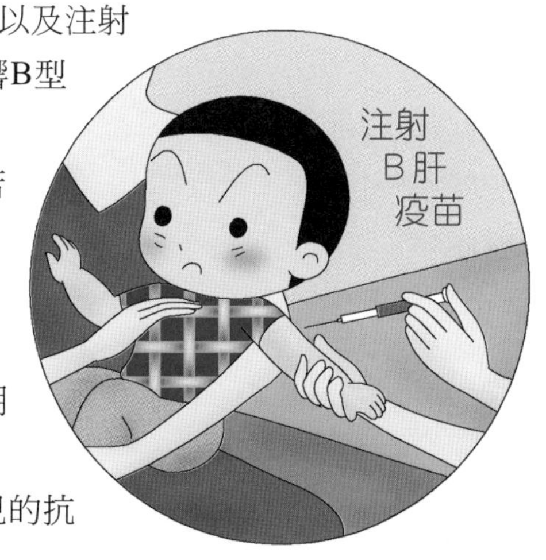

❶肥胖者作用效果較低，若按公斤體重的較高劑量，也可獲得抗體的較高含量。

❷個人的健康狀態、大量飲酒、吸菸都可能影響疫苗作用效果。

❸與遺傳因素相關，孿生兒的抗

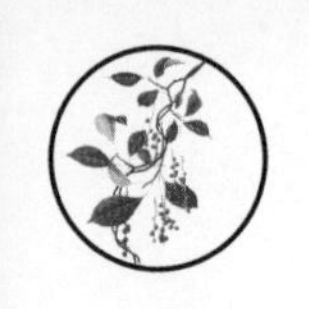

體作用效果及其後適度的維持都可能近似。

❹有免疫缺陷的機體對B型肝炎疫苗的作用能力顯著降低。

❺女性同劑量、同條件接種疫苗後，作用效果高於男性。

❻嬰兒接種效果比成年人、青年人及老年人好。

❼家庭HBV感染背景，特別是母親的感染狀況與其子女明顯相關，B型肝炎表面抗體（+）母親的子女作用效果最好；HBsAg（+）/HBeAg（+）母親的子女作用效果最差。

B型肝炎患者不宜與家人共用餐具

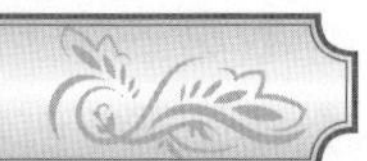

共用餐具是我國絕大多數家庭的進餐方式，但這種進餐方式明顯是不衛生的，它是家庭疾病的重要傳播途徑之一。傳播的疾病包括肝炎、結核病、胃炎、消化性潰瘍及多種細菌性胃腸炎。

其中A型肝炎病毒主要是透過口腔進入人體的，這是毋庸置疑的；B型肝炎雖然以血液傳播為主，但生活方面的密切接觸也是傳播途徑之一，患者唾液中已證實含有B型肝炎病毒，所以共用餐具是不安全的。

第五節
C肝，病毒性肝炎家族另一成員

揭密C肝，例說感染之源

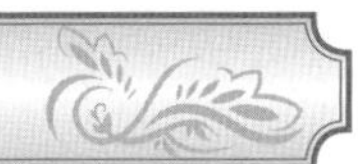

25歲的李小姐做夢都沒有想到，在年初公司單位的體檢中，自己居然被檢測感染上了C肝！得知體檢結果的那一刻，她明顯地感覺到，周圍同事對自己的目光一下子變得充滿了警惕。此後的一段時間，大家對她總是「敬而遠之」，彷彿她隨時可能把身上的病毒傳染給別人。一向注重健康的李小姐，怎麼也想不通自己怎麼會感染上C肝，為了尋找自己被感染的「源頭」，她先是上網查詢患C肝的高危險群的特點，還從醫院找了張C肝高危險群自我檢測表，但對照後，先十分肯定地排除了自己感染C肝的以下原因：自己沒有到不正規的醫院進行過牙科治療，沒有使用過非一次性注射器，更沒有做過紋身、紋眉、穿耳環孔……越查，她心裡的疑團就越大，自己到底是怎麼感染上C肝的？

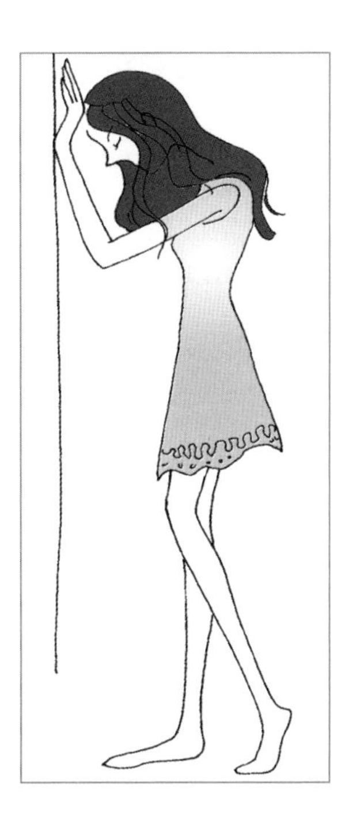

苦惱至極的李小姐四處求醫，一來為了看病，更重要的就是要解開自己如何感染上C肝這個謎，但大部分醫院的醫生問的也無非就是那幾個問題：你最近輸血沒有？到小診所看過牙沒有，等等，她逐一搖頭。就在心理壓力越來越大的時候，她遇到了一位臨床經驗十分豐富的醫生，聽完李小姐的敘述

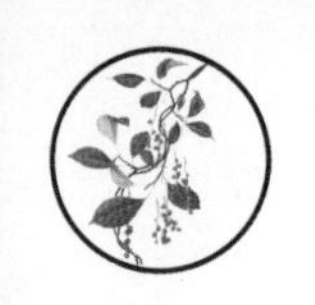

後，醫生思索良久，問李小姐：「你問問你媽媽，你小時候是否打過點滴？」李小姐一愣，馬上打手機問媽媽。媽媽告訴她，她在4歲的時候得過肺炎，為了增加她的抵抗力，給她打過點滴。終於找到原因了，李小姐4歲時打過的那次點滴，很可能就是患上C肝的「源頭」。「這怎麼可能，難道C肝病毒能在我體內生存21年，而我毫無症狀？」李小姐充滿了疑惑。肝病專家說明，幼年感染C肝病毒的人，有的要20年甚至30年後才有症狀。

C肝的高危險群及傳播途徑

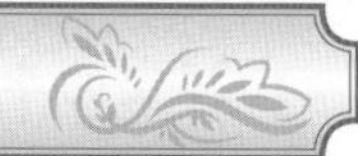

❶C肝的高危險群

凡是接受輸血及血製劑者、注射（尤其是靜脈注射）、吸毒者、血液透析及腎移植患者、C型肝炎家庭內接觸者、C肝孕婦所生嬰兒等，均是C型肝炎的易感人群。此外，醫務人員、實驗室工作人員、處理血或血製劑者，其C肝的發病率也較高。

❷C肝的傳播途徑

C型肝炎的傳播途徑很多，主要透過血液傳染，也可由靜脈注射、使用不潔注射器、不潔性交、不潔輸血或經常接觸污染血液而傳染。另外，日常親密接觸、穿耳、紋身、共用刮鬍刀及指甲剪、針刺治療、血液透析、拔牙、內視鏡檢查、器官移植等也可傳染C型肝炎病毒。

下面我們逐一介紹C型肝炎病感染源：

❶輸血。來源不清的血液或者採用非法途徑獲得的血，如果沒有經過嚴格的檢查，那麼感染C型肝炎病毒的危險性就大大增加。因為C型肝炎病毒在正常人群中的感染率是比較高的。

❷母嬰傳播。假如懷孕的母親攜帶C型肝炎病毒，那麼在分娩的

過程中，嬰兒接觸了母親的血液，也會受到感染。

❸不潔性交。假如對象是C型肝炎病毒帶原者或患者，在沒有做好安全措施的情況下，很容易受到感染。

❹共用某些私人物品。假如你的親人或者妻子很不幸是C肝的帶原者或者患者，那麼應該避免共用牙刷或者刮鬍刀等。因為這些私人物品上面往往會黏附血液。

❺藥物濫用和注射毒品。假如您注射的針頭被其他人使用過，上面附著有其他人的血液，而那個人剛好是C型肝炎病毒帶原者，那麼自己便很容易會被傳染上。注射毒品和濫用藥物的人群的感染率要比正常人群高很多。

❻長期腎透析（洗腎）。尿毒症的患者需要長期透析來維持機體正常功能。假如共用的腎透析機器沒有經過嚴密消毒清潔處理而殘留了其他人的血液，那麼在接受治療的過程中，也會很容易受感染。

C肝，一個「沉默的殺手」

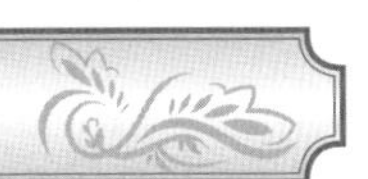

通常情況下，人們還不完全了解C型肝炎，實際上它比B型肝炎更凶險。近些年，一些肝病專家學者在《東方科技論壇》第89期，主題為「C型肝炎病毒（HCV）：感染模型與診斷技術」上說，**C型肝炎病毒造成肝硬化和肝癌的速度比B型肝炎快。因為C肝病毒變異快，迄今，全世界還沒有相應的疫苗。**

據了解，C肝病毒發現得稍晚，20世紀90年代左右才有C肝檢測方法。同時，C肝症狀非常隱匿，可在肝臟中「潛伏」20年左右，「悄無聲息」地吞噬肝臟的健康，很容易被患者忽略。多數患者常在疾病發展到晚期時才發現，以致錯過了最佳治療時機，甚至已經進展為肝硬化或肝癌。這也是為什麼C肝被稱為「沉默的殺手」的原因。隨著B型肝炎疫苗接種的普及，抗病毒藥物的推陳出新以及慢性B型肝炎的防治知識的普及，B型肝炎的防治正逐漸被大眾所熟悉。而其

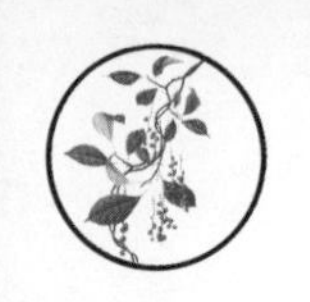

「同門師弟」慢性C型肝炎，一直以來未獲得充分的認識和重視。20年前，C肝病毒被發現；20年後，這個沉默的殺手「伏擊」了全球1.8億人，每年有300萬～400萬的新感染者，30萬人因為C肝而失去生命。

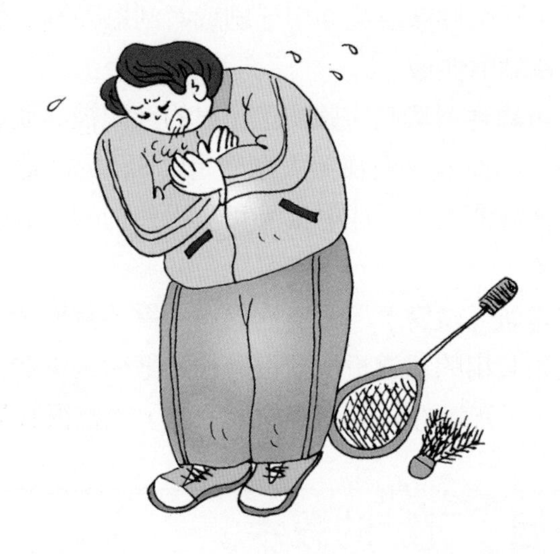

C肝和B型肝炎一樣，病毒慢性感染可導致肝臟慢性炎症及纖維化，對健康和生命危害極大。未經治療的C肝慢性炎症化率為50%～85%；感染後20年，一般人群肝硬化發生率為10%～15%；感染30年後，肝癌發生率為1%～3%；肝硬化患者中，肝癌每年發生率為1%～7%。

一項《C型肝炎認知調查》顯示，高達80%的被調查者選擇「接種疫苗」能夠預防C型肝炎，而事實上，C肝疫苗尚未問世。

此外，僅有1%的人對C肝的傳播途徑、預防措施等有正確的認識。調查中發現僅有5%的被調查對象進行過C肝抗體檢測。更有相當多的民眾認為C肝不可能治癒。在C肝高危險群中，對於「為什麼沒有進行C型肝炎檢測」，人們回答的首要原因是「沒有身體不適」。而即使是醫護人員，不少人對C肝也不甚了解。

溫馨提醒

與C肝的病情「隱匿」相比，C肝的治療進展卻非常「顯著」。最令患者安心的一點是，C肝病毒可以被徹底清除，也就是說，C肝可以被完全治癒。然而，在臨床中，卻有10%～15%的患者會發展成難治性的C肝。這除了與一些患者本身的病毒基因型有關外，不規範的治療也是關鍵因素。除此之外，有些患者的依從性不好，常常忘記打針，還有的患者是因為耐受不了干擾素的不良反應而中途停藥。所以，規範治療是關鍵。

干擾素：治療C肝好選擇

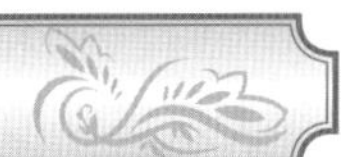

C肝是一種治療相當棘手的疾病，雖然治療C肝的干擾素有一定的療效，但臨床上常有反覆現象。治療C肝的干擾素停止後不久，病毒指標又恢復陽性，氨基轉移酶又再次升高。有些患者很苦惱，甚至喪失信心，而有的患者則認為治療C肝的干擾素無效，盲目相信庸醫的神話，放棄了抗病毒治療。這種作法是非常不明智的。

日常生活中，如何使用干擾素是人們普遍關注的問題，那麼對於治療C肝的干擾素你了解多少呢？很多人對於治療C肝的干擾素還不是十分的了解，下面我們一起來看看專家的介紹吧。

急性C型肝炎屬於治療C肝的干擾素的對象，及時治療可防止慢性化。所有慢性C肝患者，最好都有治療的機會，但目前只有一部分經過選擇的才適合採用治療C肝的干擾素。

干擾素治療C肝主要的適應證是易發展為肝硬化的高危患者，臨床上丙胺酸氨基轉移酶（ALT）持續或反覆增高、HCV-RNA陽性、肝穿刺活檢有匯管區或橋轉纖維化或至少有中等程度炎症和壞死。另一組ALT增高，肝穿刺活檢僅有輕度壞死炎症，沒有纖維化的患者，是否應立即治療，還不清楚，或許可以追蹤觀察，每隔3～5年再做一

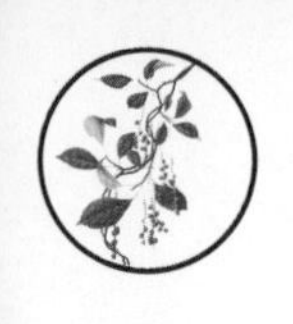

次肝穿刺活檢後決定。小於18歲和大於60歲的患者，不建議用干擾素治療C肝。

對於ALT正常的HCV感染患者，現有研究顯示採用治療C肝的干擾素不一定有好處，反而可引起ALT增高，故暫不予使用治療C肝的干擾素。有吸毒或酗酒者，需停止吸毒或禁酒6個月後才可選擇治療C肝的干擾素。慢性C肝合併HIV感染者，如病情穩定，臨床和免疫功能良好者，可按照上述的劑量和療程使用治療C肝的干擾素。

干擾素治療C肝是一種常用的方法，但是不是所有的人都適合用干擾素治療C肝呢？專家指出，使用干擾素治療C肝要根據患者的病情而定。患者如有嚴重憂鬱症的病史、血細胞減少、甲狀腺功能亢進、腎移植和自身免疫病，均應作為禁忌證，不能使用干擾素治療C肝。另外，到正規的醫院治療，可以確保治療的效果。

C肝的治療，目前尚缺乏特別有效的方法，干擾素是迄今為止發現的比較可靠的藥物。干擾素可使肝臟組織改變且明顯好轉，壞死與炎症浸潤緩解。

防止C肝傳播，切斷血傳播途徑

C型肝炎病毒跟其他病毒不同，急性感染後很少引發症狀，就算有也只是疲倦、胃口差等輕微的不適感，所以大多數感染者和患者因症狀表現隱匿，難以自察或被檢查發現，給傳染源的管理帶來很多困難；同時，目前還缺乏有效的疫苗來保護易感人群，因此，C型肝炎的預防主要依賴切斷傳播途徑。HCV經血途徑傳播，切斷傳播途徑主要是針對各種經血途徑傳播的方式。

❶加強對公眾的宣傳教育，使大家能夠充分了解HCV傳播的方式以及易感染人群；要教育靜脈注射者，使其了解不潔注射的危害，避免與他人任何方式的血液接觸；對護理人員、養老院工作人員進行宣傳教育，提高防止HCV傳播的意識；對可能與HCV傳播相關的各

行業工作人員，包括衛生事業管理人員、社會工作者和心理醫生等進行宣傳教育，發動大家共同關注、處理與HCV傳播有關的社會問題、醫學問題。

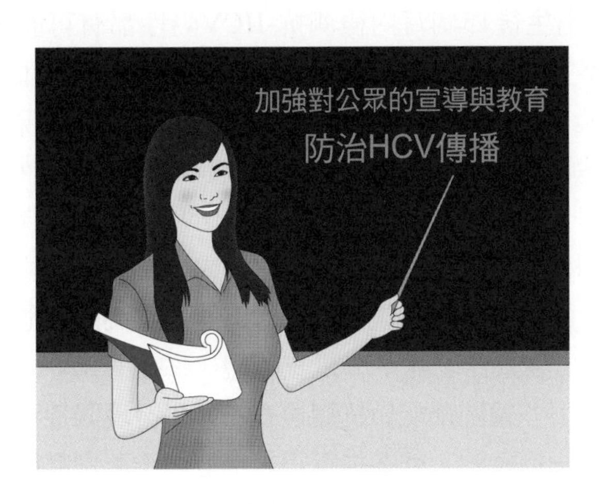

❷加強對捐血者和器官移植供應者的抗-HCV篩查，所有捐血人員和器官供應者必須經過抗-HCV篩查陰性才可以捐血或捐獻器官；所有用來製造血液製品的血漿、血液必須保證無HCV污染。

❸在醫療機構大力推行一次性注射器，一次性的侵入檢查和治療用品在用後必須銷毀；對非一次性的侵入性檢查治療器械、腔視鏡應徹底清洗、嚴格消毒；對於靜脈藥癮者，可以提供安全清潔的注射器，同時對藥癮者積極治療，解除其對藥品的依賴。美國在控制HIV感染時，針對靜脈吸毒者採取美沙酮治療、用過的針頭和注射器以舊換新、醫生處方和藥店出售注射器等措施使HIV傳播得到較好的控制，控制HCV的傳播也可借鑑該方法，使藥癮者能獲得清潔的注射器。

❹降低性傳播的危險性。男性HCV感染者的性伴侶應測定其HCV感染指標，多個性伴侶者則應該採用安全套來預防HCV的傳播；長期單個性伴間採用保險套可以降低HCV傳播的危險。

❺講究個人衛生，避免共用刮鬍刀和牙刷等衛生用品。

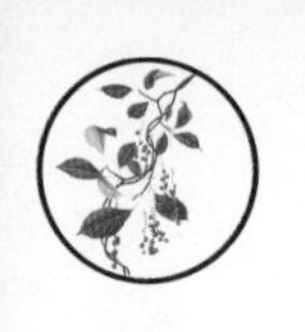

❻盡可能降低母嬰傳播的危險性，分娩時減少胎位的監測，縮短破膜後分娩時間有助於降低母嬰傳播的危險性。HCV陽性母親所生嬰兒應在出生後2～6個月間檢查兩次HCV-RNA或到15個月時檢查抗-HCV。在出生後15個月內檢測抗-HCV陽性都有可能是來自於母體。妊娠期不宜給予干擾素和利巴韋林治療。哺乳不傳播HCV。

❼定期檢查。C型肝炎的症狀不明顯，不容易被發現，有的患者可能出現氨基轉移酶升高，有的則根本沒有症狀，隱匿性相當強。在此特別提醒肝功能異常者、氨基轉移酶不明原因升高者、密切接觸者中已經有明確的C肝患者長期血液透析或經常有某些醫療行為，如打點滴、打針而又不是在正規醫院進行的等人群屬於高危險群，應該去做C肝檢測。該查什麼呢？一是查抗體，二是查RNA，三是查C肝的核心抗原。很多醫院都能做抗體檢查。如果發現陽性再去專科醫院進一步檢查，一旦確診，就要進行正規治療，千萬別輕而視之。要知道，控制C肝關鍵就在於早發現、早治療，忽視、淡漠是大忌。

❽調理飲食。飲食對於肝病患者非常重要，因為我們的所飲所食，都要經肝臟加工方能進一步代謝。因此，有必要掌握飲食上的「宜」與「忌」。一要忌酒，酒是肝病患者之大忌。眾所周知，酗酒者比一般人得肝病的可能性要大得多。不僅如此，那些在日常交際中飲酒較多的人，也容易引起肝臟的損害。因此，C肝患者最好能忌酒。二要少「脂」。脂肪，並不像有些人所認識的那樣一無是處，但不宜多。C肝患者應當將體重維持在正常範圍以內，對牛油、乳酪及其他乳製品，食用油、肉類、堅果、甜點等含脂較高的食物少吃為好。

第六節
肝炎，濫用藥物是罪魁禍首

藥物性肝炎及其臨床表現

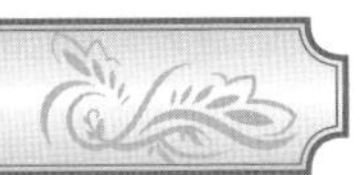

藥物性肝炎是指由於藥物或其代謝產物引起的肝臟損害，可引起急性肝炎、慢性肝炎、肝內膽汁瘀積、肝硬化等，有時可出現血管病變，甚至引起肝臟的良性、惡性腫瘤，嚴重的急性藥物性肝炎可引起暴發性肝衰竭。據臨床統計表明，藥物性肝損害的發生率僅次於皮膚黏膜損害與藥物熱。藥物性肝病可佔所有黃疸住院患者中的2%～5%，或「急性肝炎」住院患者中的10%，佔老年肝病患者中的20%以上。

藥物性肝炎的臨床表現不一，與損肝藥物的種類及引發肝病的機制不同有關。根據臨床症狀可以分為急性和慢性藥物性肝炎兩大類。

以過敏反應為主的急性藥物性肝炎，常表現為發熱、皮疹、黃疸、淋巴結腫大，伴有血清ALT、膽紅素和ALP中度升高，藥物接觸史一般在4週以內。

藥物引起的慢性肝炎與自身免疫性慢性肝炎的臨床表現相似，可能無任何症狀，但也可能嚴重至發生肝衰竭。生化表現與慢性病毒性肝炎基本相同，如血清ALT、γ-GT的升高，進而可導致肝硬化伴低蛋白血症及凝血功能障礙。

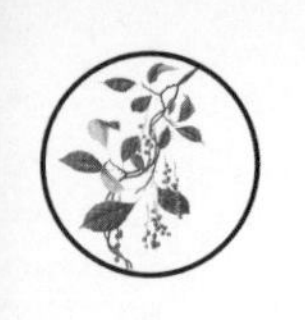

引起藥物性肝炎的藥物

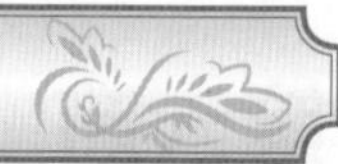

不少人因為自己懂些醫學常識，自行買藥服藥的作法，很可能造成意想不到的惡果——招來藥物性肝炎！引起藥物性肝病的藥物主要有：

❶中藥的濫用。很多人以為中草藥安全性高，毒副作用少，很少引起肝損害。可近年來中草藥所致的不良反應逐年增多，引起肝損害的病例也隨之逐年增多。這也可能與近年來大量開發中草藥製劑有關，例如治療肝炎常用的小柴胡湯中的柴胡，曾有調查顯示，40例服用小柴胡湯治療的患者，9例在用藥過程中出現氨基轉移酶升高及黃疸，肝活檢證實為急性肝損害，停藥後恢復。其中4例再次用藥後，重現肝損傷，說明小柴胡湯確能誘發急性肝炎。該方劑引起肝損傷的機制可能與柴胡或黃芩的原漿毒有關。

可見，服用中藥要去正規醫院辨證論治，不可以過服、濫服，否則反而危害健康。

❷補藥的濫用。補藥是人們對維生素及其他營養藥、補血藥或某些中藥補益藥的俗稱。人體對於這些藥物的需要大都有一定限度，過量可能會增加身體負擔而致病。

❸解熱鎮痛藥的濫用。由於是非處方藥，濫用現象相當普遍。

❹抗生素的濫用。目前仍相當普遍。

❺荷爾蒙及其他藥物的濫用。可導致內分泌紊亂，自身相應腺體功能衰退等不良後果。

藥物性肝炎的治療原則

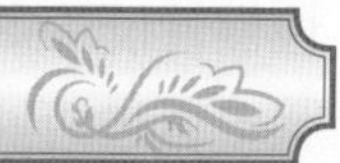

發現有藥物性肝炎，立即停用相關或可疑的藥物是最關鍵的步驟，通常情況下，藥物反應的發生在開始服藥後的5～90日，停藥後8日血清氨基轉移酶下降50%應考慮與該藥有關。較嚴重的藥物性肝

病的治療原則是保護肝臟功能、減少肝臟負擔、預防併發症發生及對症處理。方法包括臥床休息，給予高蛋白、含豐富的維生素B群、維生素C的飲食，確保足夠的能量供應，黃疸較深者應靜脈滴注高濃度葡萄糖、維生素C，維持電解質平衡，並使用護肝退黃藥如苦黃、茵梔黃注射液及門冬酸鉀鎂等。併發暴發性肝衰竭者，應按重型肝炎治療原則處理。

治療肝炎的常用藥飲推薦

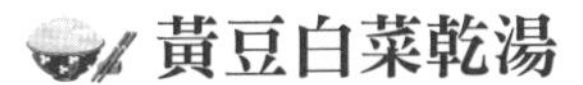

黃豆白菜乾湯

【原料】黃豆60克，白菜乾45克，茵陳30克，鬱金9克，梔子、柴胡、通草各6克。

【作法】黃豆與白菜乾煎湯飲服，早、晚另煎服茵陳等5味中藥服。

【功效】疏肝理氣，褪黃。適用於病毒性肝炎。

當歸燉母雞湯

【原料】當歸、黨參各15克，母雞1隻，蔥、薑、料理酒、鹽各適量。

【作法】將母雞去內臟，洗淨。將當歸、黨參放入雞腹內，置砂鍋內，加水，下蔥、薑、料理酒、鹽各適量。砂鍋放大火上燒沸，改用小火燉至爛。吃肉飲湯，分次吃完。

【功效】補血強體。適用於肝脾血虛之慢性肝炎和各種貧血。

田螺黃酒湯

【原料】大田螺10～20個，黃酒半小杯。

【作法】田螺放於清水中漂洗乾淨，搗碎去殼，取螺肉加入黃酒拌和，再加清水燉熟。飲其湯，每日1次。

【功效】清熱利濕，通便解毒。用治濕熱黃疸、小便不利及水腫。

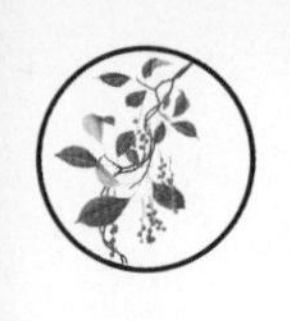

三根湯

【原料】白花蛇舌草、白茅根各15～30克，夏枯草12～15克，甘草6～12克，板藍根、山豆根各10～15克。

【作法】水煎服，每日1劑。

【功效】疏肝理氣，治慢性B型肝炎。

黃芩鱉甲湯

【原料】黃芩12克，鱉甲15克，丹參18克，柴胡、白芍藥、三稜、甘草、佛手、鬱金、法半夏、太子參各9克，生薑3片。

【作法】水煎服。

【功效】扶正補虛，治慢性肝炎。

米醋鮮豬骨飲

【原料】米醋1000CC，鮮豬骨500克，紅、白糖各120克。

【作法】共煮，不加水，沸後30分鐘取出過濾，成人每次服30～40CC。

【功效】清熱利濕，治急性、慢性傳染性肝炎。

茵陳黃耆湯

【原料】茵陳、黨參、黃耆各30克，冬瓜皮、木通各15克，茯苓、當歸各12克，熟附子、雞內金、枸杞、乾薑、白朮、澤蘭各10克，石菖蒲6克。

【作法】水煎服。每日1劑。

【功效】疏肝理氣，治黃疸型肝炎。

芍藥大黃湯

【原料】赤芍藥30～60克，大黃10～30克，茵陳30克，板藍根30克，澤蘭、車前子各15克，鬱金12克。

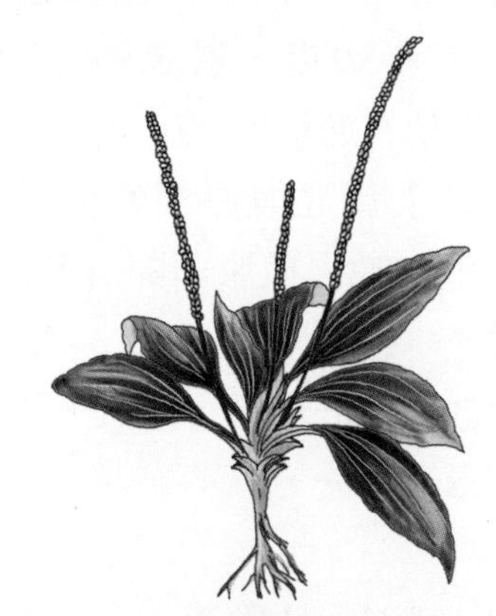
車前子

【作法】加水煎沸15分鐘，濾出藥液，再加水煎15分鐘，去渣，兩煎所得藥液兌勻，分服，每日1劑。

【功效】解毒補虛，治高黃疸肝炎（其中有急性重症肝炎、慢性重症肝炎、瘀膽型肝炎、急性黃疸型肝炎）。

茵陳蒿白鮮皮湯

【原料】茵陳蒿、白鮮皮各30克。

【作法】加水煎2遍，去渣，分服。每日1劑。

【功效】理氣解鬱，治黃疸型肝炎。

薏仁根湯

【原料】薏仁根適量。

【作法】加水煎湯，頻頻飲服。

【功效】理氣解鬱，治黃疸型肝炎。

黃耆舌草湯

【原料】黃耆、白花蛇舌草、女貞子各10～15克，生大黃、龍膽草各3～5克，虎杖5～10克，豬苓12～15克，淫羊藿、雞骨草、菟絲子、鹿銜草各6～12克，生麥芽12～20克。

【作法】隨症加減，水煎服，每日1劑。

【功效】理氣解鬱，治B型肝炎病毒帶原者。

虎杖根五味子湯

【原料】虎杖根500克，北五味子250克，蜂蜜1000CC。

【作法】將虎杖根、五味子洗淨，用砂鍋加水浸泡半小時，水量以浸沒藥物為準，中火煎沸後，改用小火煎半小時，等剩下1大碗藥液時，濾出頭汁；再加水2大碗，煎2汁，約剩下1大碗藥液時，濾出，棄渣；最後將頭、二汁及蜂蜜一起倒入大砂鍋內，小火煎沸5分鐘後，離火，冷卻，裝瓶，蓋緊，每日3次，每次1匙，飯後開水沖服，2個月為1個療程。

【功效】本方柔肝解毒，去疹止痛，利濕。適用於慢性肝炎。

金錢草山楂湯

【原料】金錢草、山楂、草河車、車前子（包）、澤瀉、何首烏、薏仁各12克，牡丹皮、丹參、生地黃、黃精、草決明、白花蛇舌草各15克，桑枝30克，大黃炭、桃仁各10克，生黃耆5克。

【作法】水煎服，每日1劑，分2次服。

【功效】清除裡邪，扶正補虛，

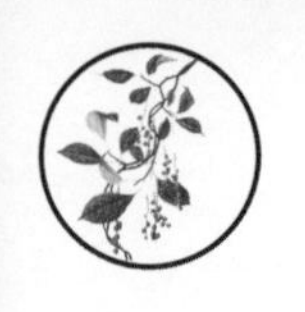

調理氣血。治慢性B型肝炎。

柴胡茵陳湯

【原料】柴胡、當歸、莪朮、黨參、茯苓、炒白朮各9克，黃耆、茵陳、丹參、女貞子各20克，板藍根、五味子各15克。

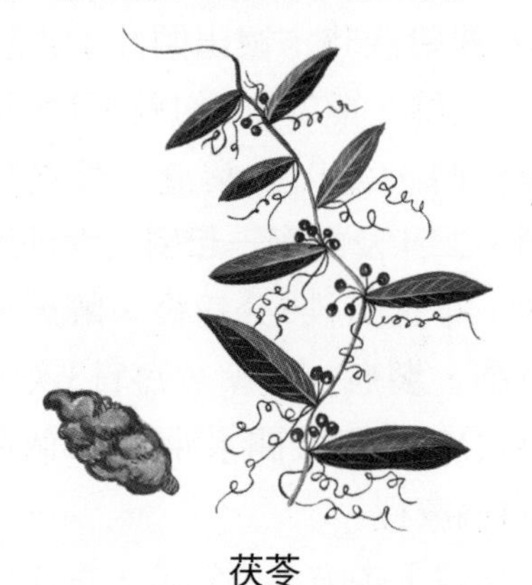

茯苓

【作法】水煎服，每日1劑。頭煎、二煎藥液相混，早、中、晚分3次服。亦可共碾為末，蜂蜜為丸，每丸重9克，日服3丸。

【功效】本方功能疏肝解鬱，活血化瘀，清解袪邪，培補脾腎，可主治慢性、毒性肝炎及早期肝硬化、肝脾大、肝功能異常等。

肝炎患者：勿貪口欲，飲食有宜忌

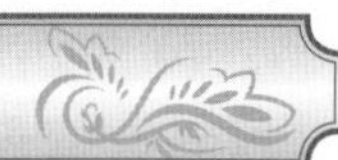

對肝病患者的飲食調養，應特別注意蛋白質、醣類、維生素及脂肪的供給量。具體來說，肝炎患者的飲食應注意以下幾點：

❶**熱量適宜，忌過高。**高熱能量可增加肝臟負擔，加重消化功能障礙，影響肝功能恢復，延長病程。而熱能過低會增加體內蛋白質的耗損，不利於肝細胞修復和再生，故肝炎患者熱能供給需要與其體重、病情及活動情況相適應，盡可能保持熱能吸收平衡，維持理想體重。一般成人以每日給予2000～2500千卡熱量為宜。肥胖患者應根據體重、有無發熱及病情輕重做適當調整，以防影響肝功能的恢復。

❷**高蛋白質、低脂肪、適量醣類（碳水化合物）飲食。**它們的

熱量分別是總熱量的17%、22%、61%左右。供給足量優質蛋白可提高酶活力，改善機體免疫功能，增加肝糖原儲存，改善肝細胞脂肪變性，有利於肝細胞修復和肝功能恢復。以優質植物蛋白為主，大豆蛋白質中含支鏈胺基酸較多，與動物蛋白混用，更能發揮其互補作用和減少氨的來源。食用大豆以豆漿為宜，因整粒熟大豆的蛋白質消化率僅為65.3%，而加工成豆漿可達84.9%。

❸供給豐富的多種維生素食物。維生素與肝病有密切關係，多種維生素儲存於肝臟內，且直接參與肝內生理生化代謝。嚴重肝病患者，維生素吸收發生障礙，可引起維生素C、維生素B_1、維生素B_2、維生素K、維生素E、維生素A等缺乏。增加維生素的供給量，有利於肝細胞的修復，增強解毒功能，提高機體免疫力，必要時可用複合維生素製劑補充。

❹低鹽。根據患者情況，特別設計加工烹調，提高食物的色香味形來促進患者食欲，並使之易於消化吸收。一日總低納鹽量不應超過10克。

❺烹飪方式以蒸煮為宜。忌用油煎炸食品，少吃炭燻烤肉食，過於油膩的食物及有強烈刺激性的調味品如辣椒、胡椒等應限量。

❻要少量多餐。每日可進食4～5餐。

❼低脂清淡飲食。肝炎患者膽汁合成的分泌較少，脂肪消化和吸收功能減弱。因此，脂肪供給過多時會出現脂肪瀉，而供給量太少會影響患者的食欲和脂溶性維生素的吸收。脂肪供給一般佔總熱量的20%左右，以植物油為主。

❽嚴禁飲酒。飲酒後攝入的乙醇（酒精）80%經胃和小腸吸收，90%～98%在肝臟被氧化成乙醛，乙醇（酒精）和乙醛對肝臟均具有損傷作用，可引起一系列的代謝變化，如高尿酸血症、低血糖症、酸中毒、脂肪肝和高血脂症，加劇了肝臟的代謝紊亂，加重了肝細胞病變，進而可形成乙醇（酒精）性脂肪肝、乙醇（酒精）性肝炎和乙醇（酒精）性肝硬化。乙醇（酒精）中毒又可造成人體細胞免疫功能低下，影響病毒性肝炎（尤其是B型和C型病毒性肝炎）患者清除病毒

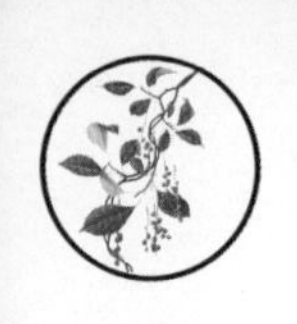

的能力，使疾病遷延而不易治癒，發展成慢性肝炎和肝炎後肝硬化。乙醇（酒精）還可能是一種輔助致癌物質，若再有B型或C型肝炎病毒感染，可能還會導致肝細胞癌。因此，病毒性肝炎患者應禁止飲酒。

❾飲食有規律。肝病患者不應有飽脹的感覺，切忌暴飲暴食，一定要根據自己的正確分析選取合理、適量的飲食。

肝炎患者用過的餐具宜消毒

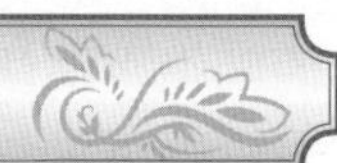

肝炎病毒具有很強的傳染性，肝炎患者用過的餐具上，可能感染了病毒，而這些病毒用清水是很難除掉的。因此為了避免再次感染，肝炎患者必須把餐具消毒，而一般採用消毒的方法有二種：

❶煮沸法。把餐具放入水中煮沸1分鐘，可使肝炎病毒失去傳染性。

❷化學消毒法。把餐具放入含有十二烷基磺酸鈉和氯酸鈉的洗液中浸泡10分鐘，之後用清水洗淨也可使肝炎病毒死亡。

第七節
肝硬化，並非不治之症

肝硬化的特點及症狀

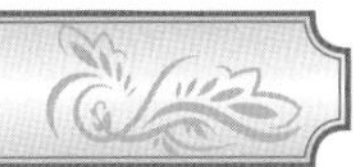

肝硬化是一種常見的由多種原因引起而影響全身的慢性疾病。其病理特點為肝細胞變性、壞死與再生，纖維組織增生，使肝臟逐漸變形、變硬，故名肝硬化。

肝硬化以20～50歲男性多見，發病多與病毒性肝炎、嗜酒、某些寄生蟲感染有關。按病因分類，肝硬化可分為七類，即肝炎後肝硬化、血吸蟲病肝硬化、乙醇（酒精）性肝硬化、膽汁性肝硬化、循環障礙性肝硬化、代謝障礙性肝硬化以及原因不明的肝硬化等。

據臨床研究發現，在肝硬化的病例中，有肝炎或黃疸病史者占4%～12%。在非血吸蟲病流行地區，傳染性肝炎是形成肝硬化的重要原因。

肝硬化早期，大部分健康的組織尚能夠應付日常代謝活動的需要，所以不容易發生不適的症狀。只有當肝損害超過70%的時候才會出現顯著症狀，因此肝硬化的進展往往是默默進行的，不容易早期發現。但是，肝硬化進展的時候仍然會露出以下一些「蛛絲馬跡」，認識了肝硬化的這些「蛛絲馬跡」，就能有效地

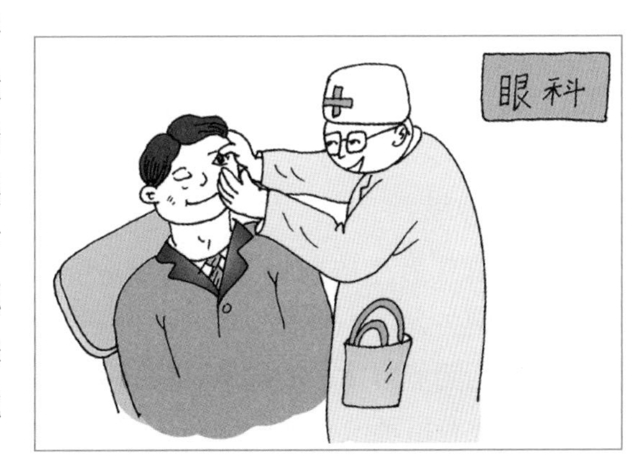

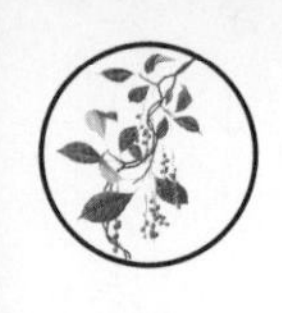

做到對肝硬化的早診斷、早治療。

❶黃疸

患者的鞏膜（眼白）或皮膚發黃，醫學術語稱為黃疸。肝硬化患者半數以上可出現這種體徵，一般程度較輕。這是由於肝硬化時膽汁不能正常排出，血中膽紅素增多所致。若黃疸驟然升高或重新出現，均表示肝細胞有破壞，應注意重視。

❷臉消瘦、面黝黑

三分之一以上患慢性肝炎或肝硬化的患者，其面部、眼眶周圍皮膚較病前晦暗黝黑，面容消瘦枯萎，臉頰有小血管擴張，口唇乾燥，這就是「肝病面容」。這是由於肝功能減退，導致黑色素生成增多所致。

❸蜘蛛痣

肝硬化患者常在面部、頸、胸、肩、前臂及手背等處出現一些擴張的皮膚小動脈，周圍有向四周輻射的樹枝樣細小分支，形態像一個個小蜘蛛，呈鮮紅色，用筆尖、大頭針或細棒一端壓迫痣的中心點，可使痣及其周圍分支消失，這就是蜘蛛痣。這也是由於肝功能減退之故。蜘蛛痣的出現，一般雖可作為慢性肝炎或肝硬化的特徵，但也並不是完全絕對。正常婦女月經期間或妊娠時，約40%也可見蜘蛛痣；另外，飽經風吹日曬、經常飲酒、維生素B群缺乏、類風濕關節炎患者，以及少數健康人也可見到蜘蛛痣。

❹朱砂掌

與蜘蛛痣發生機制相同的表現是肝掌，就是指手掌連接大、小拇指的兩側（大、小魚際）發紅，細觀有許多紅色斑點，有的呈斑塊狀，紅白相間無規律，如局部加壓會變蒼白，放鬆後恢復原狀。有時患者腳底也有這種改變。因其發紅又稱「朱砂掌」。

❺乳房脹、睪丸縮

肝臟對人體血液中性激素的平衡發揮重要的作用。由於肝硬化時雌激素增加，雄激素減少，男性可見乳房異常增大、脹痛，睪丸萎縮。對女性來說，肝硬化時性激素紊亂，也會引起月經紊亂、乳房縮小、陰毛稀少等。

❻出血點、發低熱

肝硬化患者常常有出血傾向，可出現反覆鼻出血，刷牙時牙齦出血，皮膚出現出血點或瘀斑，嚴重者為血腫。這是肝硬化時肝臟合成各種凝血因數及凝血酶的功能減低，脾功能亢進引起血小板減少等多種原因導致的結果。肝硬化晚期常有發熱表現，熱型不定，以低、中度發熱為主，多在37.5～38.5℃之間。這種發熱使用抗生素是無效的，只有在肝病好轉時方能消退。若出現持續高熱，多數顯示有併發症存在，不可忽視。

❼腹水現、靜脈張

肝硬化患者往往會出現腹水。一般來說，腹水量越大，反覆次數越多，預後越不好。肝硬化出現腹水的原因很多，對肝硬化腹水應認真查找原因，採取積極治療措施，一旦併發自發性腹膜炎，預後極其凶險。腹壁皮下血管一般是看不見的，但隨著肝硬化的進展，可出現不同程度的腹壁靜脈曲張。可見以臍為中心，周圍淺靜脈突起擴張，形似蚯蚓狀，向四周放射性分布，以上腹壁多見。其原因是門靜脈高壓，瘀滯在門靜脈的血液，另找出路流回心臟，而腹壁靜脈就是其中的一條途徑，故引起腹壁靜脈曲張。

總之，如果出現以上表現應儘早去醫院就診，以明確診斷，制訂進一步治療方案。

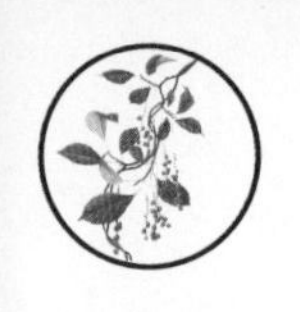

導致肝硬化的七大原因

肝硬化的病因很多，而且具有地區差異性，在歐美以乙醇（酒精）性肝硬化多見，在亞洲、非洲則以肝炎後肝硬化多見。

❶病毒性肝炎

病毒性肝炎是導致肝硬化的最重要的原因。目前常見的五型肝炎中，A型肝炎和E型肝炎通常不會發展為肝硬化。慢性B型肝炎與C型肝炎、D型肝炎易發展成肝硬化。急性B型肝炎病毒感染者有10%～20%發生慢性肝炎。急性C型肝炎約一半以上患者發展為慢性肝炎。D型肝炎病毒依賴B型肝炎病毒方能發生肝炎，一些患者發展為肝硬化。

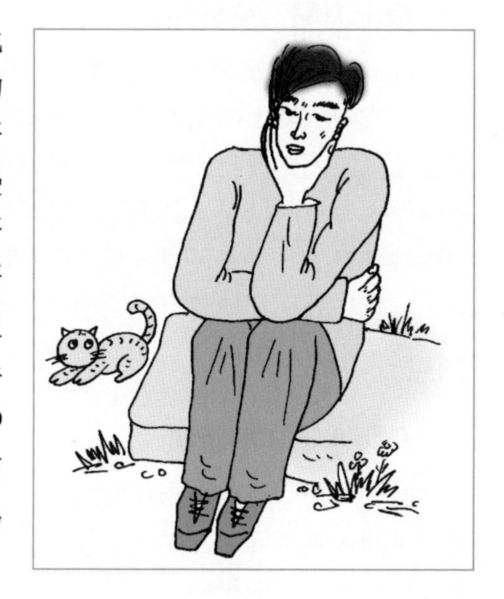

❷慢性乙醇（酒精）中毒

酒精性肝病是西方國家肝硬化的常見原因。其發病機制主要是乙醇（酒精）中間代謝產物乙醛對肝臟的直接損害。長期大量飲酒導致肝細胞損害，發生脂肪變性、壞死、肝臟纖維化，嚴重者發展成肝硬化。乙醇（酒精）性肝硬化是酒精性肝病的末期表現，肝硬化一旦形成後，則不能逆轉。不過，並非所有的豪飲客都會發展成為肝硬化。在長期大量飲酒的人當中，最終罹患乙醇（酒精）性肝硬化者不到20%。這是因為，乙醇（酒精）性肝硬化形成的原因是多因素的，這些因素至少包括飲酒方式及乙醇（酒精）濃度、機體的免疫、營養、遺傳、性別、是否併發病毒性肝炎等。

❸寄生蟲感染

由於血吸蟲卵及其毒性物質的刺激，引起肝臟匯管區周圍結締組織增生，導致肝臟纖維化和門靜脈壓力增高。在感染的急性期給予殺蟲治療，則可阻遏肝硬化的形成；在慢性期給予殺蟲治療，可減輕肝硬化程度。但如不進行治療，則患者進入血吸蟲性肝硬化階段。另外，在中國廣東等地區，由於吃生魚片習慣而感染流行的華支睾吸蟲病（肝吸蟲病），如果治療不及時，也可發生肝硬化。

❹膽汁瘀積

長期慢性膽汁瘀積，導致肝細胞炎症及膽小管反應，甚至出現壞死，也會形成膽汁性肝硬化。

❺遺傳和代謝疾病

由遺傳性和代謝性的肝臟病變逐漸發展而成的肝硬化，稱為代謝性肝硬化。比如先天性銅代謝異常導致的肝豆狀核變性。

❻藥物性或化學毒物因素

長期服用某些藥物，如雙醋酚汀、辛可芬、甲基多巴等，或長期接觸某些化學毒物，如四氯化碳、砷、磷等都可引起中毒性肝炎，進而發展為肝硬化。

❼其他

α_1抗胰蛋白酶缺乏、糖原儲積病、酪胺酸代謝紊亂、慢性充血性心力衰竭、慢性縮窄性心包炎和各種病因引起的肝靜脈阻塞綜合症以及長期營養不良、營養失調等都會引發肝硬化的發生。

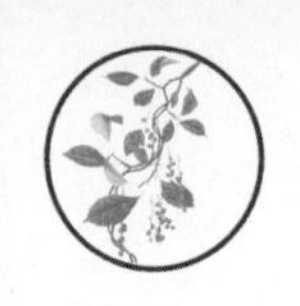

判斷肝硬化的六大依據

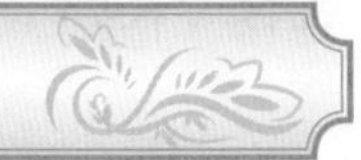

肝炎患者發生肝硬化的判斷依據有以下幾方面：

❶肝功能減退的症狀

體重減輕、乏力、面部消瘦、無光澤、厭食及腹脹、雙下肢水腫，晚期還會出現中毒性腸麻痹，男性可出現性欲減退、乳房異常腫大，女性有月經不調、閉經等。

❷門靜脈高壓症的臨床表現

紅血球、白血球、血小板等末梢血細胞減少、腹壁靜脈曲張、痔核靜脈形成、腹水及胸腔積液出現等。

❸腹腔鏡檢查或由於其他疾病開腹部手術探查

肝臟縮小，呈暗紅色，表面有結節形成。

❹肝臟組織病理

肝臟瀰漫性纖維化伴肝細胞再生結節形成和假小葉形成。

❺內鏡檢查

出現食道胃底靜脈曲張及門靜脈高壓性胃病、結腸靜脈曲張等。

❻超音波檢查

肝臟縮小，脾臟增大，肝包膜呈鋸齒狀，肝內組織不均，發現有結節形成，肝臟血流量減少，流速減慢，門靜脈增寬。

肝硬化可能出現的併發症

在肝硬化後期，由於肝功能受損及長期的門靜脈高壓症，患者常常產生一系列的併發症。這些併發症往往非常嚴重，甚至是致命性的。常見的併發症有以下幾種：

❶門靜脈高壓症

肝硬化時，因纖維組織形成，肝小葉結構破壞，門靜脈血液受阻，導致來自胃、腸、脾等處的血流大量瘀滯在門靜脈內，使門靜脈壓力增高，達到一定程度後形成門靜脈高壓症。

❷消化道出血

消化道出血是最常見的併發症，通常出血量大，表現為突發性大嘔血或排大量黑色大便，部分患者先有頭暈、心悸、乏力、口乾、黑蒙（視物不清）或暈厥，常引起休克或誘發肝性腦病（舊稱「肝昏迷」），死亡率很高。

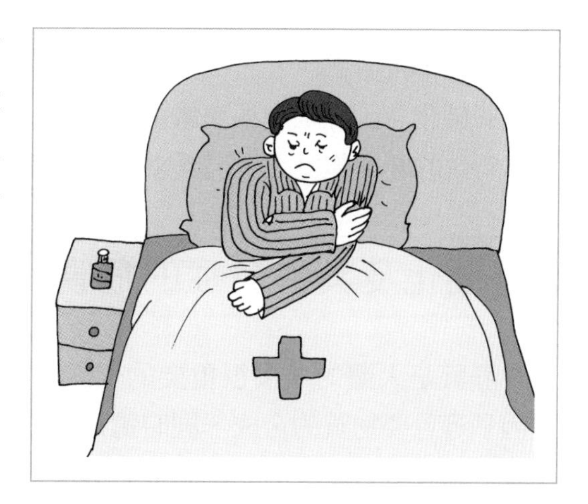

值得注意的是，有些體質較強壯的患者，大出血時的早期症狀不很明顯，常造成患者甚至醫生的疏忽。

❸肝性腦病

蛋白代謝產生的氨是誘發肝性腦病的原因之一。因肝硬化對氨的代謝清除發生障礙，體內蛋白代謝產生的氨或因一次攝取大量的蛋

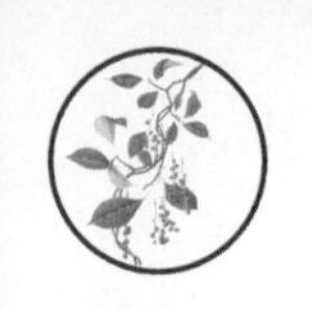

白質食物在體內產生的氨，使血液中的氨濃度增高，都會引發肝性腦病。

❹自發性細菌性腹膜炎

因肝臟解毒功能障礙，機體免疫功能減退，經腸壁進入體內的細菌、毒素不能有效地被清除，就會形成菌血症，再入腹腔後，形成自發性細菌性腹膜炎，嚴重時甚至導致難治性腹水及腹痛等症狀。

❺腹水和水腫

血漿白蛋白主要在肝臟內合成，肝硬化患者因肝功能嚴重受損，致使蛋白合成障礙，出現低蛋白血症，當蛋白減少到一定程度時，就會出現胸腔積液、腹水及兩下肢水腫。

❻肝癌

肝硬化時因肝細胞損壞嚴重，出現大量肝細胞增生來代償肝臟功能，新生的肝細胞會因出現異常增生而發罹癌變。

肝硬化及其併發症的危害

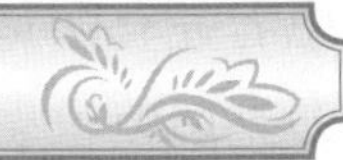

肝臟是人體的一個很重要的代謝器官，它不僅參與蛋白質、凝血因子等重要物質的合成，同時還是人體的「解毒工廠」。肝硬化的出現，意味著有廣泛的肝細胞受到破壞，必然會使肝臟的生理功能減退，而且隨著病情的加重，這種程度也會越嚴重。

在肝硬化初期，即肝功能代償期，患者的症狀和體徵均較輕微，肝功能檢查可能僅有輕度異常。當肝硬化發展到一定程度之後，進入肝功能失代償期，患者會出現食欲下降、消瘦乏力、腹瀉、腹痛、鼻出血、發熱、牙齦出血、黃疸、腹壁靜脈曲張、脾大、腹水等種種體徵。

肝硬化的併發症對患者有很大的威脅。

第一，會引發上消化道大出血，常因肝硬化引起肝門靜脈高壓、食道胃底靜脈曲張。當受到粗糙食物、化學物質或腹內壓升高等因素刺激時，曲張的血管極易破裂，引發大出血。

第二，會發生腹水、自發性細菌性腹膜炎。

第三，引發肝性腦病和肝腎綜合症、腎衰竭。

這些併發症預後極差，是造成肝硬化患者死亡的重要原因。最後，肝硬化患者脾功能亢進，機體免疫功能減退，加之門靜脈間側支循環的建立，增加了感染微生物的機率，所以容易發生支氣管炎、肺炎、腹膜炎、膽管感染等。

肝硬化患者的常規檢查

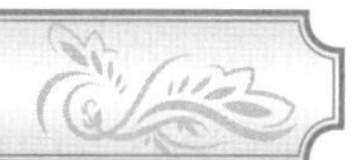

肝硬化患者的常規檢查包括以下幾方面：

❶血液常規檢查

肝功能代償期，血液常規多在正常範圍。在失代償期，由於出血、營養失調和「脾亢」等因素，可有不同程度的貧血。「脾亢」還可致白血球及血小板降低，其中以血小板降低尤為明顯。

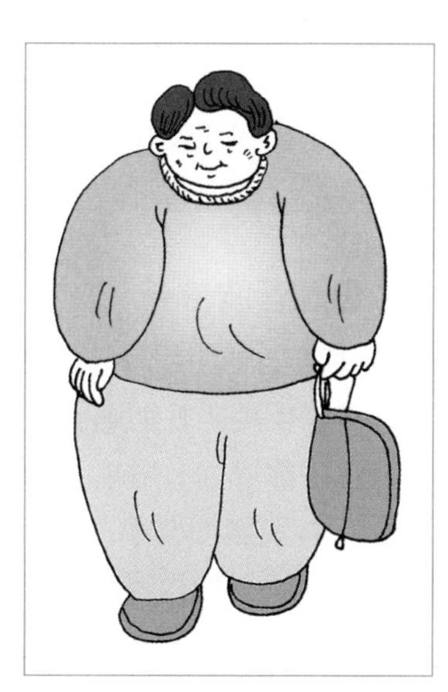

❷肝功能檢查

肝硬化患者可見ALT增高、膽紅素增高、膽汁酸增高、白蛋白低於正常，而球蛋白則往往增高。

膽紅素明顯升高多表示肝細胞嚴重損害。該指標是判定患者預後的一個重

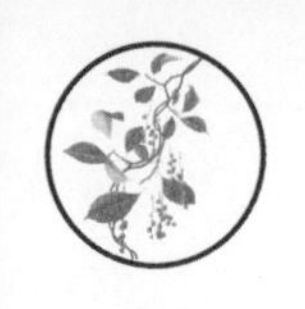

要參數。血清氨基轉移酶的升高在肝硬化患者多為輕度至中度。

白蛋白的減少是肝硬化的重要徵象。若肝硬化患者白蛋白低於30克/升，經治療後不回升或下降至20克/升以下，是預後不良的指標。球蛋白在肝硬化患者的顯著增高表現為A/G（白蛋白/球蛋白）比值下降，甚至出現倒置。當然，這種倒置一定要有人血白蛋白的絕對值下降才有意義。

❸尿常規檢查

肝功能代償期，尿常規一般無明顯變化。在失代償期，尿中可出現蛋白和管型。尿膽素原增加，因為肝臟不能將來自腸道的膽素原轉變為直接膽紅素；另外，由於側支循環的建立，膽素原可直接進入體循環而從尿中排出。少數患者可有「血尿」（多為鏡下血尿），伴有黃疸時，尿中膽紅素亦可增加。

❹腹水檢查

一般肝硬化患者的腹水為淡黃色滲出液，如果為併發原發性或繼發性腹膜炎，則腹水為滲出液：透明度降低，密度增高（大於1.018），若血中白蛋白濃度太低，則密度可能小於1.018，甚至小於1.016，細胞總數增多，蛋白定性陽性，細菌培養可能陽性。

如果發現血性腹水，應注意是否併發了結核性腹膜炎（腹水白血球中以淋巴細胞為主）或原發性肝癌（腹水中可發現癌細胞）。

❺超音波檢查

肝硬化早期超音波檢查肝臟形態可無明顯變化，或肝臟有所增大，邊緣變鈍。晚期則肝臟縮小，邊緣呈鋸齒狀改變，表面不光滑，肝實質回聲增強，增粗，不均勻。典型的肝硬化患者的超音波大體表現為肝右葉體積變小，肝左葉體積變大。門靜脈高壓時，門靜脈增寬，門靜脈主幹內徑大於1.2公分；脾靜脈內徑大於0.8公分，可探及脾大，或脾臟厚度增加，其厚度大於4公分。彩色多普勒攝影儀（常簡稱超音波）時，可見門靜脈周圍彩色斑點樣改變。並可透過血流速度和阻力測定估計病情的發展。超音波檢查所見雖然多為非特異性徵象，但對於肝硬化患者具有重要的價值，可以了解有無腹水，有無肝癌之類的佔位病變存在。肝癌是肝硬化的一種嚴重併發症，借助超音波早期診斷肝癌，有利於早期採取治療措施。

❻內視鏡檢查

透過電子（或纖維）食道鏡或胃鏡檢查，可直接觀察並明確食道或胃底有無靜脈曲張及了解其曲張的程度與範圍，有助於上消化道出血的鑑別診斷。此檢查診斷靜脈曲張的準確率高於X光檢查。目前，在很多情況下，內視鏡用於上消化道出血的治療（詳見後述），即時止血率可達95%以上。

❼腹腔鏡檢查

對於臨床表現不明顯的肝硬化病例，透過腹腔鏡檢查可直接觀察到肝臟表面的情況而確診。在代償期或失代償期肝硬化的患者中均可見到肝表面淋巴管擴張。在肝表面噴灑靛樣紅顏料，可以判斷肝臟纖維化的程度，肝實質內膠原纖維越多，肝表面附著顏料的範圍越廣。此外，在腹腔鏡直視下還可以取出肝組織做病理檢查，其診斷價值高於在體外進行的盲目性肝穿刺，但安全性並不比後者高。

❽CT或MRI檢查

對於超音波鑑別有困難的疑難病例，可以考慮採用CT（斷層掃瞄），甚至核磁共振成像（簡稱MRI）檢查。但是，CT或核磁共振檢查有一定的放射性損傷，所以，一般不作為肝硬化的常規檢查。但CT與MRI具有解析度高的優點，不僅有利於篩查是否存在肝癌，也可從影像學角度判定有無肝硬化。在肝硬化時，CT檢查可發現肝臟各葉大小比例失常、肝密度降低、肝內結節、脾大及側支循環。

MRI與CT相似，但對肝內結節的顯示優於CT。故在對血管瘤、

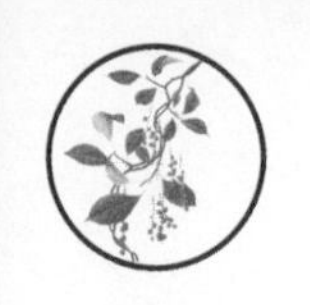

肝細胞癌變結節的鑑別診斷上優於CT。但由於MRI檢查比CT更為昂貴，目前用於肝硬化患者的影像學檢查主要是超音波，其次是CT。

❾肝活體組織檢查

在嚴格掌握適應證的情況下，採取肝活體組織做病理檢查，不僅有利於明確診斷，同時也可了解肝硬化的組織學類型、肝細胞損害和纖維結締組織形成的程度，有助於決定治療方案和判斷預後。當懷疑肝硬化患者併發肝癌時，在超音波或CT引導下進行局部穿刺取活組織病理學檢查，可以對佔位性病變做出定性。

早期肝硬化的診斷與治療

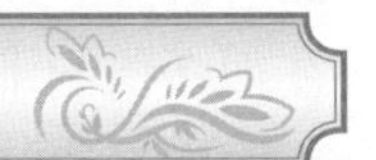

一、代償期肝硬化的判斷依據

❶食欲減退並伴有腹脹：這是肝硬化患者較早出現的症狀之一。一個健康人平時每餐的進食量是相對恆定的，如果一個人在某段時期感到食欲下降，飯量減少，在餐前或進餐時感到噁心，見到油膩食物甚至聞到油膩的氣味時感到噁心；同時有腹脹感、大便狀爛等所謂「消化不良」的表現，則應儘早諮詢醫生。

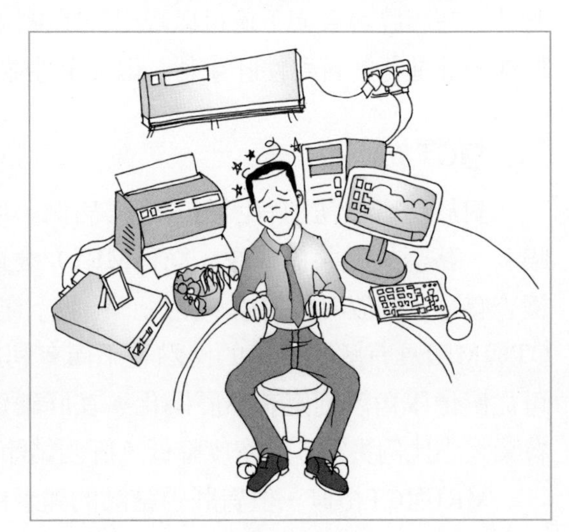

❷易疲勞：這也是肝硬化較早出現的症狀之一。一般人在一段時間內的工作壓力或精神壓力太大，是很容易產生疲勞感的，這不是病態，而是人體的正常反應。但是，如果一個人在一段時間內，

其工作強度與以前相似，又無太大的精神壓力的話，反而比以往更容易產生疲勞的感覺，應注意是否患了肝硬化。

❸**精神狀態變差**：健康的人應精神煥發，神采奕奕。如果忽然間自我感覺精神狀態不佳，如面容蒼老憔悴，頭髮乾枯失去光澤，在排除工作和精神壓力等主客觀因素後，應及早到醫院檢查，以排除肝硬化的可能性。

❹**正常體檢發現異常**：體檢時醫生發現患者肝脾大，醫生觸摸肝臟時患者感到肝區輕微的疼痛或肝臟偏硬等，都表示有早期肝硬化的可能。

❺**長期患有某些慢性病或致病因素**：一般最常見的肝硬化的病因是「慢性B型病毒性肝炎」。假如一個人長期有所謂的「大三陽」「小三陽」，儘管無任何不適感，也應該定期到醫院做「兩對半」及肝功能檢查。經常性的「大三陽」和氨基轉移酶輕度升高的患者，說明長期有肝功能損害，只是程度較輕而無感覺罷了。長久下去易導致肝硬化的產生。

長期大量飲酒、患有脂肪肝、經常接觸某些有毒物質（油漆、農藥等）的人員，都應定期到醫院檢查肝功能。因為這些引起肝硬化的因素並不少見，且易被忽視。

❻**不明原因的輕微黃疸或低熱**：少數肝硬化患者首發症狀是黃疸，在排除肝炎、膽結石等疾病時，應注意早期肝硬化的可能。早期肝硬化可能先有輕度的發熱，一般不超過38℃，出現此種情況時，除了應排除結核病、腫瘤等之外，亦應注意肝硬化的可能。

總而言之，肝硬化早期症狀並沒有特異性。假如某個人出現了上述症狀，並不意味著其就一定患有早期肝硬化，因為許多疾病都可以有類似的症狀。因而，一旦發現自己有上述症狀，及時去正規醫院就醫才是最重要的。

二、代償期肝硬化的診斷方法

❶血液化驗檢查發現肝功能輕度異常，尤其是血清蛋白電泳γ球

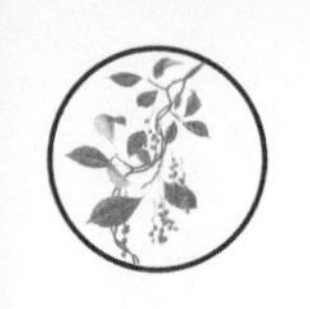

蛋白增高，單胺氧化酶同工酶、透明質酸酶、血清Ⅲ型前膠原肽增高等。後三個項目是反映肝纖維化的指標。

❷超音波檢查發現肝臟增大、密度增高，或同時有脾臟大。

❸長期患有慢性肝炎、接觸有毒物質後長期大量飲酒的患者，定期到醫院做有關檢查，多能早期發現。

❹有代償期肝硬化症狀之一者，在排除其他疾病的情況下，應考慮早期肝硬化。

❺必要時做肝臟穿刺檢查，此方法最為準確，但有創傷性，不作為常規檢查。

三、代償期肝硬化的治療原則

代償期肝硬化即早期肝硬化的治療重點是阻止肝功能進一步受損害，保護現有正常的肝功能。其治療應遵循以下原則：

❶**養成良好的生活習慣**：良好的生活習慣無論對肝硬化患者，還是對一個完全健康的人而言都是一條重要的保健之道。如早睡早起是一種良好的、有利於健康的習慣，對生活在城市中的患者來說尤其重要。中午小睡片刻也對健康很有利。

❷**保持健康樂觀的心情**：我們必須明瞭一點，早期肝硬化之所以稱為早期，說明還處在相對還算正常的水準，只要能阻止肝硬化的發展，那麼與正常人就沒有什麼不同了。因此，早期肝硬化患者不應該有任何心理負擔，而應保持健康、樂觀的心情，對防止肝硬化的加重是大有裨益的。

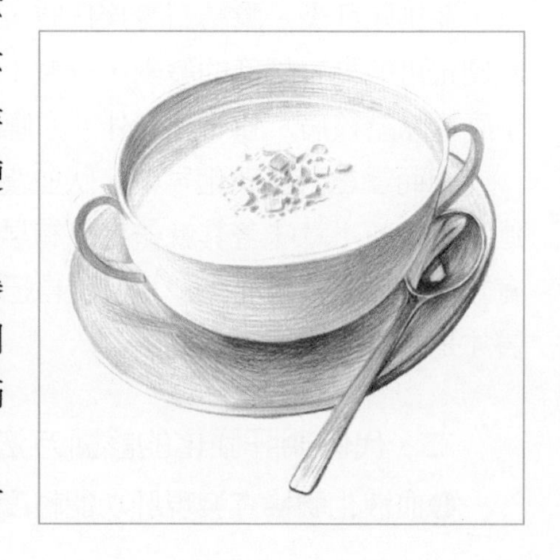

❸**飲食有規律**：避免暴飲暴食。有的人遇到喜慶之時，放開肚皮大吃一頓，當時可能會心滿意足，殊不知暴飲暴食對肝臟、胰腺以及全身其他重要器官是有

百弊而無一利的。其次，應該定時進食，肝臟亦有它自己規則的工作時間，不定時飲食則有可能干擾肝臟的工作規律，對肝臟不利。

❹注意飲食衛生：不吃過期變質的食品；冷藏的熟食物必須經過煮沸後再食用；進食水果前應洗淨雙手和水果，水果要用開水燙洗、削皮；養成飯前便後洗手的良好習慣。如果不注意飲食衛生，則增加了胃腸道感染的機率，直接或間接加重肝臟的損害。

❺加強體能訓練：早期肝硬化患者應該規律進行體能訓練，這樣可以促進和協調全身各系統器官的功能，使人保持精力旺盛。另外，注意掌握運動強度，不要讓自己運動後感到非常疲勞，同時在運動後要及時做放鬆的活動，不宜運動完即刻坐下或躺下休息。

❻進行藥物治療：一般來說，早期肝硬化無需服用太多的藥物，但有些藥物還是公認對肝臟有利的。維生素C、維生素B群、葉酸、肌苷等，這些藥可以考慮長期服用。此外，在專業醫師的指導下選用某些抗纖維化的藥物，能有效地控制肝硬化的進一步發展。中醫藥的不良反應相對較小，使用時間長一些亦無妨。但若能在專業醫務人員指導下用藥治療則最好。

晚期肝硬化的診斷與治療

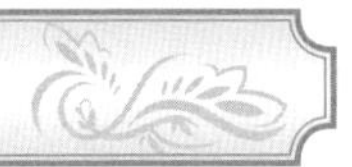

一、失代償期肝硬化的判斷依據

晚期肝硬化又稱為失代償期肝硬化。失代償期肝硬化可出現明顯的肝細胞功能減退和門靜脈高壓症，具體表現如下所示。

❶肝細胞功能減退：臨床表現為不同程度的乏力、面部消瘦、體重減輕、無光澤、蜘蛛痣、肝掌及微血管擴張、雙下肢水腫以及厭食、腹脹，對脂肪、蛋白質飲食耐受性差，從而易導致腹瀉，晚期可引發中毒性腸麻痹。因肝功能減退影響凝血酶原和其他凝血因子的合成，脾功能亢進又引起血小板的減少，因此常出現牙齦、鼻腔出血，

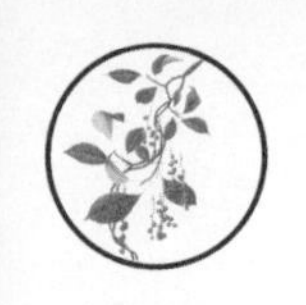

皮膚和黏膜有紫斑、出血點或有嘔血與黑便。男性可出現性欲減退、乳房異常腫大，女性有月經不調、閉經等。

❷門靜脈高壓症：臨床上以紅血球、白血球、血小板減少及脾大等為脾功能亢進的主要表現。側支循環的形成、痔核靜脈形成、腹壁靜脈擴張、食道胃底靜脈曲張等，導致消化道出血及腹水等，而消化道出血及腹水形成是肝硬化失代償期最突出的表現。

二、失代償期肝硬化的治療原則

失代償期肝硬化患者的一般治療應遵循以下原則。

❶臥床休息：活動性肝硬化患者強調臥床休息。因為失代償狀態下的肝硬化患者已有顯著的肝臟功能減退表現。若休息不好，則會增加肝臟負擔，加重病情，甚至可發展成慢性重症肝炎。

❷飲食應以易消化的食物為主：肝硬化患者由於消化系統的瘀血，胃腸道蠕動減慢，患者容易出現胃腸脹氣。所以，飲食宜以易消化為原則。沒有肝性腦病的情況下，可適量給予蛋白質（如1碗雞蛋湯、1杯牛奶或一小碟精瘦肉末、一小碗雞湯等）。糖太多，被腸道細菌分解後產酸產氣，可加重患者腹脹。脂肪太多容易導致腹瀉。因為脂肪的消化需要膽汁作用，肝硬化失代償時，肝臟生成膽汁的功能減弱，膽汁的品質也差，因而不能很好地對脂肪進行消化，使脂肪的吸收受到影響，從而出現脂肪瀉。加之脂肪可使胃的排空減慢，結果進一步加重患者的腹脹。

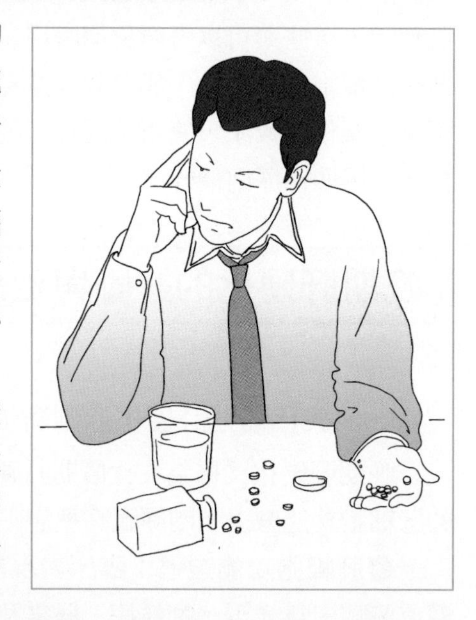

❸不吃粗纖維食物：一些粗纖維的蔬菜盡可能少吃或不吃（如

竹筍、小白菜等），糯米類食物（如麻糬、湯圓、八寶飯）也盡量不吃。因為粗纖維菜和糯米不易消化，失代償肝硬化的患者多有胃底、食道下段靜脈曲張，這些進入胃的粗纖維蔬菜和糯米類食物會增加胃蠕動的頻率（次數），極易使曲張的胃底、食道下段靜脈血管破裂出血。

❹**補充維生素**：適量進食一些軟肉質水果，以補充維生素。如水蜜桃、西瓜等。對於其他肉質粗的水果，例如梨、柑、橘等，咀嚼後應將果渣吐出。某些人由於體質特點，食用某些水果（例如香蕉等）後，可使便次增多，甚至可能出現腹瀉，所以應盡可能不吃或少吃，否則倘若導致腹瀉，可能誘發肝硬化患者出現消化道出血或肝性腦病。

晚期肝硬化的基本治療

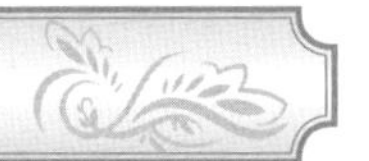

支持治療是失代償肝病患者十分重要的治療方式。肝硬化失代償的患者由於消化功能差，進食量少，加之肝硬化失代償的肝臟製造白蛋白的能力下降，而機體又在消耗白蛋白，所以白蛋白就會「入不敷出」，使得患者出現嚴重的營養不良和低白蛋白血症。因而支持治療就顯得非常重要。可輸注人血白蛋白，必要時還可補充新鮮血漿。

肝硬化失代償的患者多有肝功能異常，可表現為：氨基轉移酶升高、黃疸、白蛋白下降等。可適當選用保肝藥對症治療。給藥的原則同治療慢性肝炎，不是藥用得越多越好，以避免加重肝臟負擔或出現藥物性肝損害。

肝硬化失代償的患者多有腹水。腹水的形成是多因素的。其治療的原則也針對多因素病因進行。

腹水形成的基礎是鈉、水瀦留，所以限制鈉鹽的攝入十分重要。用無鹽飲食，往往可產生明顯利尿的作用，從而減少或消除腹水。由於長期無鹽飲食在實際上很難做到，故一般要求低鹽飲食，同時加用

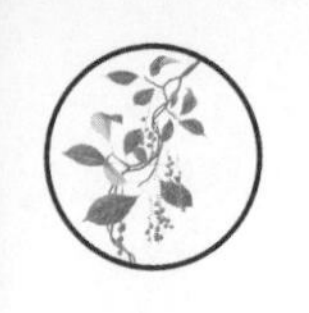

利尿劑。

利尿劑的使用一定要因人而異、因時而異，千萬不可千篇一律。因為每個人對利尿劑的敏感性不同。腹水的消除也應循序漸進，這不僅能收到較為滿意的利尿消除腹水的治療效果，也可明顯減少消化道出血、肝腎綜合症、電解質紊亂、肝性腦病等併發症。

如果患者腹水量太大，阻礙體循環回心血量，影響有效循環血容量，可適當放腹水。但一次量不可太大，而且放腹水後要補充電解質和白蛋白，有利於腹水的消退和增進利尿效果。對於難治性腹水，也可用體外人工肝進行支援治療。對於肝硬化失代償患者，體外人工肝支援系統不僅可治療難治性腹水，還能清除體內多種代謝毒素。

肝硬化患者：補充適量營養素

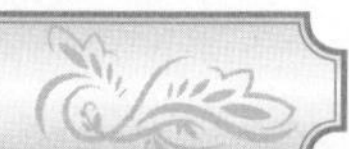

肝硬化是一種常見的慢性進行性肝臟疾病。肝硬化患者除了需要充分休息與藥物治療外，還必須透過飲食調養來達到營養治療。營養治療的目的是促進肝功能的恢復、阻止肝硬化的發展、改善肝硬化的症狀、增強機體抗病能力，因此肝硬化患者在進行飲食調養時，應注意以下幾點：

第一：適量脂肪

脂肪不宜過高，但也不能太少，太少的脂肪使肝硬化患者的肝臟膽汁合成及分泌均減少，使脂肪的消化和吸收受到嚴重影響。進食過多的脂肪後，脂肪會在肝臟內沉積，不僅會誘發脂肪肝，而且會阻止肝糖原的合成，使肝功能進一步減退。一般來說，每日以40～50克為宜。

第二：適量的蛋白質

治療肝硬化必須有充足的蛋白質，以保護肝細胞，並修復與再生肝細胞，因而每日應供給蛋白質100～130克，或者按每公斤體重1.5～2克計算供給量。當肝衰竭或肝性腦病徵象出現時，肝臟的去氨作用減弱，為減輕肝臟負擔和減少血氨升高，蛋白質的攝入量應嚴格限制，可視病情而定量。

第三：補充維生素

維生素B群對促進消化、保護肝臟和防止脂肪肝有重要生理作用。維生素C可促進新陳代謝並具有解毒功能。脂溶性維生素A、維生素D、維生素E對肝都有不同程度的保護作用。當飲食中的維生素不能滿足需要時，可以用維生素製劑補充。

第四：充足的熱量

充足的熱量可減少對蛋白質的消耗，減輕肝臟負擔，有利於組織蛋白的合成。肝硬化患者每日食物熱量以2500～2800千卡較為適宜。若按體重計算，每日每公斤體重需熱量35～40千卡。

第五：鹽要適量

鹽的每日攝入量不超過1.5克，飲水量不要超過2000CC。對於嚴重的腹水患者或水腫者，每日低納鹽的攝入量應嚴格控制在1克以下，飲水量在1000CC以內。

第六：適量供應醣類（碳水化合物）

充足的醣類可保證肝臟合成並貯存肝糖原，防止毒素對肝細胞造成損害。但是，過量進食醣類，不僅影響食欲，而且容易造成體內脂肪的積聚，誘發脂肪肝及動脈硬化等症，患者體重也會日漸增加，進一步加重肝臟的負擔，導致肝功能日漸下降。每日供給醣類以300～500克為宜。

第七：適量的礦物質

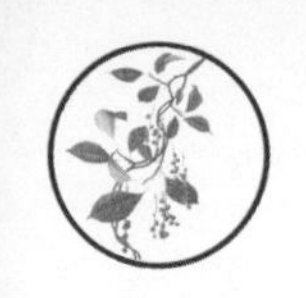

肝硬化的患者普遍血鋅濃度較低，尿鋅排出量增加，肝細胞內含鋅量也降低，應適當食用瘦豬肉、牛肉、蛋類、魚類等含鋅量較多的食物。為了防止鎂離子的缺乏，應多食用綠葉蔬菜、豌豆、乳製品和穀類等食物。

第八：少量多餐

肝硬化患者的消化能力降低，每次進食不宜過量，以免加重肝臟負擔。要少量多餐 ，尤其是在出現腹水時，更要注意減少進食量，以免增加飽脹不適的感覺。

治療肝硬化常用藥飲推薦

蒼朮白朮湯

【原料】蒼朮、砂仁、茯苓、白朮各10克，青皮、陳皮、厚樸、枳實各9克，香附、燈心草、丁香各6克，大腹皮、豬苓、澤瀉各15克，生薑3片。

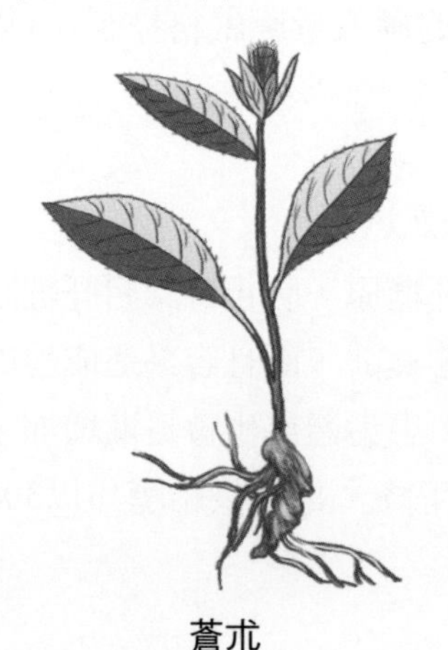

蒼朮

【作法】水煎服。

【功效】散寒明目，主治肝硬化腹水。

健脾分消湯

【原料】黃耆、山藥、丹參各20克，薏仁、車前子、大腹皮各30克，黨參、茯苓、白朮、淫羊藿、鱉骨各15克，澤瀉、鬱金、青皮、陳皮各12克，附子、甘草各6克。

【作法】水煎服，每日1劑，10日為1個療程。

【功效】利水退腫，治肝硬化水腫。

地黃沙參湯

【原料】生地黃15克，沙參、麥芽、鱉甲、豬苓各12克，麥門冬、當歸、枸杞、鬱金各9克，川楝子、丹參各6克，黃連3克。

【作法】加水煎沸15分鐘，濾出藥液，再加水煎20分鐘，去渣，兩煎所得藥液對勻。分服，每日1劑。

【功效】滋陰生津，治肝硬化。

半枝蓮湯

【原料】白花蛇舌草、半枝蓮、黃耆各30克，黨參、丹參、白朮、當歸、赤芍藥、白芍藥、雞內金、熟地黃、枳實、枳殼、大腹皮、車前子、木香、香附各10克，三稜、莪朮、桃仁、紅花、甘草各5克。

【作法】水煎服，每日1劑。

【功效】活血潤燥，治肝硬化。

柴胡甘草湯

【原料】柴胡、川芎、蒼朮、杭白芍藥各15克，甘草、枳殼、香附、青皮、厚朴各10克。

【作法】水煎服，每日1劑，分2次服。

【功效】疏肝理氣，消滿除脹，適用於氣滯肝鬱型之肝硬化。

當歸赤芍湯

【原料】當歸、鬱金、太子參、生地黃、茵陳、赤芍藥各9～15克，丹參、小薊、雞白花、鱉甲各15～30克，炮山甲、牡丹皮各6～12克，桃仁、砂仁各3～9克。

【作法】水煎服，每日1劑，分2次服。

【功效】活血化瘀，適用於血瘀所致的肝硬化。

二甲蜜丸湯

【原料】穿山甲、雞內金各500克，醋炙鱉甲300克，蜂蜜2000克。

【作法】前3味藥共為細末，蜂蜜為丸，每丸10克。日服3次，每次1丸。

【功效】活血散結，治肝硬化。

注：忌生冷、腥葷油膩食物。

木賊草湯

【原料】木賊草（微炒）30克。

【作法】研細末。空腹服，每服0.5～1克，白開水送服，日服2

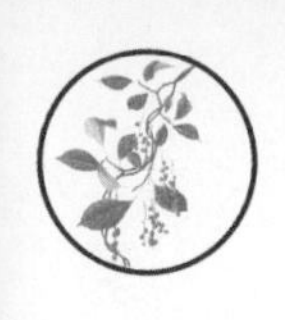

次。連服2週。

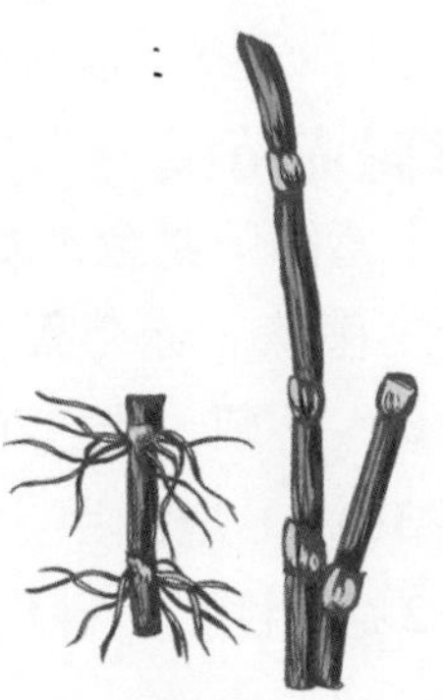

木賊草

【功效】清熱利尿，去潮熱，治肝硬化。

鰻魚腦治肝硬化

【原料】海鰻魚腦、卵及脊髓各適量。

【作法】將海鰻魚卵、腦及脊髓焙乾研末。每次3～6克，溫開水沖服。

【功效】滋補強壯，輔助治療肝硬化及脂肪肝。

海帶治肝硬化

【原料】海帶30克，牽牛子15克。

【作法】將上兩味放入砂鍋，加水煎煮，取汁去渣。每日1劑，分2次服。

【功效】軟堅散結，清熱利水。治肝硬化腹水。

第八節
肝癌，早期預防格外重要

肝癌的四種基本分型與特點

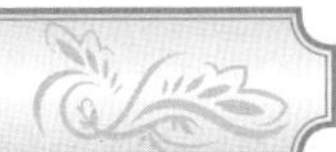

原發性肝癌是指發生於肝細胞或肝內膽管細胞的惡性腫瘤。臨床表現為肝臟進行性腫大、消瘦、食欲減退、黃疸等。肝癌為我國常見惡性腫瘤之一，死亡率較高，僅次於胃癌、食道癌，在消化系統惡性腫瘤中居第三位，男女之比為（2～4）:1。肝癌多位於右葉，按其形態大致可分為以下幾種：

❶**塊狀型**。此種最多見，癌塊直徑在5公分以上，大於10公分者稱巨塊型，可呈單個、多個或融合成塊，多為圓形、質硬，呈膨脹型生長，易發生肝破裂。

❷**小癌型**。孤立的直徑小於3公分的癌結節，或相鄰兩個癌結節直徑之和小於3公分者，稱為小肝癌。患者一般無臨床症狀，但血清甲胎蛋白（AFP）陽性，腫瘤切除後可至正常。

❸**結節型**。為大小和數量不等的結節，直徑一般不超過5公分，結節多數在肝右葉，常伴肝硬化。

❹**瀰漫型**。有米粒至黃豆大小的癌結節散布全肝，肝腫大不明顯，甚至反而縮小，此型最少見，常因肝衰竭而死亡。

肝癌的六大常見病症

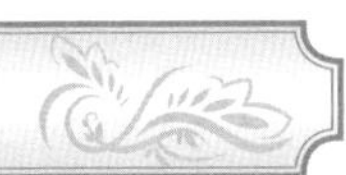

肝癌的發病屬於隱匿性，早期肝癌一般沒有任何症狀，當患者出現明顯的臨床症狀時，病情往往已屬於中晚期。肝癌的典型症狀，其

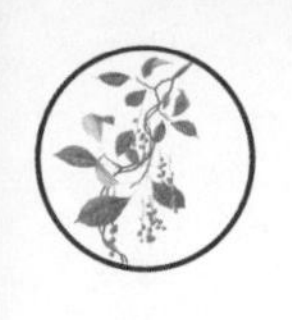

首發症狀以肝區疼痛最為常見，其次是上腹部有腫塊、乏力、消瘦、原因不明的發熱、腹瀉、腹痛、右肩痠痛等。

下面是肝癌的一些常見症狀：

❶肝區疼痛

半數以上患者有肝區疼痛，痛處相當於腫瘤的位置，多呈持續性脹痛或鈍痛。肝痛是由於腫瘤成長快速，肝包膜被牽拉所引起。如病變侵犯膈，痛可延伸至右肩。癌結節破裂時，可突然引起劇痛，並有腹膜炎症狀和體徵。如出血量大，則會引起暈厥和休克。

❷消化道症狀

食欲下降、飯後上腹飽脹、噁心等是肝癌常見的消化道症狀，其中以食欲減退和腹脹最為常見。腹瀉也是肝癌較為常見的消化道症狀，發生率較高，易被誤認為慢性腸炎。門靜脈或肝靜脈癌栓所致的門靜脈高壓及腸功能紊亂可致腹脹、大便次數增多，腹脹亦可因腹水所致。胃腸功能紊亂還可導致消化不良、噯氣、噁心等症狀。

❸消瘦乏力

肝癌患者較其他腫瘤患者常更感乏力，此與慢性肝炎患者相似。乏力的原因不明，可能由於消化功能紊亂、營養吸收障礙導致能量不足，或肝細胞受損，肝功能下降，使得代謝障礙、某些毒素不能及時被滅失活性，或由於肝癌組織壞死釋放有毒物質。消瘦也是肝癌患者的常見症狀，係由於肝功能受損，消化吸收功能下降所致。隨著病情的發展，消瘦程度可加重，嚴重時出現惡病質。

❹下肢水腫

肝癌伴腹水的患者，常有下肢水腫，輕者發生在踝部，嚴重者可蔓延至整個下肢。臨床上曾見到有的患者下肢高度水腫，水液能從大腿皮膚滲出。造成下肢水腫的主要原因是腹水壓迫下肢靜脈或癌栓阻塞，使靜脈回流受阻。輕度水腫亦可因血漿白蛋白過低所致。

❺出汗、發熱

許多肝癌患者會出現出汗、發熱症狀。多數發熱為中低度發熱，少數患者可為高熱，在39℃以上，一般不伴有寒顫。肝癌的發熱多為癌性熱，這是因為腫瘤組織壞死後釋放致熱原進入血液循環所致。腫瘤患者由於抵抗力低下，很容易併發感染，亦可出現發熱，與肝癌的癌性發熱有時不易區別，需配合血常規檢查並觀察抗菌治療是否有效才能判定。

❻出血傾向

肝癌患者常有皮下瘀斑、牙齦出血等傾向，主要是由於肝功能受損、凝血功能異常所致，它在肝癌併發肝硬化的患者中尤為多見。消化道出血較為常見，主要是由於門靜脈高壓導致食道胃底靜脈曲張所致。事實上，消化道出血也是導致肝癌患者死亡的主要原因。

肝癌的幾種常見致病因素

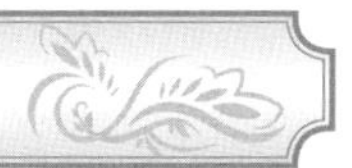

肝癌是一種惡性腫瘤，是由於外界環境中影響肝臟的各種有害因素同體內某些致癌物的長期作用，致使肝細胞增生過度，導致正常結構遭受破壞形成的。其致病因素主要有以下幾種：

❶水源污染。飲用嚴重污染的水，是肝癌發生的重要誘因之一，特別是污染的溝水，其次是污染的河水、井水。

❷病毒性肝炎。主要為B型與C型肝炎病毒感染，特別是B型肝炎與B型肝炎病毒帶原者原發性肝癌的發生率要高出正常人12～100倍。

❸免疫狀態。有一種封閉因子存在於肝癌患者血漿中，可抑制細胞免疫並使肝癌細胞不受免疫細胞殺傷。現已證明，甲胎蛋白

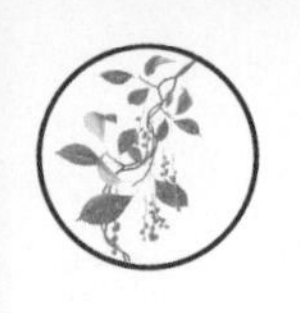

（AFP）可抑制淋巴細胞和巨噬細胞的吞噬作用。

❹**基因突變**。肝細胞分裂反應途徑的活化被環境中的突變原和病毒作用激發，導致細胞的點突變原和病毒作用激發，導致細胞的點突變與基因易位，是加速癌細胞增殖的可能因素。

❺**化學致癌物質**。以亞硝基化合物為主，如亞硝胺以及亞硝酸胺等。除此之外，乙醇（酒精）、農藥、黃樟素等也都可誘發肝癌。

❻**黃麴毒素**。黃麴毒素為最重要的致癌物質。黴變食物及穀物、花生等最易產生黃麴毒素，長期食用含此毒素的食品容易誘發肝癌。

❼**其他**。營養過剩、營養缺乏、血友病、寄生蟲感染及遺傳等，也是引發肝癌的危險因素。

肝癌的早期、中期、晚期診斷

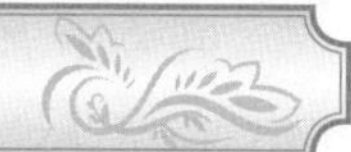

❶早期肝癌的診斷

早期肝癌多無臨床症狀，診斷主要依賴AFP和超音波影像（CT或核磁共振）的檢查，特別是注意對年齡在三、四十歲以上，有慢性肝炎、肝硬化者，每年至少2次篩查可有效檢出早期肝癌。高危險群應定期篩查，爭取早期診斷，及時得到有效的治療。

❷中晚期肝癌的診斷

年齡較大的慢性肝病患者或肝硬化患者，凡遇有不明原因肝不適或疼痛、食欲減退、乏力、發熱、體重減輕或原有的肝病的症狀加重均應納入檢查範圍。肝臟進行性腫大、壓痛、質地堅硬和表面有結節隆起為有診斷價值，但此時多已發展至中晚期。

不可不知的肝癌檢測方法

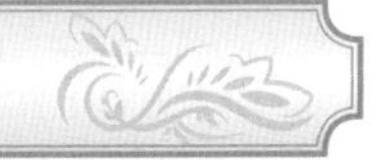

❶血中AFP檢測（AFP是當前診斷肝癌代表性的指標）。正常人血中可測出微量，小於20微克/升濃度。肝癌患者中AFP升高者佔70%～90%。AFP檢查診斷標準：

A.AFP大於500納克/CC持續4週。

B.AFP由低濃度逐漸升高不降。

C.AFP中等含量持續8週。通常血中AFP含量與腫瘤大小相關，但因個體差異較大。若AFP測出升高，不要過於緊張，可以複查，需與醫院就診醫生做出相應的檢查及診斷，予以排除其他情況所致的升高。

❷肝癌的影像檢查。包括以下：

超音波檢查與AFP結合是肝癌早期診斷的主要方法。超音波檢查以其靈敏度高和對人體無損傷兩大特點以及費用低廉而廣泛用於臨床。

腹部CT檢查能反映肝臟形態，如病灶大小、形態、部位、數目及有無病灶內出血壞死等。從病灶邊緣情況可了解其浸潤性、門靜脈血栓等情況。

血管造影檢查。雖然非損傷性檢測方法如超音波、CT已發現很多小肝癌，但血管造影在肝癌的診斷中仍佔重要位置。對直徑小於1～2公分的小肝癌往往有更精確的診斷。但此為侵入性操作，不作為檢查首選。

高危險群要到正規醫院就診，定期篩查，有異常情況要積極進一步檢查，儘快明確診斷，獲得早期治療機會，在知情和自願的前提下，遵醫囑診治。

治療肝癌的四種常見措施

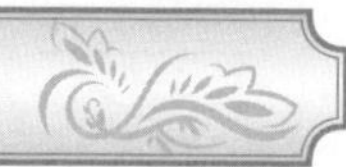

❶**藥物治療**：藥物治療包括化學治療、免疫治療、中醫藥治療、基因治療等。藥物治療只是輔助手術治療，單獨使用療效受限。

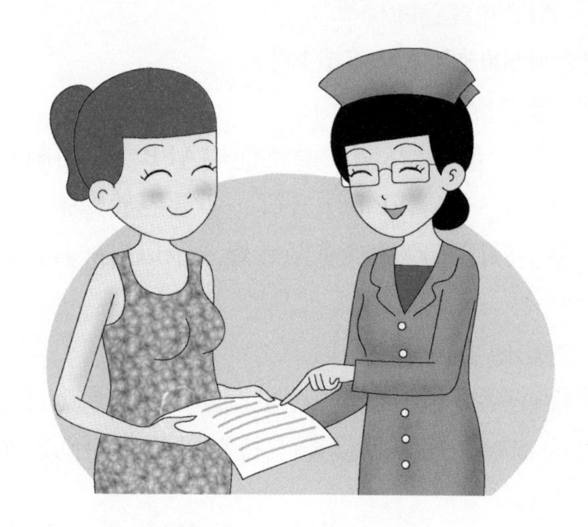

❷**手術治療**：手術治療創傷大、費用高。另外，肝葉切除受肝功能狀況、肝癌部位、醫療技術條件等因素影響，對肝硬化患者來說，要慎重考量。

❸**局部治療**：以射頻為代表的局部治療，創傷小，對肝臟損害輕，可反覆使用，已成為小肝癌的首選治療方法。

❹**介入栓塞治療**：介入栓塞治療，其療效受腫瘤動脈血供制約，難以完全殺死肝癌細胞，且對癌灶周圍肝組織的病灶無明顯治療作用。

肝癌患者：飲食、忌口要「合理」

肝癌在消化腫瘤中惡性程度高、進展快，一旦確診，要採取積極的治療方式，儘早手術治療，並採取化療。無論是術前或術後都要加

強營養，減少機體的能量消耗。肝癌患者的飲食調養如下：

❶合理飲食。肝癌患者消耗較大，必須保證充足的營養。衡量患者營養狀況的好壞，最簡單的方法就是能否維持體重。而要使體重能維持正常的水準，最好的辦法就是要保持膳食平衡，要求患者應多食新鮮蔬菜，尤其是綠葉蔬菜。

❷合理忌口。忌口是指疾病期間對某些食物的禁忌，是食療的重要組成部分，對腫瘤患者的治療和康復具有重要意義。有人忌肉類食物，說「餓死腫瘤細胞」，結果忌口後患者日漸消瘦，體質一日不如一日，也無法進行任何針對腫瘤的治療。而有的人則認為不用忌口，什麼都可以吃，結果吃了很多肉食類食物，引起消化不良、腹瀉，甚至加速腫瘤復發等。所以說，忌口應正確合理，因病、因季節、因人而異，消化道腫瘤飲食宜清淡，肝癌患者忌燥熱傷陰之品。

❸多吃抗癌食品。在糧食上應為粗細搭配，少吃細糧、多吃粗糧、雜糧，如燕麥、蕎麥、小米和豆類等；多吃新鮮蔬菜、水果，特別是含有豐富的食物纖維、胡蘿蔔素、維生素C、維生素E及維生素B群，每日進食蔬菜量為400～500克，水果200克。大量吃蔬菜、水果的人比少吃的人患癌症的機會要少50%。現在營養學家對蔬菜、水果中所含的各類抗癌、治癌的物質，不僅是注意其中各類營養素，而且研究發現了很多有抗癌作用的植物化學物質，如異鷹爪豆鹼、蘿蔔硫素等。這些物質比維生素、纖維素防癌、抗癌效果更好，而且比維生素穩定，在烹飪過程中不易被破壞。

❹對手術前後的患者，除注意增加蛋白質的供給外，也應增加上述營養素的供給。在放療、化療期間，更應增加蛋白質、胡蘿蔔素、維生素E、維生素C和硒的補充，以減少放療、化療的不良反應。

❺在肝癌發病區可透過補充硒進行預防，每日供給硒0.1～0.2毫克。

❻維生素B_2是肝臟中的重要輔酶，能促進肝細胞的正常代謝，維持正常的生理功能，維生素B_2缺乏時易誘發肝癌。故應增加維生素B_2的供給，每日的供給量宜為3～5毫克。

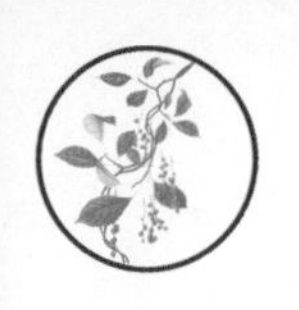

預防肝癌不可不循的四要則

肝癌近年發病率呈緩慢上升趨勢。預防肝癌應做到以下幾點：

❶改變不良飲食習慣

飲食要豐富，粗細糧搭配，多吃蔬菜水果，少吃精米精麵、動物性脂肪和低纖維素食物。因為粗糧、蔬菜、水果中含有豐富的礦物質、維生素，多吃此類健康食品，對預防肝癌非常有好處。注意飲食衛生，防止癌從口生。發黴食品與肝癌的發生有直接關係，因此要遠離致癌物，不吃發黴、腐爛的食物。

❷戒菸、戒酒

有資料顯示，吸菸者比不吸菸者患肝癌的機率大。酒在人體內需經肝臟來解毒。長期大量飲酒可以引起肝臟損害，導致肝硬化。如果本身已有肝硬化再飲酒，部分患者會轉變為肝癌。所以戒菸、戒酒對於預防肝癌的發生是十分重要的。

❸防治肝炎

患慢性B型肝炎或C肝的患者比正常人患肝癌的機率高10～30倍。因此，使用肝炎疫苗預防肝炎，已成為預防肝癌較佳的途徑之一。如果已經患有肝炎，要定期進行體檢，一旦發現病情變化，及時進行治療，防止肝炎向肝癌轉變。

❹改變不良生活習慣

憤怒、憂傷等不良情緒容易傷肝，應注意心理衛生，保持良好樂觀的心態。疲勞過度也會傷害肝臟，所以要保證充足的睡眠和休息，安排好日常的工作和生活，注意勞逸調和，避免無休止地看書、看電視、整夜打牌而不休息；適當進行力所能及的體能鍛鍊，增強體質，提高機體免疫力，從根本積極有效地預防肝癌。

第九節
飲食指導：肝病併發症患者怎麼吃

併發腹脹患者：選用食物有宜有忌

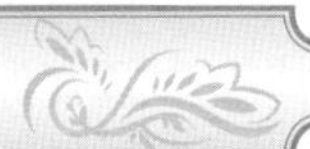

肝病患者腹脹應遵循以下飲食原則：

❶食物選用含纖維素多的蔬菜和水果，以促進腸蠕動和通便。

❷選用有助消化、行氣消脹和降逆順氣的食物，如麥芽、蘿蔔、山楂等。

❸避免選用易產氣的食物，如牛奶、豆類、芋頭、馬鈴薯等產氣食物。

併發高血壓患者：限鈉補鉀重平衡

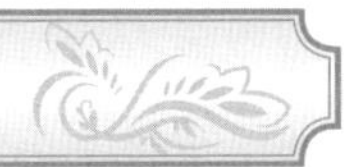

肝炎併發高血壓病患者的飲食調養應遵守以下幾點：

❶飲食中要限制鈉鹽的攝入，每日應小於5克；對併發有肝衰竭、心力衰竭者，則鈉鹽的攝入量更應嚴格限制在3克以下。

❷飲食中適當補充鉀鹽，使鉀與鈉的比例維持在1.5:1的水準。對使用依他尼酸、呋塞米等利尿劑者，由於鎂排泄增加，應適當增加含鎂食物的攝入，如各種乾豆及鮮豆類、香菇、薺菜、莧菜、菠菜、桂圓等。

❸肝炎併發高血壓時，要維持熱量平衡；對肥胖或超重患者應限制熱量攝入，以使體重達到並保持在標準範圍。

❹適當增加飲食中鋅與鎘的比例，要多吃一些堅硬乾果、豆類以及各種粗糧，多飲茶。要限制動物性脂肪和膽固醇的攝入。多攝食一

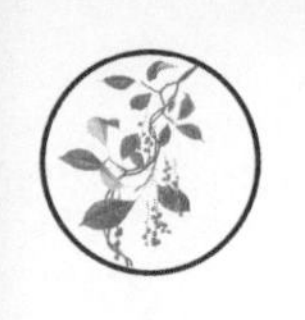

些有保肝降壓作用的食物，如芹菜、豆芽、鮮菇類等。不宜食用天然甘草、乳酪等。

併發冠心病患者：避免高脂肪一馬當先

各種肝炎均可與冠心病同時存在，對於肝炎併發冠心病的患者，其飲食調養原則有以下幾點：

第一：避免高脂肪飲食

肝炎併發冠心病的患者，應避免高脂肪飲食，因為如果脂肪攝入過高，就會造成脂肪肝，並加重心臟負擔，因此，肝炎併發冠心病的患者在飲食上要限制總熱量的攝入。避免過多的動物性脂肪和高膽固醇的食物，如肥肉、動物內臟、奶油、椰子等。提倡清淡飲食，多食富含維生素的食物，如新鮮蔬菜和水果。番茄和橘子含有大量的維生素C，維生素C有加強肝臟排出膽固醇的作用，對冠心病患者有益。要多食富含植物蛋白的食物，如豆製品。膳食中要以植物油為食用油，如茶油、香油、豆油、菜油、玉米油等。植物油主要為不飽和脂肪酸，它能抑制脂質在小腸的吸收和抑制膽汁酸的再吸收，可減少膽固醇的合成。

第二：採用高蛋白飲食

蛋白質是肝細胞再生所需的主要原料。一般情況下，蛋白質的供給量高於健康人，宜佔總熱量的15%～18%。如果出現腹水、血壓增高，就要控制蛋白質的攝入。一旦出現肝性腦病就要嚴格控制或停止蛋白質供給。

第三：熱量的供給

適當的熱能既能確保肝臟活動有足夠的能量，又可節省蛋白質的消耗，對肝臟組織的細胞再生和功能恢復是有利的，同時還可補償由於患病造成體內消耗，促進康復。一般來說，如果無發熱及其他併發症時，成人每日熱量宜2000千卡左右。肥胖患者應適當限制熱量。過去曾強調對此類患者應有足夠的高熱量供應。科學認為，高熱量易引起肥胖，而肥胖常常是肝炎併發脂肪肝的主要原因，同時肥胖也增加了心臟的負擔，對疾病的康復極為不利。

第四：適量的醣類（碳水化合物）

對醣類（碳水化合物）的要求，應根據病情及病程的不同時期，給予適當的數量，使肝臟有足夠的肝糖原儲存，以維持肝臟的功能。但如果患者服食過多的葡萄糖、果糖、蔗糖等，不但無益，反而有害。因為吃糖過多，會加重胃腸脹氣，同時容易加速脂肪的儲存，促進體重增加，引起肥胖，最終加重肝臟、心臟的負擔，不利於康復。

第五：少量多餐

肝炎患者有厭油、納差等症狀，食物應根據患者情況，適當加工烹調，提高其色、香、味，以促進食欲，保證易於消化吸收。要注意少量多餐 。

併發失眠患者：應遵循的五個要點

肝病患者失眠應遵循以下飲食原則：

❶晚上不多進食、不過飽，尤其睡前不宜進食和大量飲水，以免因胃的刺激而使大腦皮質興奮或因夜尿增多而導致失眠。

❷服用補心安神、催眠的食物，如牛奶、金針菜、棗子、百合、蓮子、桂圓、核桃、白木耳、枸杞、小麥等。

❸忌食胡椒、辣椒等刺激性食品，睡前忌飲濃茶、咖啡，少吃油膩和油炸食物。

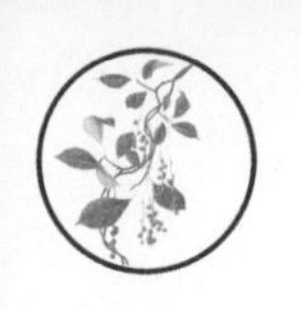

❹飲食以清淡而易消化的食物為主，如各種穀類、豆類、蛋類、魚類及新鮮蔬菜和水果等。

❺學會適當安排工作和生活，適當參加文藝活動，減輕和消除心理負擔及精神壓力。

併發呃逆患者：飲食以清熱、少食為先

❶飲食以清熱為佳，忌食甘肥油膩。

❷飲食以少量多餐 為原則，若有積滯中阻，可供給流質或半流質飲食。

❸熱呃者忌一切辛辣刺激食物。

❹寒呃者忌用生冷瓜果、冷飲、涼茶、涼粥等，均易致寒滯於胃、氣逆上沖。

❺切忌冷飲與熱食先後同時服用，易導致冷熱之氣相攻相激、逆氣動膈。

❻大汗口渴時一次飲水量不宜過多，否則損傷脾胃。稍感風寒，脾胃之氣則逆而下降，呃逆頻頻。

併發腸功能紊亂患者：控制飲食是關鍵

引起B型肝炎併發腸功能紊亂的原因多而繁雜，如控制飲食不適當，則會使病期拖得很長，影響肝病治療。B型肝炎併發腸功能紊亂的飲食調養原則如下：

❶注意飲食。主食以精製米、麵為好，烹製成易消化的食品。避免用食物纖維含量高的粗糧，如小米、玉米麵和全麥粉等，以減少刺激造成腸道的損害。副食以瘦肉、魚、雞、動物的肝、蛋類等作為提高蛋白質的主要來源，當然豆腐等豆製品也不例外，要多食用。牛奶視患者病情而定，如不加重腹瀉、腹脹者可用，否則限用或不用。

❷進少油脂飲食。用植物油，盡可能不用動物脂肪。禁用油炸及脂肪過多的食品，如肥肉、花生米、芝麻、油酥點心、油條、炸糕等。

❸切忌吃生冷或強烈刺激性的食物，如生黃瓜、辣椒等。不要吃粗纖維的蔬菜，如芹菜、韭菜等。對過敏性食物要絕對避免。

❹少量多餐 。每日4～5餐。

併發黃疸患者：促進肝細胞恢復

肝炎患者一旦出現血清氨基轉移酶升高，特別是併發黃疸時，一般是由肝細胞損傷而引起的，這時應從各個方面促進肝細胞的恢復。肝炎患者出現黃疸時的飲食調養如下：

第一：飲食要合理

急性黃疸時，患者通常表現為較明顯的噁心、嘔吐、腹脹、厭油膩等消化道症狀，如果此時一味地給予大魚大肉等所謂高蛋白質、高熱量飲食，患者因為食欲差未必都能接受，再者因患者胃腸功能虛弱，消化吸收不良，部分患者還可能會誘發腹脹、腹瀉等消化道症狀。此時最好選擇清淡、爽口、富含維生素的食物，如雞蛋湯、蔬菜汁湯麵、魚湯等，同時應適量吃一些新鮮水果，既確保了充足維生素的補充，又有利於膽紅素的排泄。

第二：忌吃辛辣食物

吃辛辣食物可使膽囊收縮引發膽囊炎，還可能減緩膽汁的排泄，不利於黃疸的消退。

第三：多吃蛋白質食品

蛋白質既有助於損傷肝臟的修復，也有助於膽紅素的運輸和排

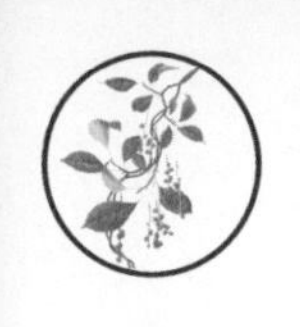

泄，同時還應給予多種維生素，所以說飲食對於消退黃疸是很重要的。

併發膽管感染患者：控制脂肪，補維生素、醣類

由於肝臟分泌的膽汁成分的改變和肝臟吞噬病原菌能力減退等原因，容易併發膽管炎症，對這些患者，一方面需積極治療肝病和膽管疾病。另一方面也應注意飲食調養，肝病併發膽管感染的飲食調養如下：

第一：蛋白質應按照正常需要量供給

蛋白質可促進膽囊收縮，有利於膽囊排空。適量的蛋白質可以保護肝臟，修復受損的肝細胞，可進食雞、魚、瘦肉、兔肉等，雞蛋以蛋清為主，應該減少蛋黃的攝入（每日可食用2～3個）。

第二：控制脂肪攝入量

由於脂肪可促進膽囊收縮素的產生，故應限制脂肪的攝入。急性發作期，患者應禁食或嚴格限制脂肪量，可給予高醣類（碳水化合物）的流食，如米湯、果汁、杏仁、藕粉等，症狀緩解後，可逐漸增加食物的種類與脂肪量，脂肪以植物油為好，減少動物油，如豬油、牛油的攝入，忌食肥肉、魚卵、動物內臟等含脂肪和膽固醇高的食物。

第三：補充足夠的維生素

患者可多食用一些蔬菜、水果，如柑橘、蘋果、番茄等。脂肪限制會影響脂溶性維生素的吸收，應注意補充些維生素A、D等。

第四：足量醣類（碳水化合物）的攝入

醣類（碳水化合物）是熱量的主要來源。醣類（碳水化合物）易於氧化，能迅速供給人體熱能。另外，醣類（碳水化合物）還具有保肝解毒的作用。當肝臟儲備了足夠的糖原時，可以免受一些有害物質的損害。肝臟內糖原較多時，對某些化學毒物如乙醇（酒精）、四氯化碳、砷等的解毒能力就強，對細菌感染引起的毒血素的解毒能力也強。

併發胃潰瘍患者：烹調、脂肪、醣「三合理」

肝炎併發胃潰瘍時，患者可有上腹部疼痛之症狀，這種症狀是具有週期性、節律性、季節性和長期性特點的，有時與肝區脹痛不易區分，但並不是肝炎加重的表現，所以患有肝炎併發胃潰瘍時，不要有過多的心理負擔，要透過藥物及飲食來進行治療。

飲食的治療，有利於緩解和減輕腹痛，促進潰瘍面癒合，還可減少潰瘍病復發的可能。其飲食調養原則應注意以下幾點：

第一：合理烹調

一定要注意烹調的方法，最好選用蒸、煮、汆、軟燒、燴、燜等，不宜採用爆炒、滑溜、油煎、生拌、煙燻、醃臘等烹調方法。飲食宜選用營養價值高的、質軟而易於消化的平衡飲食，如牛奶、雞蛋、豆漿、魚、瘦豬肉等。烹調至細軟，對消化道無刺激。

第二：脂肪

對脂肪的攝入量不要過多地控制。脂肪能抑制胃酸分泌，減輕對胃黏膜刺激。但脂肪也不能過多，過多會使膽囊收縮素分泌受抑制，從而影響胃腸蠕動，產生飽腹感，降低食欲。

第三：醣類（碳水化合物）

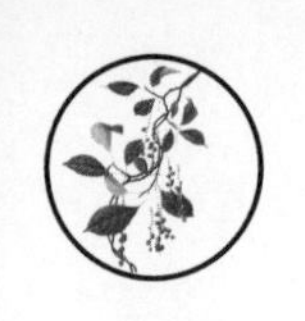

醣類（碳水化合物）既無刺激胃酸分泌的作用，也無抑制胃酸分泌的作用。每日可攝入300～350克醣類（碳水化合物）。以稠粥、麵條、餛飩為主。每日5～7餐，每餐量不宜過飽，約為正常量的三分之二。少量多餐 可中和胃酸，又可供給足夠營養；若每餐進食過多，會加重刺激胃酸分泌過多，不利於潰瘍面的癒合。這類患者最好是睡前加餐，這樣可減少饑餓性疼痛，且睡前進溫熱食物有利於安睡，如吃溫熱紅棗粥、麵條等，但一般不宜超過50克。

第十節
看病求醫：肝病患者需知常識

選醫院：肝病醫院選擇要注意三點

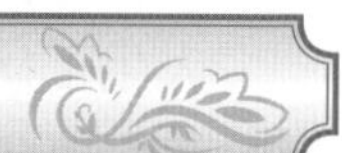

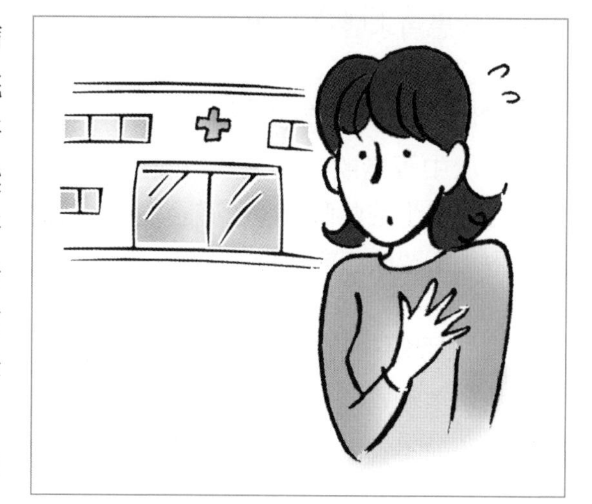

如何選擇好的肝病醫院呢？選擇肝病醫院的標準有哪些？很多肝病患者對肝病醫院的選擇存在諸多的疑惑。肝病專家提醒，肝病患者在選擇就診醫院時，可以從以下三個方面做詳細的參考：

❶對諸多的肝病患者來說，肝病專科醫院是肝病患者求診的首選。肝病專科醫院集中治療肝病患者，有豐富的臨床治療經驗，無論是對肝病專家的診療水準、治療方法、醫療專業技術，還是對肝病患者的專業技術檢查，它與普通的醫院相比都有其比較獨到和專業之處，其與肝病相關方面的治療儀器也都是比較先進的。

❷肝病患者也可根據自己的實際情況，選擇大型綜合性醫院的肝病專科。醫生在必要時會根據患者的病情做出必要的處理措施。

❸對於那些病情相對穩定，但常有輕度的病情反覆，尤其是對那些ALT輕度升高、一般治療不佳的慢性肝病患者來講，可考慮去綜合

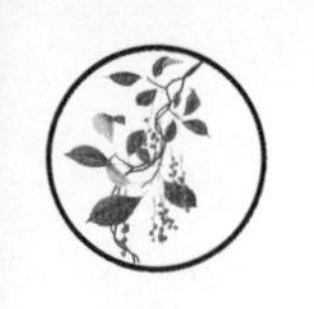

性的醫院專科肝病門診，接受中醫治療和中西醫結合治療。

重效果：肝病患者求醫前重「七忌一看」

一、「七忌」

人生了病，總希望去醫院得到及時的診斷和治療。醫院是人們求醫的重要場所。求醫前準備得充分與否將直接或間接地影響求醫的品質。肝病患者求醫前應做好以下準備：

❶忌飲酒或大量吸菸

由於中等量飲酒（尤其是烈性酒）或大量吸菸可引起肝功能異常，容易產生某些假象，給確診造成一定的困難，因此在就診前4～6小時內，不要飲酒或大量吸菸。

❷忌用藥後立即就診

有些藥物可掩蓋症狀。因此，除非病情緊急需用搶救藥之外，一般在就診前不宜用藥，特別是鎮痛藥、解熱藥、降壓藥、鎮靜安眠藥等。

❸忌劇烈運動、長途步行、飽食或情緒過於激動

這些因素均可使心跳脈搏快而有力、血壓升高而掩蓋其真實情況。

❹忌化妝

我們知道，人體內的一些疾病，常從面部及五官的顏色上表現出來，如貧血的患者，面色、嘴唇及指甲呈蒼白色，而化妝就會掩蓋其本來面目，給醫生診斷帶來一定的困難，甚至會造成不必要的誤診。

❺忌片面聽信廣告宣傳

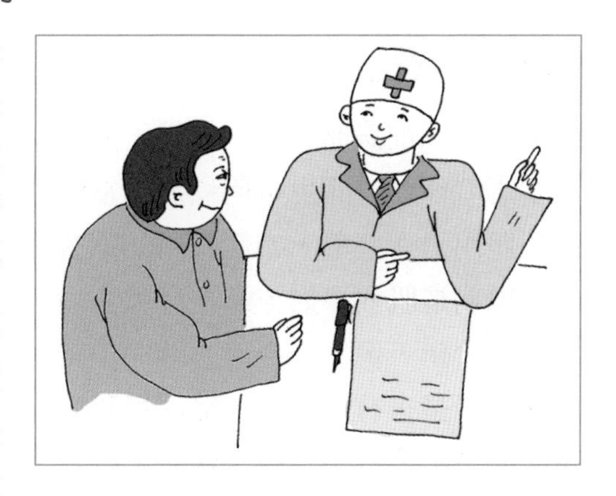

道理很簡單。廣告是商業行為，其首要目的是賺錢，它聲勢浩大，但欠客觀、實際。而醫療不是商業行為，它的首要目的是治病而不是賺錢，是不允許做廣告宣傳的，它的聲勢不大但卻客觀、負責。要擦亮眼睛、明辨是非，以防上當受騙。凡是說吃藥能化掉結石、化掉骨刺、根治B型肝炎、治癒糖尿病和牛皮癬能有完全療效等等，均是違背科學的謊言。有病還是要到正規的專業醫療機構診治。

❻忌盲目聽信朋友或左鄰右舍

雖然你身邊的朋友或左鄰右舍是出於一片好心，但他畢竟不是一個醫生。醫學是專業性很強的行業，某種技術或治療效果都是有科學依據的。一個外行人給你傳達的資訊往往是欠科學的和偏差較大的，很容易使你選擇不恰當的治療方法而貽誤病情。這樣的情況在臨床醫療中屢見不鮮，教訓慘痛，希望廣大患者朋友引以為戒。最好的方法是聽從專科醫生的建議，如果還有疑問可以多諮詢幾位醫學專家。

❼忌相信天然的就是無毒的神話

現實生活中，我們總是會聽到好多不負責任的商家、廣告鼓吹某某藥品屬於純天然、無毒、無不良反應，可以長期服用，有的甚至說此藥能有病治病、無病健身，這是極端不負責任的宣傳。凡藥三分毒，這是人所共知的常識，很多天然藥物長期服用會對人體的各器官、系統造成很大損害，有的甚至是致命的，這已是醫學界公認的事

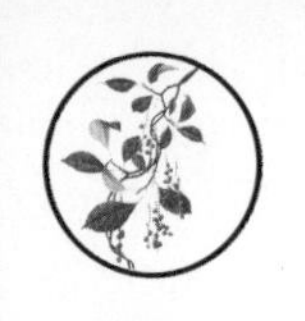

實，所以說任何藥物都不宜長期服用，患者應該明白這個道理。

二、「一看」

即看以前病歷和檢查結果，病歷卡是記錄病史的重要資料，它記載了患者什麼時間生過何種病，當時的症狀怎樣；求醫後的診斷是什麼，服用過哪些藥，如何服用。還會紀錄當時是否打針，若是打針，還會寫明是肌內注射，還是靜脈注射。這些有助於醫生更快、更正確地做出診斷，更好、更適當地開出處方，進行對症治療。病歷卡還記錄著患者是否有過敏史，從而提醒醫護人員選擇治療的適宜藥物和針劑，避免出現過敏反應。病歷卡的意義還在於它可記載患者有否傳染病史，提示醫護人員採取相應的措施，取得更佳的醫療效果。此外，病歷卡還可記錄患者是否住院治療過，是否進行過手術治療，其臨床參考價值頗大。不少外地患者在轉院看病時常常忘帶當地醫院檢查的化驗單、X光片等檢查資料，這是很可惜的。而重新進行化驗檢查不僅費錢費時間，更不利於醫生對疾病的連續觀察與分析。所以在轉院特別是到外地醫院去求診時，帶上病歷資料是十分必要的。保存並攜帶病歷資料到大醫院看病，也是「少花錢，治好病」的竅門之一。求醫前，還應將曾經檢查過的化驗單、心電圖帶齊，以備醫生隨時查看。

另外，患者如果覺得自己的病況嚴重，最好讓自己的親友陪同前去。家屬應該積極配合就診，配合治療和預防。應該了解用什麼藥，怎麼用藥，在日常生活中應注意些什麼事項，以及什麼時候需要復診，這樣對治療可產生非常有益的作用。

選時機：免疫清除期是最佳時機

許多慢性肝病患者往往求醫心切，急於選擇抗病毒治療，其實這種作法是錯誤的。肝病專家提示，HBV-DNA要從陽性轉為陰性，且「大三陽」轉為「小三陽」，臨床上需要較長時間。在臨床上，由

HBV引起的免疫病理分為四個階段，在什麼階段選擇抗病毒治療最有效是有講究的。

兩對半「1、3、5」陽性即HBsAg、HBeAg、HBcAb呈陽性。

❶免疫耐受期不主張治療

在免疫耐受期，臨床上最常見的就是兩對半「1、3、5」陽性，HBV-DNA陽性，但是肝功能正常。這時HBV在體內大量複製，但患者的免疫系統卻像一頭沉睡的獅子一樣，既不能識別HBV，又不能有效清除HBV。這個時候如果治療，效果就會非常差。因此，處於免疫耐受階段的患者，一般不主張治療，但要定期觀察肝功能，尋找合適的抗病毒治療時機。

❷免疫清除期為抗病毒治療的最佳時機

在免疫清除期，臨床上最常見的就是兩對半「1、3、5」陽性，HBV-DNA陽性，肝功能反覆異常。此期患者的免疫反應較好，患者體內有HBV複製，但同時機體也在積極地清除HBV，只是在清除的過程中，免疫系統會把帶毒的肝細胞作為靶細胞進行破壞，因此會對肝細胞造成一定的免疫損傷，在檢測肝功能時就會出現丙胺酸氨基轉移酶增高的現象。此期為抗病毒治療的最佳時期，臨床往往能獲得較佳的效果。

❸病毒靜止期應以定期臨床醫學監測為主

此期患者多表現為「小三陽」「小二陽」，HBV-DNA呈陰性，肝功能正常，體內的病毒正處於一個靜止期，沒有複製，傳染性也極弱。患者可以暫時不用治療，但需定期到醫院進行相關檢查，以了解病情變化。必要時予以及時治療，阻止病情進展。

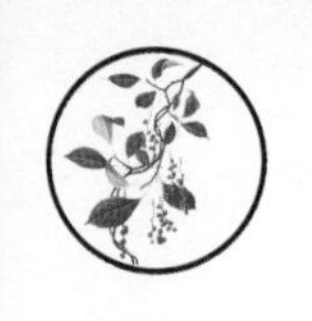

述病情：回答醫生詢問，實事求是最關鍵

通常情況下，醫生會先詢問患者的病史。此時，患者應正確回答醫生的提問，態度要謙虛、真誠，向醫生簡明扼要、有條理地講述自覺症狀及其發生的時間、誘因及目前的狀況等等。切不可隱瞞病史或謊報病史，虛假的病史可將醫生的思路引上歧途，容易做出錯誤的診斷，進而導致錯誤的治療，後果不堪設想。

此外，醫生除了了解病史外，還會詢問一些看似與疾病無關的問題，如平時的飲食習慣、職業、生活方式等。因為肝病有多種多樣的症狀，有沒有某個症狀，要一個個地確認很困難，而且個人的生活方式對疾病的進展影響很大。詳細了解生活習慣，對診斷和治療來說都是非常重要的，此外還會問及近親的病史和死因即家族史。須知，醫生的提問不是為了好奇，而是有一定意義的。因此，在就診時，對這些問題是猶猶豫豫地回答，還是痛痛快快地回答，不論從醫生方面，還是從患者自身方面，所提供的資訊都是有很大差別的。因為問診順利的話，醫生就可以更快、更準確地診斷。

對患者來說，也有許多想要告訴醫生的，想要問醫生的。一邊想一邊問，有時會把重要的事忘了說，忘了問，所以事先應把想要說的、想要問的，按照重要與否依次記錄下來，一旦想起來具體症狀，要盡可能準確回答是什麼時候開始的，這些症狀發生的誘因、時間與次數。

說病症：簡明扼要，最利於醫生治療

在門診看病時間有限，尤其是在一些較大的醫院裡，就診的患者比較多，醫生沒有很多時間與患者天南地北、漫無目的地閒聊，因此，如何在最短的時間內，把重要、相關的資訊簡單明瞭地告訴醫生，協助醫生做出準確診斷並提供適當處理，是至關重要的。病情陳

述要簡明扼要，符合實際，在去醫院看病的路上，不妨仔細回憶自己發病的過程，既不能為了引起醫生的重視而故意誇大病情，也不能因為某些顧慮而輕化或掩蓋病情。如果陳述病史沒有重點，雜亂無章，會影響看病的品質。敘述病情時盡量說清楚以下基本內容：

❶主要症狀

應正確敘述就診原因及主觀不適，敘述時要抓住主要問題，準確、集中、簡要、有條理地向醫生講述自己的不適、疾病的表現。講述症狀表現必須講明症狀發生的時間，各種症狀出現的先後順序，以及每一個症狀表現的發展演變過程及與之相關的因素，如發病誘因、飲食、睡眠、大小便、體重變化等一般情況。

❷伴隨症狀

主要症狀敘述後，還應說一下伴隨症狀，如有沒有嘔吐，嘔吐的量及次數；有無腹瀉等。確切地告訴醫生你的感覺，因為醫生了解這些情況後可有助於準確診斷。

❸以往病史

在看病時，應向醫生講述既往曾經患過的疾病，特別是一些重症疾病。另外，還要向醫生說明自己對什麼藥物過敏，這樣可以給醫生在用藥上提供一些參考。

❹家族病史

患者可能和家庭的病史也有關係。如果你的父母患有肝病，那麼子女也可能患有。

忌用醫學術語描述自己的病情。有些患者認為，用醫學術語是一種表示病情「嚴重」的辦法，這樣醫生就可以認真地看病了。其實這容易使醫生誤入歧途。亂自揣測使用「心臟病」或「胃病」等診斷名詞，反而會影響醫生的診療。

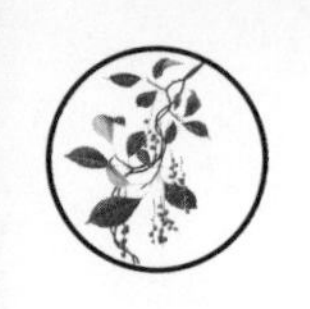

多注意：出院了這些事依舊不能忽視

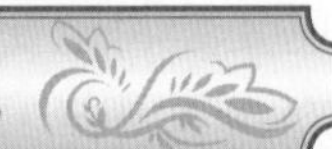

❶出院前應向醫生了解自己目前的病情，還需做什麼治療，注意哪些問題，是否需要和什麼時間複查。向護士請教和學會自我護理、自我保健的方法，必要時可請親屬參與，以便能得到親屬的幫助和關照。自我護理的內容包括自我診斷、自我治療及為鞏固療效、防止復發的自我照顧等知識。

❷定時到醫院複診。要按醫生約定的時間複查，最好能找到為自己治病的醫生複查，他對你的病情、治療經過、出院時情況最了解。有的患者出院後無暇顧及自己的病情變化，不能按時到醫院複查，以致病情發展到十分棘手時才到醫院診治，造成了不可彌補的損失和危害。

❸注意保持穩定和樂觀的情緒，這對於心臟病、高血壓和精神病患者尤其重要，此為防止由於情緒和精神因素誘發疾病。

❹要遵守醫囑。嚴格遵照醫生、護士出院前的囑咐，按時服藥治療。老年人或記憶較差者，最好將醫護的交代和要求用紙記錄下來，帶回家依照執行。

❺注意觀察病情有無變化。患者出院時，機體抵抗疾病的防衛功能還較弱，加之環境轉換後，有個適應過程，此時如果飲食、休息、情緒調節等方面稍不注意，很可能導致疾病復發。如果發現有疾病復發的徵兆和症狀時，應按時到醫院診治，不能疏忽大意。

❻注意合理的飲食營養及充足的睡眠和休息，以利於儘快恢復體力，提高抗病能力。課業或者工作應循序漸進，不能操之過急，過於疲勞。

第六章

調——居家護肝細節不可不知

居家生活，日常保健，對我們來說是再簡單不過的事了。那麼，如何才能遠離肝病？作為肝病患者，面對春華秋實、寒冬酷暑，又該如何運動，調養情志？了解了這些，我們就能做到養「肝」於無形，徹底打贏這場保「肝」之戰。

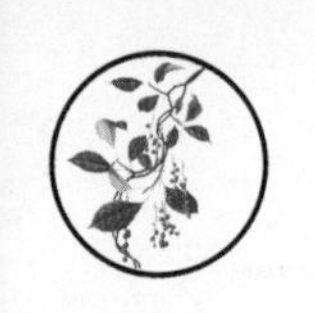

第一節
養護趁早，注意肝病信號

雙目呆滯，說明肝臟氣血不足

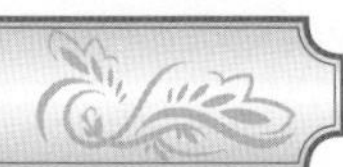

中醫學認為，肝開竅於目，所以，看眼睛能預知「肝況」，怎麼看呢？主要看眼睛的色澤和清澈度。小孩雙眼清澈，而人到中年，則「人老珠黃」。眼睛清澈明亮、神采奕奕，說明氣血充足、肝氣充盈；雙目呆滯，晦暗無光是氣血衰弱的表現；眼睛乾澀，眼皮沉重，也代表氣血不足；眼白的顏色混濁、發黃，就表明肝臟氣血不足。

耳朵結節無光，防止肝臟生變

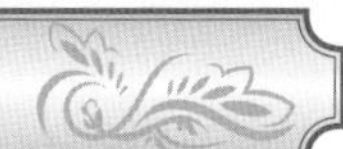

人常說「耳朵大有福」，耳朵厚大的人，是腎氣充足的表現；耳朵薄而小的人，多為腎氣虧虛。事實上，耳朵是人體的縮影，不僅和腎聯繫密切，幾乎所有臟器的變化都能從耳朵上表現出來。

如何從耳朵獲知肝況呢？耳朵紅腫，多是「上火」的表現，常見於肝膽火旺或濕熱；耳朵色淡白，多見於陽氣不足；耳朵局部有結節狀或條索狀隆起、點狀凹陷，而且沒有光澤的人，多提示有慢性器質性疾病，如肝硬化等。

指甲無「半月」，氣血不足寒氣重

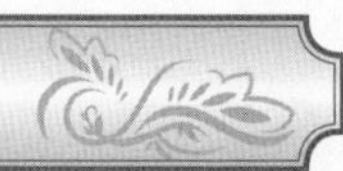

人的手指甲上都有個半月形的「小月亮」──半月痕，是人體氣血營養是否充沛的刻度表。正常情況下，除了小指都應有半月痕，如

果氣血虛空，就會出現一些異常的現象。比如手指上沒有半月痕或只有大拇指上有半月痕，這就說明人體內寒氣重、氣血不足。如果指甲上的半月痕消失說明血液循環差，血液到不了末梢了，這時就需要補充鈣，同時應加強身體鍛鍊。

黃疸，尿黃如茶要當心肝炎

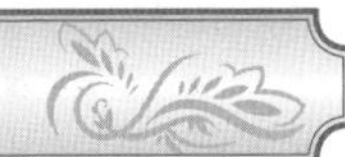

什麼是黃疸？黃疸是由一種叫膽紅素的物質在血液中含量增多而造成的。膽紅素顏色是黃色的，可以使尿液呈現黃色，當膽紅素含量達到一定程度後，就會把皮膚、黏膜、器官、組織染成黃色，也就是我們所說的黃疸。

黃疸出現的最早徵象是小便顏色的加深，即我們常說的尿黃，小便看起來像濃茶，然後出現鞏膜的黃染，最後才會出現皮膚的黃疸。黃疸的程度常常反映肝臟受損害的程度，所以，有黃疸的病毒性肝炎患者，其病情一般情況下要比無黃疸者重一些，但有時也並非絕對如此，如瘀膽型肝炎的黃疸就會很深，而瘀膽型肝炎的肝損害卻並不嚴重。

疲乏無力、食欲下降：肝在「訴苦」

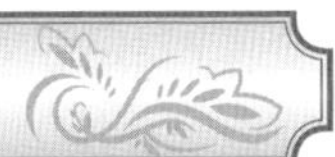

疲乏無力是臨床常見症狀，往往不是一個「累」字那麼簡單。研究顯示，疲乏無力是肝病早期典型症狀之一。對此，不同病人表現不同，輕者不愛活動，重者臥床不起，連洗臉、吃飯都不愛做。而且經充分休息，疲勞感仍不能消除，嚴重者好像四肢與身體分離似的。

為什麼患了肝病就會這樣呢？這是由於肝細胞被破壞，食欲下降，肝臟製造和儲存糖原減少，而糖原是人體進行各種活動的主要能量來源，所以影響了神經、肌肉正常功能，從而出現說不出的全身乏力。因此，一旦出現疲乏無力，而且有和病毒性肝炎密切接觸史，或

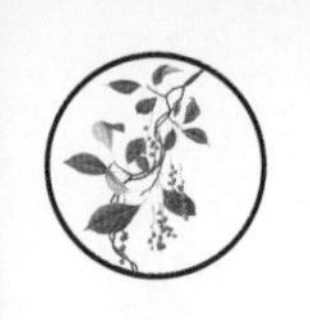

伴隨有食欲不振，發熱，肝區不適等情況者，一定要及早到醫院做肝病相關檢查，確認具體病因對症處理。

要警惕，肝病的「五色」預警信號

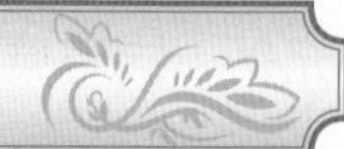

著名影星劉德華在接受媒體採訪時，坦言自己從小就是B型肝炎病毒帶原者，不過，由於自己每隔3個月到半年就去醫院做一次檢查，所以身體很正常，不會影響到生活。應該說，劉德華對於B型肝炎疾病的態度是值得肝病患者學習的，其一是他關於B型肝炎病毒攜帶者的正確態度，不需隱瞞，更不必恐慌；其二是他對於肝的愛護，定期檢查，以及了解肝的各種狀況。千萬別小看了「肝臟的預警」，有時候，健康和疾病就在這「一線之差」。

❶藍色預警——脂肪肝

隨著人們生活水準的提高和飲食結構的變化，脂肪肝這一「富貴病」發病率明顯上升，其中，30～40歲的男性是脂肪肝患者大軍中的「主力」。肝臟是脂肪代謝的重要器官，有合成、利用和轉運脂肪的功能。當脂肪來源過多，合成增加而利用和釋放減少時，即可導致脂肪在肝臟內沉積，當脂肪含量大於肝臟的5%時即出現了脂肪肝。

❷黃色預警——肝炎

肝炎是常見的嚴重傳染病之一。肝炎是指一組病毒性疾病，即通常所說的A、B、C、D、E等型肝炎，也包括由於乙醇（酒精）濫用、使用藥物或攝入了環境中毒物引起的肝炎。病毒性肝炎是由肝炎病毒引起的消化道傳染病。急性肝炎主要表現為食欲減退、噁心、乏力、肝功能受損，出現黃疸者稱為急性黃疸型肝炎，否則為急性無黃疸型肝炎。慢性肝炎多由急性肝炎轉變而來，其中以慢性遷延性肝炎為多見，其症狀輕微，主要表現為肝區痛、腹脹、厭食、乏力，肝臟可輕度腫大，有壓痛，質軟，脾臟多無腫大。

❸橙色預警——肝纖維化

肝纖維化是慢性肝炎發展成肝硬化過程中的病理階段，其發病機制複雜，治療相當不容易。判斷慢性肝病是否伴有肝纖維化的「金標準」是肝穿刺加上肝臟病理檢查。由於患者常畏懼肝穿刺，不願意接受這項侵入性檢查，給儘早準確地判斷肝纖維化的程度造成困難。一些慢性肝病患者往往危機意識不足，認為肝硬化離自己還遠著呢，殊不知這種錯誤的想法帶來的後果是貽誤了控制肝纖維化的時機。

❹紅色預警——肝硬化

肝硬化是一種常見的慢性、進行性、瀰漫性肝病，由一種或幾種病因長期或反覆作用引起。病理組織學上有廣泛肝細胞變性壞死、肝細胞性再生、結締組織增生及纖維化，導致正常肝小葉結構破壞和假小葉形成，致使肝臟逐漸變形、變硬而發展為肝硬化。導致肝硬化的主要成因是：酗酒、感染病毒（如慢性）、大量服用某些藥物、長期受某些環境毒物侵害和遺傳或其他疾病所致等。

❺黑色預警——肝癌

肝癌是最常見的惡性腫瘤之一，是位居第二的癌症「殺手」，常見於中年男性。因其惡性度高、病情進展快，患者早期一般沒有什麼不適，一旦出現症狀就診，往往已屬中晚期，故治療難度大、療效差，一般發病後生存時間僅為6個月，人稱「癌中之王」。

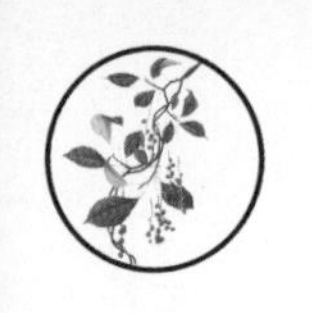

第二節
四季調養，不同季節肝病防治不同

因時而異：養生的基本原則

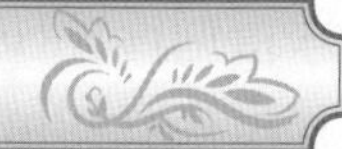

人生活在自然中，與自然界息息相關。四時影響著人體的生理功能、病理變化，所以人應該順應四時變化而養生，順從四時氣候的變化，適應周圍環境，使機體與大自然諧調，使之健康長壽。《黃帝內經》云：「人以天地之氣生，四時之法成。」一年四季的氣候變化經歷著春溫、夏熱、秋涼、冬寒的規律，它對人體的臟腑、經絡、氣血各方面都有一定的影響，故而順應四時變化以固攝人體陰陽平衡，乃是中醫養生保健的基本原則之一。「春夏養陽，秋冬養陰」「與萬物沉浮於生長之門」。《素問・四氣調神大論》具體闡述了如何四時養生，說：「春三月，此謂發陳，天地俱生，萬物以榮，夜臥早起，廣步於庭，被發緩形，以使志生，生而勿殺，予而勿奪，賞而勿罰，此春氣之

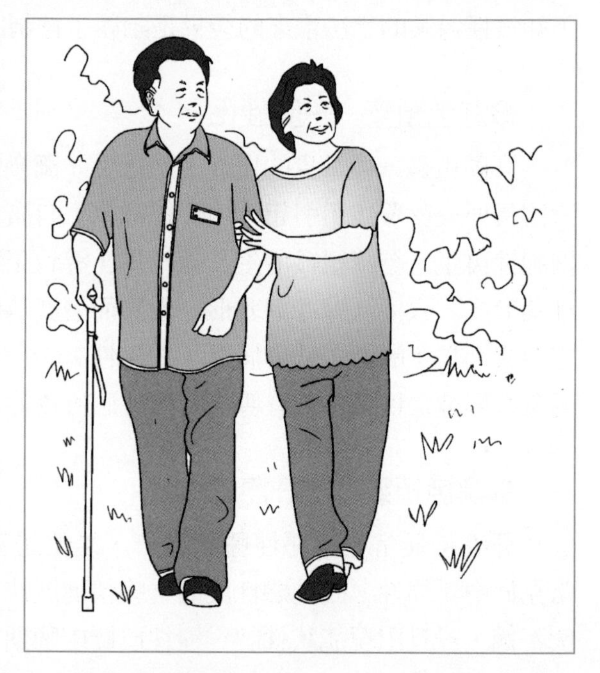

應，養生之道也。逆之則傷肝，夏為寒變，奉長者少。夏三月……」可見，四時養生確實是中醫理論體系網上的一個重要網結。

春養肝：養肝護肝春季最當時

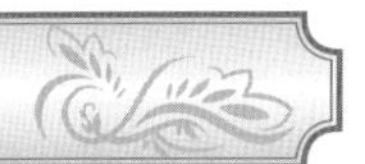

中醫認為人的健康跟自然界四季是相關聯的。春天在五行中屬木，而人體五臟之中的肝也是屬木性，因而春氣通肝、同主生發。所以，中醫認為，春天養肝應該是最首要的問題。在春天，肝氣旺盛而升發，趁勢養肝可避免暑期的陰虛，而過於補肝又怕肝火過旺，如果肝氣升發太過或是肝氣鬱結，都易損傷肝臟。春季養肝應該多吃涼性食品，像粥類、茶類、水果等都很不錯。因此，春季養生要從心理、飲食多方面調節，以使肝氣順達，氣血調暢，達到防病保健康之目的。

❶肝病患者在春季應保持良好的心理狀態、樂觀開朗的心情。愉快的心情可以使人的身體功能變得良好，促進人體的新陳代謝，有助於肝病的恢復。

❷春回大地，所以肝病患者可以在這個時節適當地進行體能鍛鍊，不僅可以增強體質，還有利於身體健康，保持心情的愉悅。

❸春季氣候乾燥，宜多喝水，預防感冒。多喝水可以增強血液循環，還可以促進腺體，有助於消化腺、膽汁和胰液的分泌，有助於消化、吸收和廢物的排除，減少代謝和毒素對肝臟的損害。

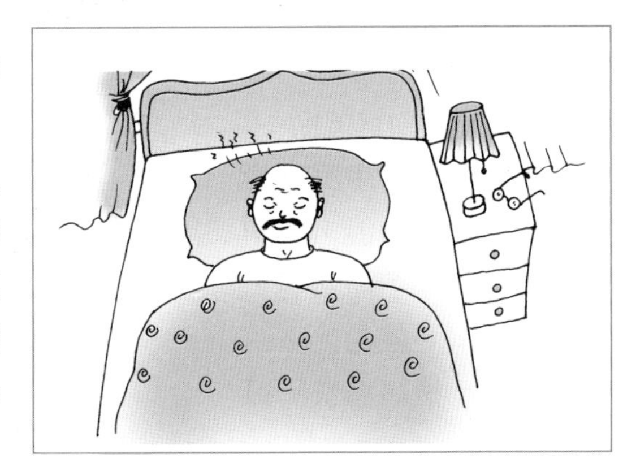

❹確保足夠的休息和睡眠。臥床休息時人的活動量越小，肝臟的血流量越小，肝臟所獲得營養就越少。過度勞累還可降

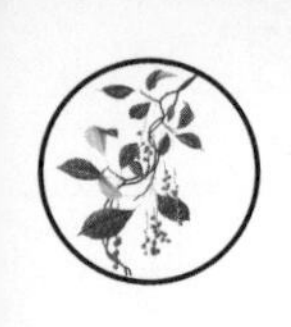

低人體的免疫功能，容易招致其他細菌和病毒的感染。但長期臥床，並不利於機體的正常代謝，會誘發脂肪肝的形成，還可能加重患者的精神負擔，同樣不利於肝病的恢復。因此勞逸調和、病情穩定的肝病患者應適當活動，依據肝臟功能的狀況按醫生的建議適當地調整活動量，忌過度運動。

❺飲食方面多吃清淡食物，補充足夠的水果和蔬菜以滿足身體對維生素和纖維素的需求。少吃甜食、油膩食品，以免因脂肪含量過高增加肝臟的負擔。

春季應注意「肝火」的上揚

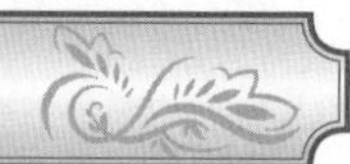

養生學認為春應於肝，肝主疏泄，在志為怒。人的情志活動與肝的疏泄功能有著密切關係，肝的疏泄功能失調，就會造成憂鬱多愁、急躁易怒等情緒變化。春季冰雪消融，萬物甦醒，生機盎然，陽氣升發，而人體的陽氣亦順應自然，向外向上疏發。但如調攝不當，升發太過，往往也會激發出性情急躁、易於發怒的情緒，而導致「怒則氣上」的病理表現，因為人在發怒的時候，氣血就壅滯在頭部，不能正常輸送到全身其他部位去發揮作用，而引起疾病。現代研究也發現，春季是腦中風、高血壓、胃潰瘍的高發季節，這與春天人的情緒易於波動有關係。

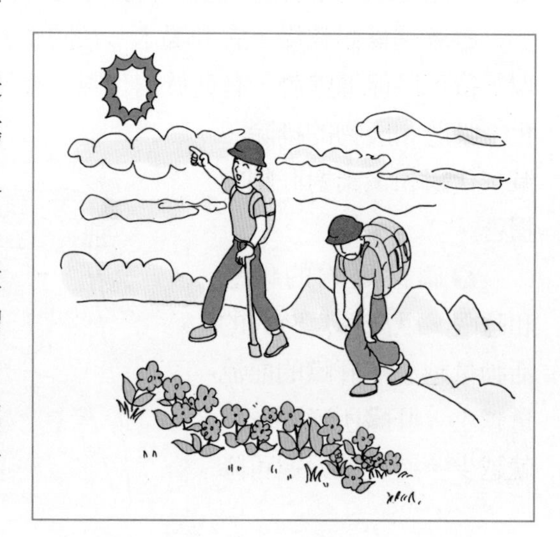

所以春季養生應盡量保護肝的疏泄功能，所謂「生而勿殺，予而勿奪，賞而勿罰」，就是要做到心情舒暢、情緒愉快，可

以在陽光普照、春風和煦的日子裡，遊山玩水，賞花問柳，積極參與社會活動，與性情開朗、心理健康的朋友交往，以此來保持自己良好的精神狀態，使肝氣舒暢發達，機體氣血流暢。

春季是由冬寒向夏熱過渡時期，氣候變化多端，時有風寒溫濕交替侵襲人體。這一季節以肝氣為令，冬天蓄積體內的陽氣隨著春暖轉為向上外發，若藏陽氣過多會化成熱邪外攻，如果遇到陽氣驟升，內外兩陽碰撞，易引動內熱而生肝火，繼而誘發多種疾病，此時需調養肝氣。

春天病毒細菌滋生，又是蔬菜淡季，容易使人體缺乏維生素，導致體內積熱，併發春日常見的鼻孔、牙齒、呼吸道、皮膚等出血症，以及頭痛暈眩、目赤眼疾等各種疾患，所以這一時令，少吃酸味，多吃甘淡性溫微辛食物，以養肝健脾和胃，抗禦外邪對人體侵襲。應增加黃綠色蔬菜與時令水果的攝取，補充維生素和無機鹽的不足。

穀豆類的黑米、豆豉、大豆及其製品；禽魚類的鴿子、鵪鶉、鯽魚；蔬菜類的芥菜、菠菜、油菜、胡蘿蔔、春筍；果品類的栗子、棗子、枸杞、鳳梨、甘蔗、橄欖等。將這些食品適當正確搭配食用，就能從中攝取豐富的營養，尤其是蔬果中的多種維生素可充分滿足肝臟的需求。但值得注意的是，禁忌大辛大熱及海產類的食物，不吃過膩過酸及煎炸食品，如辣椒、羊肉、海蝦、肥肉、烏梅等，以免「火」上澆油。

肝陽過盛體弱者，在春季容易引發「肝火」，患上熱感冒、熱咳嗽、熱哮喘，要防患於未然，就得盡量避開突熱暴暖、熱風侵襲，若已感染成疾，熱感冒初起，應戒菸禁酒，以杜絕生痰之源。

春季易上火，尤其要注意「肝火」的上揚，每遇到春雨連綿或晨霧濃重或碰到挫折時，常會感到心情鬱悶而惱怒、生火。

所以這時除了飲食調理，還要調養精神，修身養性，陶冶情操，精神樂觀豁達，排除憂鬱，制怒養肝。

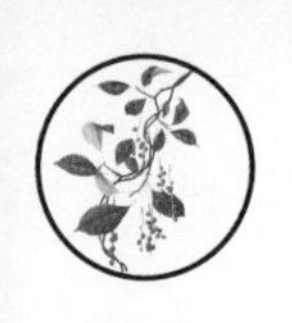

養肝護肝，春季要注意天氣變化

春天，陰退陽長，寒去熱來，伴隨萬物的生長，人體的新陳代謝也日趨旺盛。然而，春風不僅是送暖，一些病微原生物也會在此「復甦」，隨風而來，乘虛而入。春季養生保健，不僅要注意「天時」，還要注意一日中的天氣變化。

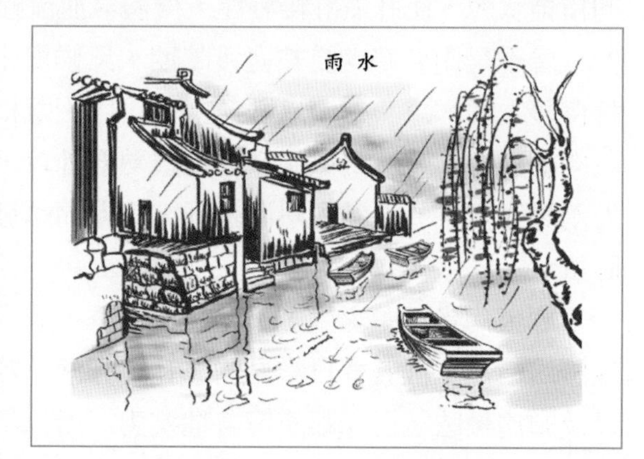

一、早春

剛入春，人體陽氣升發，皮膚腠理疏開，而早春乍暖還寒，突如其來的倒春寒又導致皮膚腠理密閉，忽開忽閉使人體的調節功能一時來不及應變，肝功能便受損，引起周身氣血運行紊亂，其他臟腑器官受干擾而導致疾患發作。中醫認為：肝主藏血，調節人體血量分布；肝能調節情緒，分泌排泄膽汁，促進脾胃對食物的消化吸收。所以，故早春調養重在養肝兼顧益脾和胃，溫補陽氣以禦寒保健，在中老年中尤其如此。

養肝護肝建議：

❶少飲酒、多飲水：初春時節，寒氣較盛，乾燥易缺水，此時，少量飲酒有利於通經、活血、化瘀和肝臟陽氣之升發，而多飲水可以補充體液，增強血液循環，促進新陳代謝，減少代謝產物和毒素對肝臟的損害。

❷心舒暢、食平衡：由於肝喜疏惡鬱，故生氣發怒易導致肝臟氣血瘀滯不暢而成疾。首先要學會制怒，盡力做到心平氣和、樂觀開

朗，使肝火熄滅，肝氣正常生髮、順調。食物方面，蛋白質、碳水化合物、脂肪、維生素、礦物質等要保持相應的比例；同時保持五味不偏。

二、仲春

隨著氣候的逐漸轉暖，新陳代謝日趨旺盛，體表毛孔舒展，腠理疏鬆，血管變軟，末梢微血管的供血量增加，而流入大腦微血管的血液就相應減少，於是出現了懶洋洋的感覺，無精打采，昏昏欲睡，即常說的「春睏」。

「春睏」不是病，是人體對春季氣候的一種適應性反應，完全屬於生理現象，但我們卻不可鬆懈對之。一些年長的人，由於陽氣回升太過，他們會感到精神委靡，身體倦怠，易導致舊病復發。怎樣克服「春睏」？最好的辦法就是順從人體的自然變化規律，遵守春養肝的養生原則，做到起居勞作，順應春天陽氣生發、萬物萌生的特點，使精神、情志、氣血亦如春天的自然陽氣，舒展暢達，生機勃發。

養肝護肝建議：

❶起居方面：宜早臥早起，保證一定的睡眠時間。足夠的睡眠順應肝喜調達，同時有助於肝藏血，以消除疲勞。還要注意居室空氣的新鮮流通，消除「春睏」發生。

❷鍛鍊方面：要做到清晨早起，鬆解衣扣，散披頭髮，放鬆形體，信步漫行。讓肝氣舒達，同時選擇輕柔紓緩的活動項目，如打太極拳、慢跑、做體操等，以活動關節，舒展肢體，使鬱滯宣通，肝氣疏利，陽氣升發。

❸飲食方面：中醫認為，春睏是因為肝氣鬱結，所以，應多吃養肝佳蔬。現代醫學研究認為「春睏」與機體處於偏酸環境和維生素攝入不足有關，而蔬菜中含鹼量較多，所以，要多吃菠菜、香椿、韭菜等都為春季佳蔬。

三、晚春

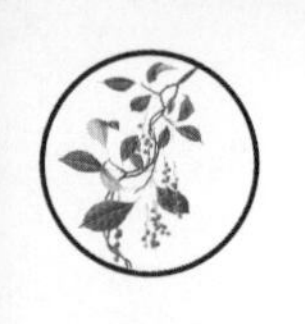

從清明到穀雨結束稱為晚春。處於春夏交換的時間，風多雨少，氣溫漸漸攀升，人體內的「肝火」也隨著天氣慢慢「升」了起來，表現為口舌生瘡、嗓子乾癢等。此時在適當的時機正確地進行對身體的養護，可能產生事半功倍的效果。

養肝護肝建議：

❶飲食方面：除了生活中注意補充水分、清淡飲食、忌食辛辣以外，還可以在家裡自製一些能去火的飲食，酸梅湯就是易於製備、去火效果明顯的膳食之一。

如何自製酸梅湯呢？按3：2：1比例配取烏梅、山楂、甘草，冰糖適量。將搭配好的材料放入盛滿水的鍋中煮開。煮開後將火開為小火熬製40分鐘左右。聞聞味熬製出來沒有，再品嚐一下味道是否合適，如果合適就可以等涼後飲用了，如果味道不合適可以放入冰糖調整一下。該湯益氣養肝，行氣散瘀，生津止渴，除煩理氣，常飲確可祛病除疾，保健強身，是養肝護肝不可多得的保健飲品。

此外，自製一道蜜糖紅茶也適用於春天肝氣偏旺者，即用紅茶葉5克，放保溫杯內，以沸水沖泡，加蓋悶片刻；調適量蜂蜜、紅糖。每日飯前各飲 1次。

❷適量運動：在春季開展適合時令的戶外活動，如散步、踏青、打球、打太極拳等，既能使人體氣血通暢，促進吐故納新，強身健體，又可怡情養肝，達到護肝保健的目的。

炎熱夏季，養肝護肝自有章法

夏天到了，溫度隨之上升，大家的唯一感覺就是「熱」，隨之而來的是各種涼性的食品，比如冰淇淋、冰鎮啤酒，這些食品確實非常消暑，也是最受大家歡迎的，但是對於肝功不好的患者朋友，卻是禁忌。專家指出，過涼的食品也會增重肝臟負擔，冰鎮啤酒更不宜當成飲料喝。因為啤酒中也含有一定的酒精，對於肝臟不好的患者，酒精中的乙醇並非轉化為乙酸，而是轉化為毒性的物質乙醚，會進一步地破壞肝臟。那夏天吃什麼樣的食物對肝臟好呢，專家指出要注意以下問題：

❶情緒宜穩定。夏季天氣炎熱，人的情緒也伴隨著不穩定。暴怒、憂鬱會使腎上腺素分泌異常，損害肝臟，由此誘發肝臟疾病或使原有的肝臟疾病加重。

❷忌勞累。夏季很多人會延長夜生活時間，在外唱歌、聚會。缺乏休息，過於勞累，檢查肝功能就會發現氨基轉移酶升高。這是因為過度勞累會讓肝臟缺氧、缺血的情況加重，容易使原來已經受損的肝細胞因缺氧、缺血而壞死。

❸忌感冒受涼。夏季氣候反覆無常，客觀造成了細菌、病毒感染機率大大增加。肝炎患者一旦重疊感染其他病毒或細菌，往往可以使肝病反覆發作。

❹忌醉酒。夏季外出就餐聚會的機會相應增多，飲酒過量引起肝病復發的事例也很多。絕大部分乙醇（酒精）要經肝臟代謝，在短期內喝下大量的酒，會給原本就患病的肝臟帶來沉重的代謝負擔，引起急性發病。

❺忌暴飲暴食。暴飲暴食容易造成肝膽、腸胃、胰腺等臟器的過重負擔，加速肝臟或膽囊的病變。

❻注意保暖。肝病患者應適當接受陽光照耀，不可過涼，如整天使用空調、吃冷飲是不利於肝病患者養生的。

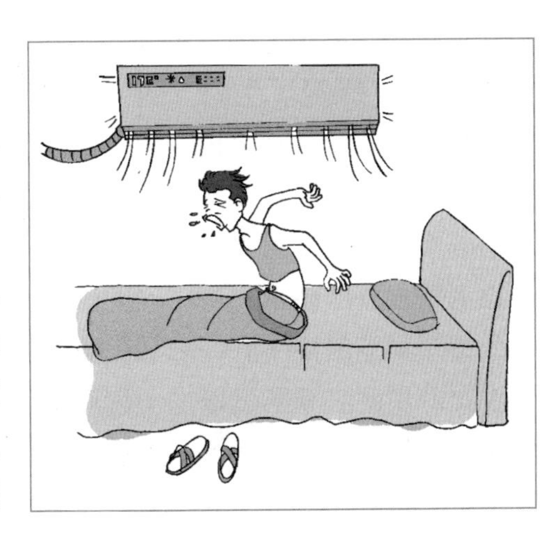

❼注意飲食。飲食上宜選擇具有解暑氣、解暑毒的食物，如西瓜、番茄、黃瓜、草莓、哈蜜瓜等，防止暑氣耗傷人體氣陰。葷素適

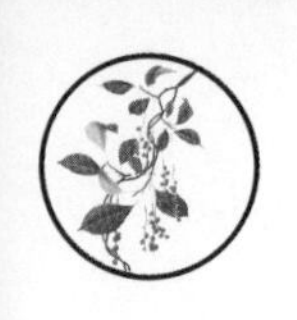

當搭配，注意烹調的方式，確保營養充足，少吃油膩、辛辣的食物或甜食。患者在夏季一定要杜絕生食海鮮和肉食，海鮮中往往含有過濾後濃度極高的病毒或細菌，如果沒有經過高溫消毒，這些海鮮有可能就是傳染源。

❽**注意避暑**。可以選擇清晨或傍晚進行適當的運動，但要注意避暑。

飲食得當，養肝護肝吃對健康100分

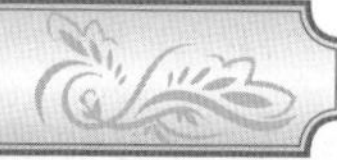

肝病患者本來胃口欠佳，夏天更甚。醫學專家認為，肝病患者大多數由於疾病直接影響到機體的消化功能，所以，肝病患者更應該注意飲食調養。

肝病患者夏季飲食一定要清淡，不可過於油膩，否則極易傷胃。中醫學認為，山藥、紅棗具有健脾益氣的作用，且補而不膩，非常適合脾胃虛弱者夏季煮粥喝，且兩者均具有提高機體免疫力的作用，可有效對抗夏季因酷暑而造成的免疫力降低。蜂蜜、牛奶、蓮藕、銀耳、豆漿、百合既可益氣養陰，又可養胃生津，是夏季體弱多病、出汗較多、食欲不振者的食療佳品。

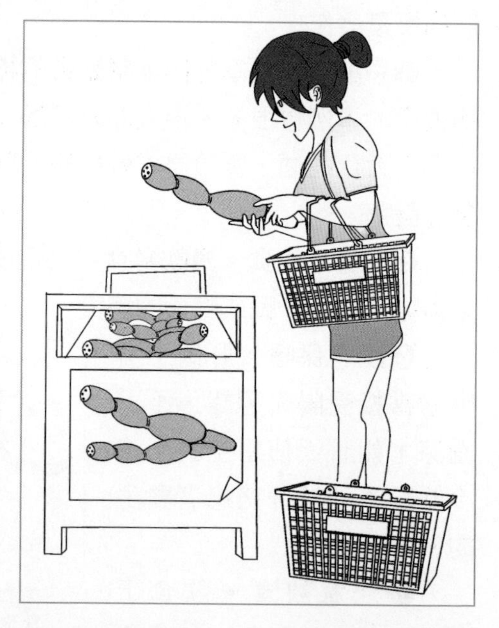

夏季氣溫較高，肝病患者人體新陳代謝增快，能量消耗大，因此蛋白質的供應必須酌量增加，每日攝入量應在100～120克為宜。植物蛋白可以從豆製品中獲得，動物蛋白除了乳製品外，還應適當地多吃

瘦肉。

夏季的肉食以雞肉、鴨肉、瘦豬肉等平性或涼性的肉製品為好。其中，鴨肉不僅富含蛋白質，而且由於其屬水禽，還具有滋陰養胃、健脾補虛、利濕的作用，根據中醫「熱者寒之」的原則，特別適合苦夏、上火、體內生熱者食用。夏季在食用鴨肉時最好燉食，也可加入蓮藕、冬瓜等蔬菜燉湯食用。

除了以上滋養補肝以外，平時飲食一定要注意不要喝酒！糖精對肝有害，所以含糖精的飲料亦不宜飲用。建議平時多飲開水或淡清茶、鮮果汁、鮮奶、豆漿等。

飲水有方，夏季養肝如何給身體「澆水」

夏季天氣比較炎熱，肝病患者一定要注意多飲水，以補充機體因出汗造成的水分流失。解暑的飲料中以茶水為最佳，特別是綠茶，有消暑解渴、清熱瀉火的作用。飲水要注意四點：

❶每日飲水1500～2000cc，時時飲用。

❷大渴時不宜飲水過多，以免胃部不適。

❸餐前及進餐時不宜飲白開水，以免沖淡胃液影響消化。

❹不要過食冷飲。適當食用冷飲，能產生一定的祛暑作用，然而不可食之過多。

上述原則是根據人體在夏季易發生的生理現象或不良症狀特點而確定的。讀者們在實際運用中還應根據當地當時的氣象條件（如春夏之交由溫轉熱、夏秋之交由熱轉涼、各地區的氣候等），配合各自體質不同特點及在夏季容易出現的反應，做到辨證施膳。

秋季養肝，這些法則不可不知

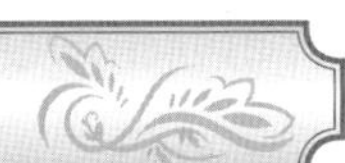

秋高氣爽，氣候乾燥，容易使人肝火旺盛而心煩氣躁、控制不了

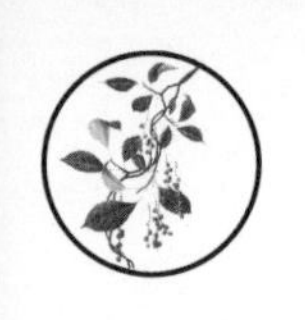

情緒而發脾氣，殊不知發火的同時也容易傷肝，加之氣候溫差變化較大，更容易造成感冒、腹瀉等季節性疾病，引起肝病的發病和復發，因此，秋季的養肝護肝就變得尤為重要。整體來看，肝病患者要做到以下幾點：

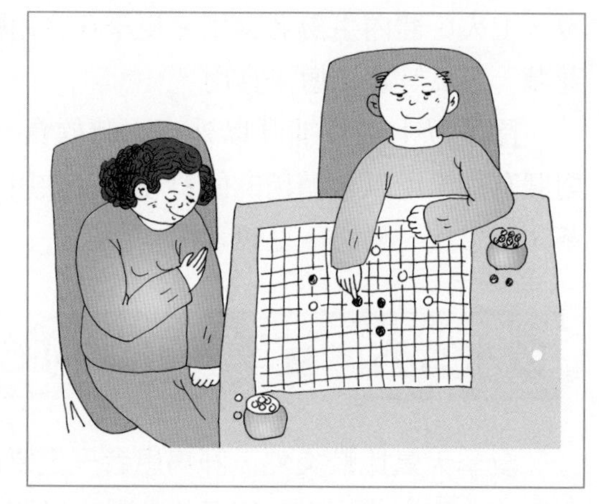

❶初秋果實成熟，氣候宜人。但隨著氣溫的日益降低，樹葉凋零，大地一片蕭條，容易讓人產生悲傷的情緒。過度的悲傷不僅使人的食欲下降，還會影響人的神經系統，使免疫能力下降。所以肝病患者在秋季要保持良好的情緒，多欣賞身邊的美景。要知道花開花落是一種自然規律。此外，肝病患者的家屬也要經常性地與患者進行溝通，勸慰患者，幫助患者保持良好的心理狀態。

❷肝病患者在秋季這個收穫的季節千萬不要因忙碌而勞累，那樣會加重自身的病情。可以適當進行輕微的體能鍛鍊，以不感到勞累為主。

❸肝病患者在秋季適宜早睡早起，養成良好的作息習慣。

❹要注意合理運用飲食的滋潤防燥療效。適當地飲用水，多吃多汁的食物，如番茄、蘿蔔等。吃梨可以滋潤五臟，清六腑；南瓜對脂肪肝袪脂、減肥有明顯的療效，同時還是防治肝病、糖尿病的良藥。

百合既是佳蔬，又是良藥，能清熱生津，百合適量與米熬粥，對肝病有秋燥乾咳者頗有療效。蓮子益脾養心、固精止瀉、開胃安神，紅棗安中益氣、補血益陰，蓮子紅棗粥是肝病健脾養肝的清淡滋潤佳品。桂圓對慢性肝病患者的貧血和神經衰弱有一定的輔助治療作用。此外肝腎陰虛的肝病患者，間斷食用黑芝麻糊、桂圓核桃粥，對防治肝火旺盛、眩暈、腰膝痠軟有一定療效。

近年對夏秋南瓜的養生作用進行了深入的研究，認為嫩南瓜的鮮瓜汁對治療肥胖、脂肪肝、泌尿系結石有效果，同時是防治肝性糖尿病的良藥。

防止秋燥，養肝護肝有妙招

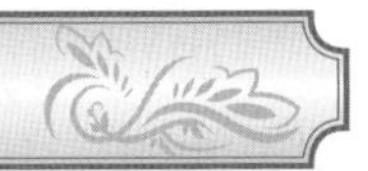

秋季晝夜溫差大，燥氣當令，肝病患者若防備不好很易感冒或導致腹瀉，致使慢性肝病復發；如飲食過鹹或過辣，則易使肝硬化惡化；所以，**我國古代醫學家就替我們提供了一張對付「秋燥」的一種最佳飲食良方：「要多喝蜜，少吃薑。」**

蜂蜜是大自然贈給我們人類的珍貴禮物，它所含的營養成分特別豐富，主要成分是葡萄糖和果糖，兩者的含量達70%。此外，還含有蛋白質、胺基酸、維生素A、C、D等。蜂蜜具有強健體魄、提高智力、增加血紅蛋白、改善心肌等作用，久服可延年益壽。《本草綱目》記載：「蜂蜜有五功：清熱、補中、解毒、潤燥、止痛。」現代醫學也證明，蜂蜜對神經衰弱、慢性肝炎、肝硬化患者均有療效。在秋天經常服用蜂蜜，不僅有利於這些疾病的康復，而且還可以防止秋燥對於人體的傷害，能產生除虛熱、補肝氣之療效，可使人健康長壽。

秋燥時節一方面要多喝鹽水和蜜水，另一方面不吃或少吃辛辣燒烤之類的食品，這些食品包括辣椒、花椒、桂皮、生薑、蔥及酒等，特別是生薑。這些食品屬於熱性，又在烹飪中失去了不少水分，食後容易上火，加重秋燥對我們人體的危害。當然，將少量的蔥、薑、辣椒作為調味品，問題並不大，但不要常吃、多吃，比如生薑，它含揮發油，可加速血液循環；同時含有薑辣素，具有刺激胃液分泌、興奮腸道、促使消化的功能；生薑還含有薑酚，可減少膽結石的發生。所以它既有利也有弊，民間也因此留下了「上床蘿蔔下床薑」一說，說明薑可吃，但不可多吃。特別是秋天，最好不吃，因為秋天氣候乾

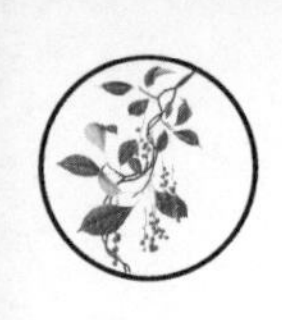

燥，燥氣傷肺，加上再吃辛辣的生薑，更容易傷害肺部，加劇人體失水、乾燥。**在古代醫書中也出現這樣的警示：「一年之內，秋不食薑；一日之內，夜不食薑。」看來，秋天不食或少食生薑以及其他辛辣的食物，早已引起古人的重視，這是很有道理的。**

因此，為了我們自己的身體不受秋燥的傷害，當秋天來臨之際，肝病患者一定要做好「晨飲淡鹽水，晚喝蜂蜜水，拒食生薑」，以便安然度過「多事之秋」，以保身體健康。

冬季養肝，把好「春節」這個關

春節是我國的傳統節日，這個時候全家團圓，也是肝病發作的高發時節。肝病患者在這個特殊的時期要特別注意。

❶春節期間切忌情緒的波動過大，要保持平穩的情緒，千萬不要讓喜慶的節日蒙上一抹灰色。

❷春節期間由於家人團聚，心情興奮，可能會長時間地看電視或聊天、打麻將、玩撲克、下棋等，進行各種娛樂活動，導致生活沒有了規律，甚至暴飲暴食。這些不良的生活習慣對肝病患者都是不利的。要注意保持良好的生活習慣。

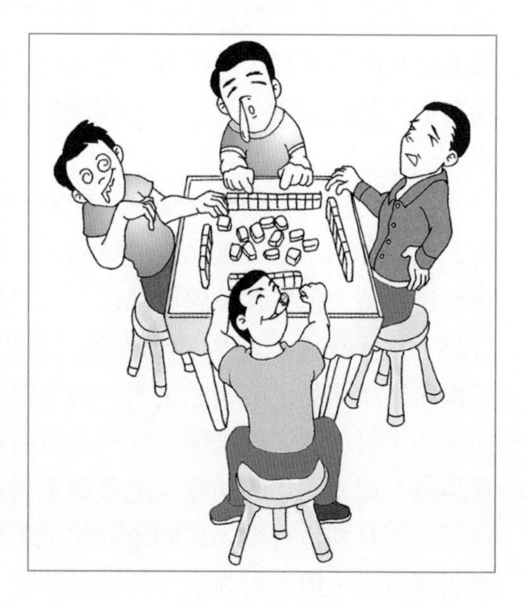

❸春節期間要根據醫生的建議持續服藥，如果感到身體不適，要及時就醫。

❹肝病患者可以在冬日的中午固定持續鍛鍊，以提高抵抗力。

❺肝病患者還要注意，春節期間的氣溫不穩定，要注意預防感冒。

只要肝病患者能保持愉快的心情，持續鍛鍊，注意身體，就一定會有健康的體魄。在此希望肝病患者朋友能快樂地走過每一個春、夏、秋、冬。

冬季肝病患者養生忌「盲目」

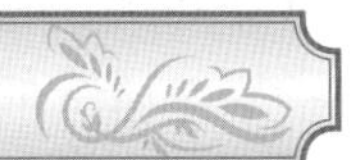

肝病患者冬季進補時不能一味地「盲補」，應根據自身的情況而行，尤其應注意：

❶補腎填精宜為溫補

腎是人體根本所在，是人體生命活動的泉源，它滋五臟的陰氣，發五臟的陽氣。冬季養生調養攝取食物當以補腎溫陽、培本固元、強身健體為首要原則。

冬季調養攝取的食物宜溫性，常以鹿肉、羊肉、韭菜、蝦仁、栗子、胡桃仁來溫補腎陽；以海參、芝麻、黑豆等填精補髓。按照現代營養學的觀點，冬季溫補類的食品含熱量較高，營養豐富，滋養作用強，有極為豐富的蛋白質、脂肪、醣類、礦物質等。

對肝病患者來說，每日每公斤體重大約需要1.5克蛋白質、1克脂肪、6克醣類。對於一個體重60公斤的人來說，每日攝入90克蛋白質、60克脂肪、360克醣類（碳水化合物）比較合適。

❷平衡飲食

肝臟是人體內最大的消化臟器，是各種物質的代謝中心，如能把好「口」這一關，做到讓生命賴以生存的各種營養物質，即蛋白質、脂肪、醣類、維生素、礦物質、纖維素、水等能按需攝入，使肝得到充足的營養及保護。

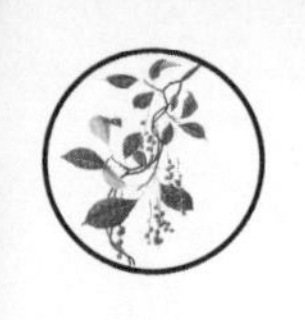

❸食補巧用補品

雖然冬季進補可以增強體質，祛病強身，但還要注意方法適當，才能收事半功倍之效。許多人往往習慣於在冬季服些人參、鹿茸、阿膠、黃耆之類，這些補品對人體各有益處，但如果服用不當則不僅不會見效，還會帶來一些不良反應。所以，冬令進補養生，首先應遵循「藥補不如食補」的原則，病後腸胃功能虛弱的人更是如此。

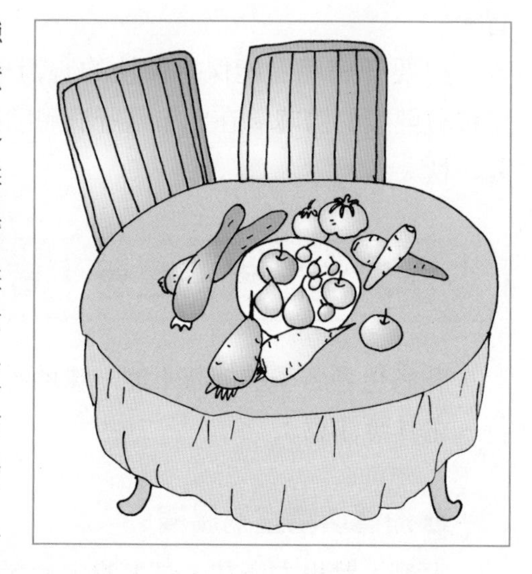

透過調整飲食，補養臟腑功能，促進消化功能和全身狀況的康復，將產生藥物所無法發揮的作用。另外，食補與藥補兩大類補品各有千秋。一般來說，虛證明顯或病後虛弱者，初期宜用藥補；虛證不明顯，目的是健身，或藥補後體虛已有改善者，不妨選擇性地進行食補。

❹藥物要「精」

藥物不在多，而在於精心組合，將西醫的辨病與中醫的辨證相結合，局部病變和整體兼顧，微觀和宏觀相參照，綜合全面分析，這樣制訂的治療方案才能獲得完滿的療效。首先由正規醫院確認是哪一種肝病，再接受專科醫生系統治療。

第三節
運動調養，肝病患者的日常保健

肝病患者運動應謹遵「守則」

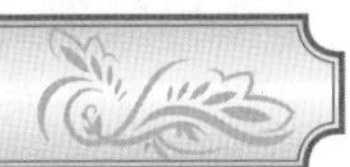

肝病患者進行運動保健應遵循以下原則：

❶要循序漸進，活動的強度、方法、時間的長短都應遵循從少到多的原則。當找到一個合適的運動量後，要維持按這個標準進行，最好不要忽多忽少。

❷運動時應注意氣候季節的變化，防止受涼感冒。

❸要持之以恆，保證每天有一定的時間進行運動鍛鍊，時間安排要固定，同時也可見縫插針，利用工作間隙進行。

❹無論選擇輕度運動量還是中度運動量的鍛鍊，都應遵循三部曲：

A.運動前熱身，即5～10分鐘準備活動。

B.運動過程，前5～10分鐘做輕度運動，然後根據實際情況逐漸加大強度。

C.動後恢復，在運動將結束前，再做10分鐘左右的恢復運動，特別是較強運動量之後不可馬上停下來。

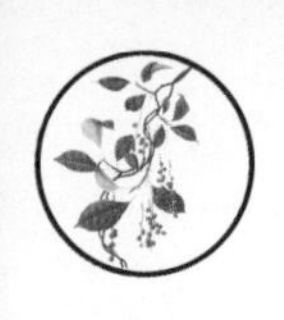

溫馨提醒

活動方法與活動量因人因時因地而異，要使身體得到足夠的活動，但又不能夠過度勞累。要以低強度、長時間的方式進行，不主張高強度、短時間的運動方式。肝病患者運動時的心率一般以每分鐘160～170次減去其年齡數較佳。運動量以運動後微汗、輕鬆舒暢，食慾、睡眠正常為宜。肝病患者不宜進行劇烈的運動，尤其是腹部運動，例如仰臥起坐等，以避免因腹壓變動較大而牽扯肝臟包膜，引起肝區不適。

不同肝病患者應選擇不同的運動方式

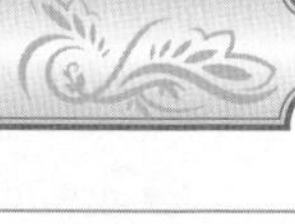

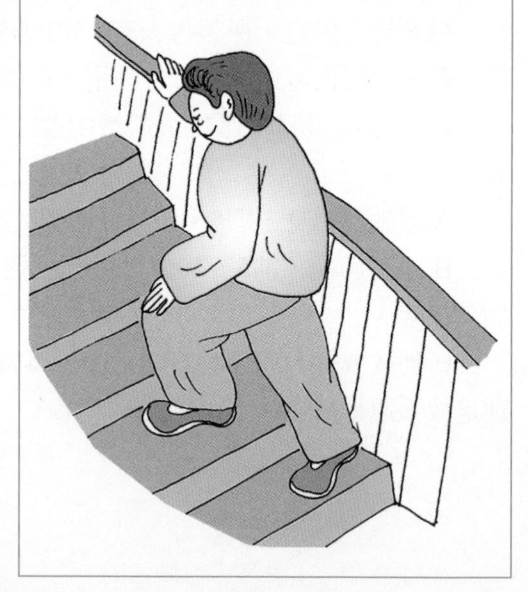

對於由於酗酒、營養不良等引起的脂肪肝患者，或患有肝癌、肝硬化等肝臟患者，身體較為虛弱，此類患者不宜選擇運動強度過大的運動，可選擇散步、體操等運動方式，而且運動的強度要小、運動的時間要短，以使患者充分休息。

由過度肥胖、高血脂症、糖尿病引起的脂肪肝比較適合運動療法，尤其是對於過度肥胖型脂肪肝患者來講，運動療法更為有效。脂肪肝患者可以透過適當的運動，促進體內脂肪的燃燒，降低血脂含量及血糖濃度，有效調節內分泌，最終會達到減少肝臟內堆積的脂肪的效果，有利於脂肪肝的治療。這類脂肪肝患者可以適當選擇一些運動強度較大的運動，例如跳繩、爬樓梯等，每次運動的時間可以延長一些。

肝病患者運動應選擇合適的天氣

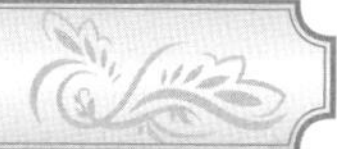

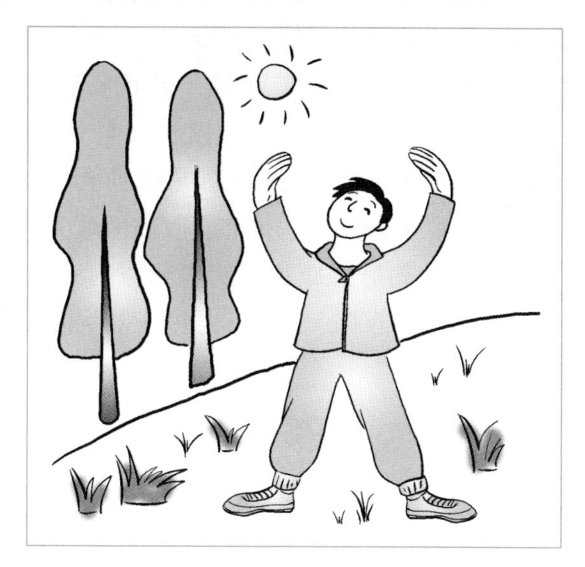

肝病患者進行運動大多是戶外運動，那麼選擇什麼樣的天氣進行運動也是很重要的。雖然運動主張持續不懈、風雨無阻，但是對於肝臟病患者來講，則需要量「天氣」而行。肝臟病患者最好選擇在風和日麗的日子進行戶外運動，盡量不要在狂風大作、大雨傾盆、鵝毛大雪的日子進行戶外運動。首先，肝病患者的身體較為虛弱，抗病能力較差，肝病患者在這種惡劣的天氣進行運動，不但不會鍛鍊身體，反而還是對肝病患者身體的摧殘，如果一不小心患了感冒，則更是雪上加霜，不利於肝病的治療。再者，肝病患者在雨雪天氣進行運動，心情也不會好到哪裡去，別說心情愉悅，很有可能出現心情煩躁。

肝病患者運動前後的飲食注意

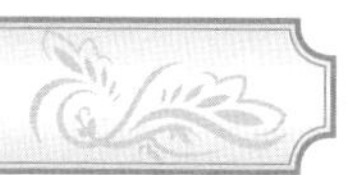

肝病恢復期及澳抗陽性者每天都應適當運動，但運動前後的飲食要有講究。

運動前不宜太飽或太餓。如在饑餓時運動，體內血糖過低，肝糖

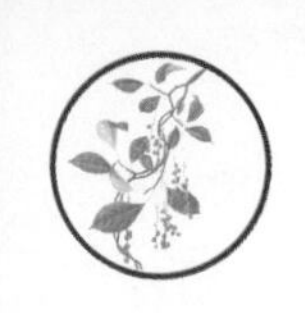

原要分解，無疑會增加肝臟負擔。正確的方法是在運動前半小時進食產熱量（100～200千卡）的食品，如1杯麥片或果汁，也可吃幾塊奶糖或巧克力。

運動中每20分鐘飲半杯至1杯水。體力充沛、運動時間超過1小時者，可選用運動保健飲料。含有咖啡因、果糖或帶二氧化碳的汽水和飲品，不是運動時理想的選擇。

運動後不宜馬上吃冷飲，最好喝溫熱飲料。因為人在運動時產生熱量增加，胃腸道表面溫度也急劇上升。據測定，運動1小時所產生的熱量能把6CC水燒開，如果運動後吃大量冰食、霜淇淋、冰汽水等，強冷刺激會使胃腸道血管收縮，減少腺體分泌，導致食欲銳減、消化不良，對肝臟康復是有害無益的。而且驟冷刺激，可使胃腸痙攣，甚至誘發腹痛、腹瀉，牙齒、咽喉因冷刺激而產生功能紊亂，可繼發炎症。

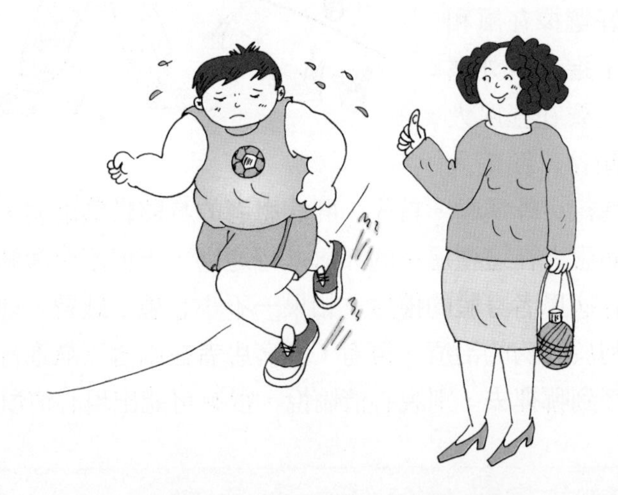

肝病患者運動前準備活動的安排

生命在於運動，運動講究正確方法。然而，現實生活中，有些肝臟病患者在進行運動時沒有做準備活動的習慣，認為準備活動沒有什

麼意義，這種作法是不可取的。在運動前做準備活動，就等於給了身體一個緩衝階段，更有利於身體適應後來的運動，如果運動前沒有做準備活動或者準備活動過少，則身體很容易疲勞，肌肉也比較容易拉傷，易造成肌肉酸疼等不良問題的出現。

那麼，肝病患者在運動前該如何安排準備活動質與量呢？具體說來如下：

❶質上來看，選擇準備活動的時間是關鍵。肝病患者，特別是肝功能異常的患者，其耐受力較正常人差，易疲勞，在高溫狀態下活動，更容易中暑，加重病情。因此，即使做準備活動也要盡量避免在陽光下曝曬。晚飯1小時後，一般在19:00～21:00之間，人體的各項機能處於平穩狀態，全身血液分配均衡，最適合做做準備活動，再進行一些運動。

❷量上來看，準備活動的強度要根據症狀決定。每個人可根據自己的年齡、體質、疾病的輕重不同，摸索出適合自己進行準備活動的量。整體原則是身體活動得不那麼僵硬為好，時間一般10分鐘左右為宜。在進行運動鍛鍊過程中，配合自己的愛好和身體情況選擇活動方式，以不疲勞、每次活動自覺微微出汗為準。若感到肝區部位脹痛、全身乏力不適，應停止運動，平臥休息，增加肝臟血流量，以減輕肝臟的負擔。

散步，肝病患者的最佳運動項目

散步是肝病患者的最好運動項目。對於心、肝、腎等臟器有問題的人，跑步會加重血氧供應不足，而散步走路，每跨一步，腳底所受的衝擊便是體重的1～2倍，僅為跑步的三分之一左右，最適合肝病患者的保健和康復。

散步對人體有以下九點好處：

❶能增強心臟的功能，使心跳緩慢而有力。

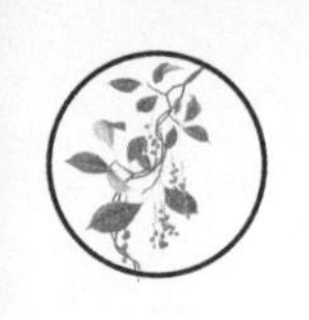

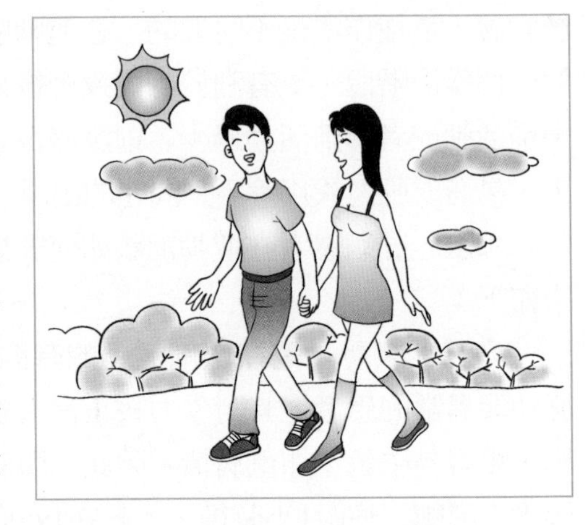

❷能減少血凝塊的形成及發生心肌梗塞的可能性。

❸能降低血糖，減少血糖轉化成三酸甘油的機率。

❹能增強肌肉的力量和促進血液循環，使人體更好地進行新陳代謝。

❺能增強對緊張的忍耐力，使心情開朗愉快，而不易發生心慌、心悸。

❻能減少激素的產生。過多的腎上腺素會引起血管疾患。

❼能減少人體脂肪，降低高血壓病患者容易得心臟病的機率。

❽能增強血管的彈力，減少血管壁破裂的危險性。

❾能減少三酸甘油和膽固醇在動脈上聚積的可能性。

散步鍛鍊需要採取正確的姿勢和方法才能有較佳的保健效果。散步運動要求兩上肢自然下垂，並隨著步伐輕快擺動，收腹挺胸，要有朝氣且輕鬆自如，保持體態平衡。透過上下肢運動帶動腰、腹等部位。從醫學角度講，老年人散步宜採用每分鐘60～80步的慢速或80～100步的中速。時間的長短可由自己酌定，不過一般有效的散步鍛鍊，最少要持續20分鐘，因為這是使你的身體鬆弛和享受步行樂趣所需要的起碼時間。

溫馨提醒

散步的場地一般以平地為宜，盡可能選擇空氣清新、環境幽靜的場所，如公園、操場、庭院等。散步時最好穿運動鞋或休閒鞋、布鞋，衣服要寬鬆合身、方便活動。腳有炎症、感染或水腫時應積極治療，不宜散步。行走的速度、距離和時間可根據各自的情況而定，不要照本宣科，原則上是既要達到運動鍛鍊自療的目的，又不要走得氣喘吁吁。關鍵是藥循序漸進，持之以恆。

慢跑，肝病患者不花錢的療治良方

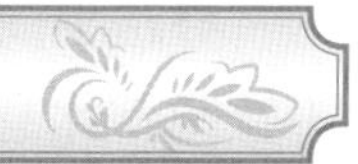

由於跑步具有顯著的健身效果，不少人加入了慢跑的行列，處於肝病恢復期的患者比較適宜慢跑。慢跑比步行的運動強度稍稍加大，是一般患者都能做到的。長年持續慢跑，能促進肝臟的血液循環，可改善肝細胞的營養，對肝功能的恢復有幫助。另外，長年慢跑者經絡暢通，可使動脈硬化延緩；慢跑還是防治老年肌肉萎縮、保持關節靈活的良方；慢跑可以使胃腸道蠕動加強，從而增進食欲，改善消化和吸收功能，防止中老年人及腦力工作者的胃腸功能紊亂，保持大便通暢。慢跑可以增加脂肪的代謝，減輕體重。此外，慢跑還能給中老年人帶來愉快的情緒，增添生活情趣。最新研究發現，慢跑可使體內的自由基清除系統保持在較高的功能狀態，降低體內自由基含量，從而減少遭受自由基損傷，延緩衰老。

慢跑時能量的消耗可根據運動中脈搏數計算，計算公式：

能量消耗（千卡/分鐘）＝（0.2×脈搏－11.3）÷2。

例如，肝病患者慢跑中的脈搏為120次/分鐘，代入公式，可得患者1分鐘所消耗的能量：（0.2×120－11.3）÷2＝6.35千卡。如慢跑30分鐘則消耗190.5千卡。慢跑運動簡便易行且不受年齡限制，中老年人都可以參加。慢跑速度可以掌握在每分鐘100～120公尺，每次慢跑10分鐘；肝功能較好的患者可計劃性地安排跑步進程和嚴格按時訓練。訓練分3個階段進行，每階段12週。

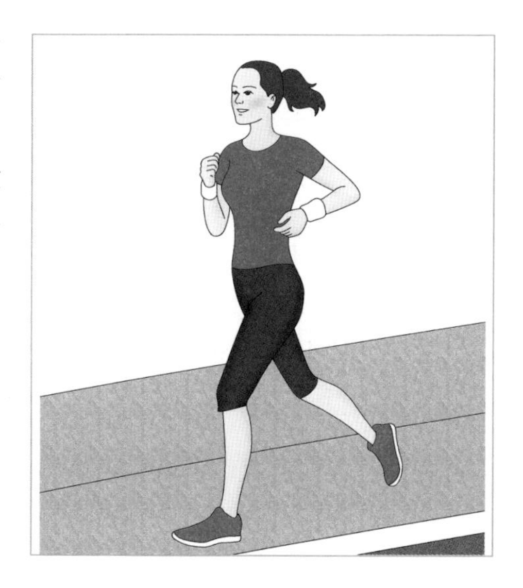

運用慢跑治療的患者應注意以下幾方面：

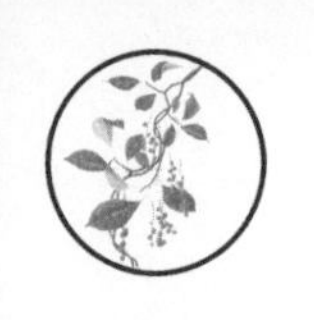

❶跑步前做3分鐘準備活動，如肢體伸展及徒手操，跑步結束後不宜蹲下休息，因為蹲下休息不利於下肢血液回流，會加深機體疲勞。

❷跑步過程中如果發生意外要保持鎮靜，應隨身攜帶疾病卡。

❸跑步時間宜選在每日上午9～10時和下午16～17時。如在飽餐之後跑步會使胃腸功能減弱，增加肝臟負擔，影響消化和吸收，甚至會出現腹痛、嘔吐。上午9～10時和下午16～17時處於不饑不飽狀態，各器官運轉正常，有利於進行鍛鍊。

❹持之以恆，循序漸進，注意控制運動量，不要急於求成而盲目加快速度，延長距離，以免適得其反；也不要隨意間斷，偶爾跑一兩次不但達不到運動治療的目的，而且容易發生意外。

氣功，肝病患者的健康「保護神」

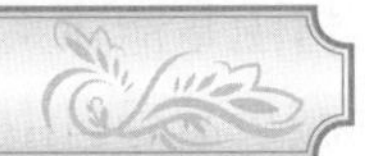

練習者坐、站均可，重要的是必須排除雜念，心不外馳。眼觀鼻尖少時，即可閉目內視心窩部。用耳細聽呼氣，使不發出粗糙的聲音，同時意念隨呼氣趨向心窩部，吸氣則需任其自然。反覆行之，真氣即在心窩部集中起來。要求每日早、中、晚各一次，每次20分鐘。這是第一步功夫。

當練到一呼氣即覺心窩部發熱時，在呼氣時延伸下沉的功夫，慢慢自然地向丹田推進。每日3次，每次25～30分鐘。這是第二步功夫。

當練到丹田有明顯感覺時，讓呼吸有意無意地停留在丹田。每日3次，每次30分鐘以上。這是第三步功夫。

意守丹田40日左右，真氣充實到一定的程度，有了足夠的力量，即沿脊柱上行，若行到某處停下來，不要用意念勉強向上導引，待丹田力量繼續充實，自然漸漸上行，如果上行到玉枕穴再停下來，內視頭頂就可以通過了。每日酌加練功次數，每次40～60分鐘。這是第四步功夫。

原則上還是意守丹田，如百會穴出現活動力量，也可意守頭頂，可以靈活掌握。每日3次，每次60分鐘以上。這是第五步功夫。

練習時必須循序漸進，練功要順乎自然，又要耐心求進，持之以恆，自能成功。氣功不僅可以修身養性，對肝功能的恢復也有很好的輔助治療效果。

太極拳，護肝慢運動也有快療效

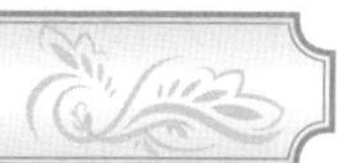

太極拳是我國傳統武術中的一種拳術。因太極拳的每一個動作都圓柔連貫，每一式都是綿綿不斷，好像一個完整的圓，如太極圖而得名。近年來，我國的醫療界和體育專科學者透過對太極拳研究發現，太極拳確實有健身和防治疾病的積極作用，因此急性肝炎恢復期、慢性肝炎、代償期肝硬化及無症狀HBsAg攜帶者若病情穩定，體力允許，均可以把太極拳作為一種鍛鍊方式，以促進身體康復。

打太極拳最基本的要求是「心神安靜」和「身體放鬆」。所謂「心神安靜」就是要排除雜念，思想集中，專心致志地以意識引導動作。「身體放鬆」則要求身體各個部位自然舒展，不要使用蠻力和強力，用力部位應自然順適；其次要求呼吸「氣沉丹田」，動作要與腹式呼吸運動自然諧調，做到「形神合一」。姿勢與動作要以腰部的軸心運動為綱，頭部正直，舌頂上齶，手到、意到、氣到而眼神先至。上肢部分要求沉肩、垂肘、坐腕；軀體部分要求含胸拔背，氣沉丹田，腰部鬆豎，尾閭中正；下肢部分要求分清虛實，屈膝鬆胯，調整重心。練拳時，動作要求柔和、圓活、連貫、協調，一個姿勢連著一個姿勢，綿綿不斷。要求做到「內外合一」「一氣貫穿」「一氣呵成」。

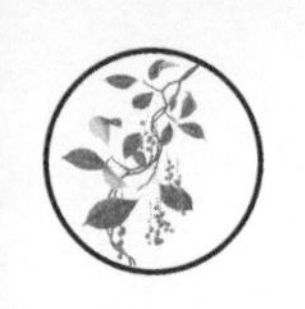

八段錦，養肝治病的八個具體訓練

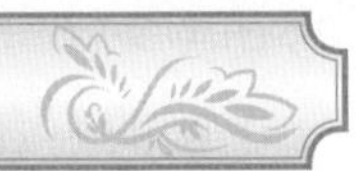

八段錦簡單易學，而且消耗的體力較少，是一種較好的健身養生方法，很適合肝病患者。它一方面可以鍛鍊人體的五臟六腑，提高人的體質，陶冶人的情操，還可以幫助患者排解焦慮、緊張、憂鬱的情緒。八段錦的具體訓練方法如下：

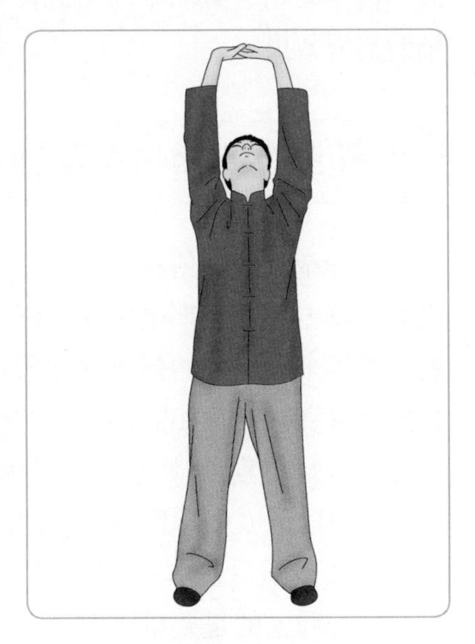

❶雙手托天理三焦

預備姿勢：立正，兩臂自然下垂，眼看前方。

動作：兩臂慢慢自左右兩側向上高舉過頭，十指相交翻掌，掌心向上，兩足跟提起，離地1寸；兩肘用力挺直，兩掌用力上托，兩足跟再盡量上提，維持這種姿勢片刻；兩手十指分開，兩臂從左右兩側慢慢降下，兩足跟仍提起；兩足跟輕輕落地，還原到預備姿勢。

功效：此式能夠對腑臟形成刺激，有利於增強腑臟功能。

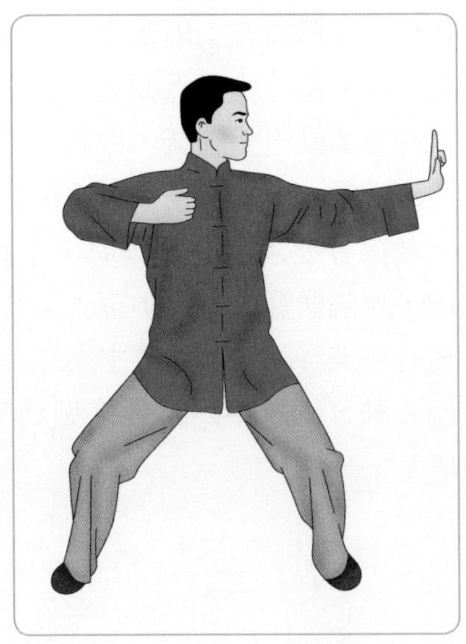

❷左右開弓似射鵰

預備姿勢：立正，兩腳腳尖併攏。

動作：左腳向左踏出一步，兩腿彎曲成騎馬勢，上身挺直，兩臂於胸前十字交叉，右臂在外，左臂在內，手指張開，頭向左轉，眼看右手；左手握拳，食指向上翹起，拇指伸直與食指成八字撐開，左手慢慢向左推出，左臂伸直，同時右手握拳，屈臂用力向右平拉，做拉弓狀，肘尖向側挺，兩眼注視左手食指；左拳五指張開，從左側收回到胸前，同時右拳五指張開，從右側收回到胸前，兩臂十字交叉，左臂在外，右臂在內，頭向右轉，眼向左看，恢復到立正姿勢。

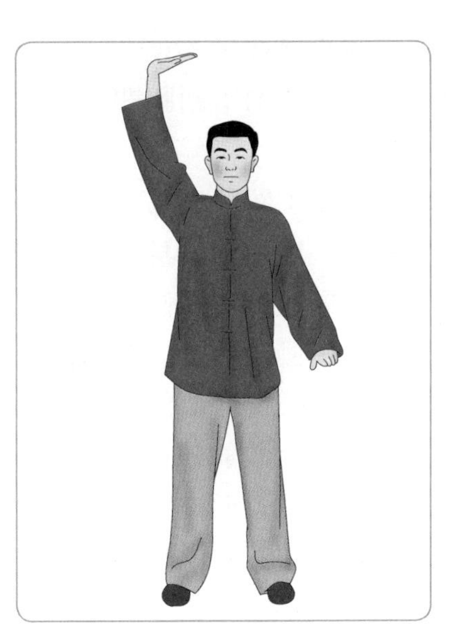

功效：此式能夠對肺部形成強烈的刺激，提高人體的呼吸能力，還可以強化心臟。

❸調理脾胃舉單手

預備姿勢：站直，雙臂屈於胸前，掌心向上，指尖相對。

動作：先舉左手翻掌上托，而右手翻掌向下壓，上托下壓吸氣，而還原時則呼氣。左右上下換做8次。

功效：此式能夠對胃部和脾臟形成強烈的刺激，從而有效地促進血液循環，提高胃腸的消化功能，還能夠緩解壓力。

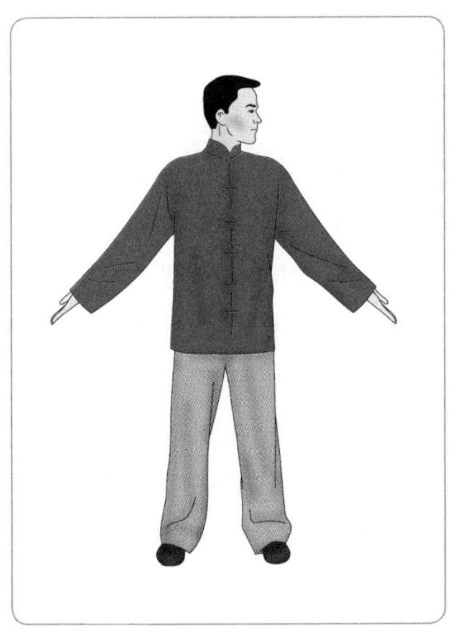

❹五勞七傷往後瞧

預備姿勢：自然站立，兩臂自然下垂。

動作：慢慢向右轉頭，眼看後方，還原，成直立姿勢；再慢慢向左轉，眼看後方，還原。

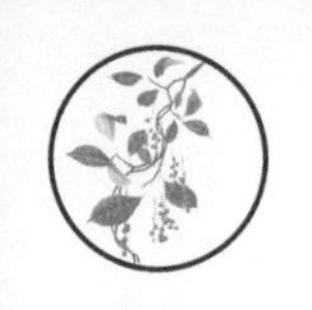

功效：此式的目的在於防治「五勞七傷」。「五勞」指心、肝、脾、肺、腎五臟勞損；「七傷」指喜、怒、憂、恐、慌、驚、思七情傷身。此式透過頭部和身體的靜力牽強作用，以擴張牽拉胸腔、腹腔內的臟腑。

❺搖頭擺尾去心火

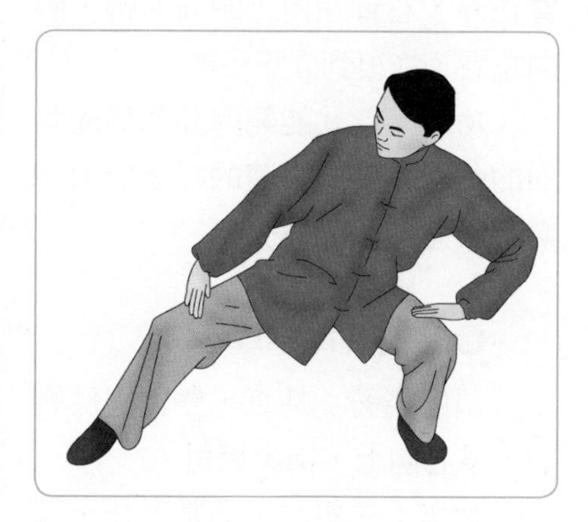

預備姿勢：兩腿開立，比肩略寬。

動作：屈膝成馬步，雙手扶膝上，虎口對著身體，上體正直；頭及上體前俯、深屈，隨即向左側做弧形擺動，同時臂向右擺，再還原成預備姿勢；頭及上體前俯、深屈，隨即向右側做弧形擺動，同時臂向左擺，還原成預備姿勢。

功效：此式可以去心火，練習者的血液循環開始緩慢，周身氣血運行也較為紓緩，心中的煩躁、焦慮不安等負面情緒得到緩解。

❻兩手攀足固腎腰

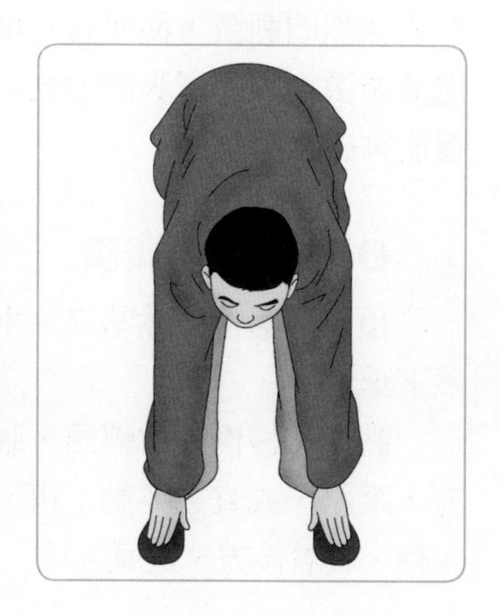

預備姿勢：兩足平行並立與肩寬，雙臂平屈於上腹部，掌心向上。

動作：向前彎腰，翻掌下按，掌心向下，手指翹起，逐漸以掌觸及足背，前俯呼氣，還原吸氣。

功效：此式能夠對腎臟形成較強的刺激，可以提高腎臟的功能，同時，腰部也可得到鍛鍊。

❼攥拳怒目增氣力

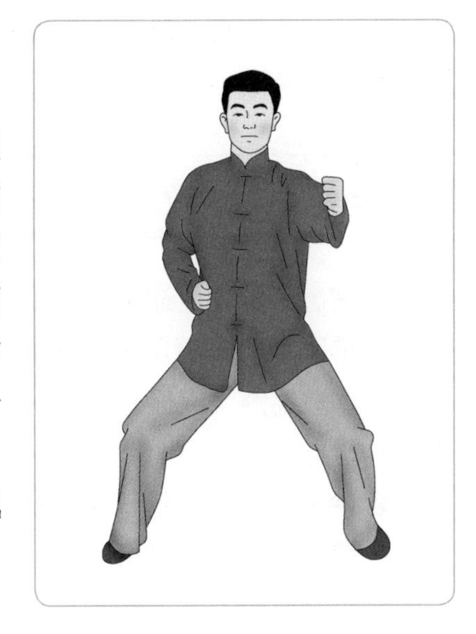

預備姿勢：兩腿開立。

動作：屈膝成騎馬勢，兩手握拳放在腰旁，拳心向上。右拳向前方緩緩用力擊出，臂隨而伸直，同時左拳用力緊握，左肘向後挺，兩眼睜大，向前虎視。隨後，收回右拳，擊出左拳，要領同前。反覆十數次。

功效：此式具有充實、提高氣力的效果。

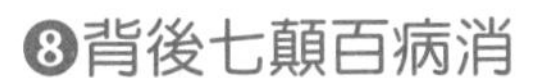

❽背後七顛百病消

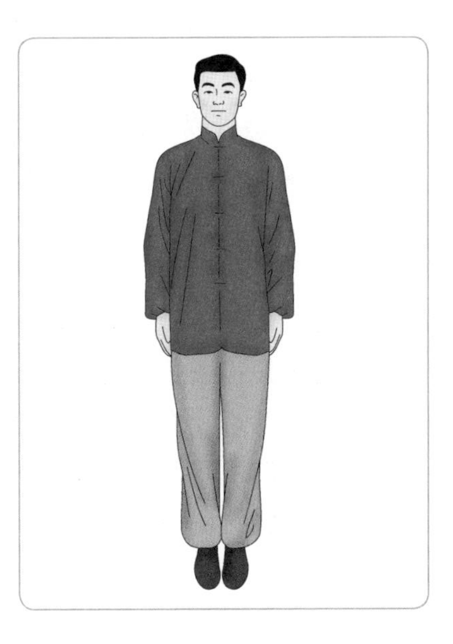

預備姿勢：兩腿併攏，立正站好。

動作：兩手臂自然下垂，手指併攏，掌指向前。隨後雙手平撐下按，順勢兩足跟向上提起，前腳掌支撐身體，依然保持直立姿勢，頭用力上頂。稍作停頓，將兩腳足跟下落著地，還原為立正姿勢。反覆練習十數次。

功效：此式如同對全身進行按摩，可達到防治疾病的效果。

練八段錦可根據自己的體力條件，選用坐位或站立。八節動作近似現代徒手體操，易學易練。做動作時也要結合意念活動，想著動作的要求而自然引出動作來，並注意配合呼吸。八段錦除有強身益壽作用外，對於頭痛、眩暈、肩周炎、

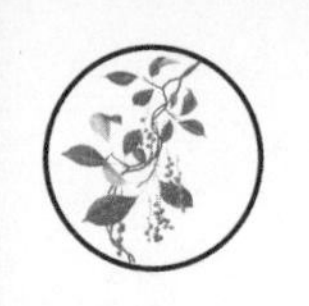

腰腿痛、消化不良、神經衰弱諸症也有防治功效。另外，肝病患者練習八段錦的時間不宜太長，以半小時為宜。

肝病患者練立位的六大基本要領

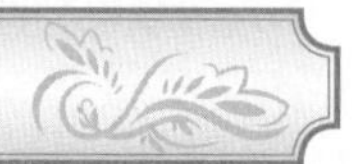

肝病患者練立位運動步驟如下：

❶**提踵呼吸**。兩足分開同肩寬站立，兩臂自然下垂。首先吸氣時向上提起雙足跟，然後呼氣時落下足跟。注意吸氣要緩慢，呼氣要自然。

❷**抱手呼吸**。兩足分開同肩寬站立，全身放鬆，稍屈膝。首先雙手在胸前呈抱球狀，做深長的慢吸氣，然後緩緩呼氣。

❸**蹲起呼吸**。兩足分開相距約30公分站立，兩臂前平舉，手心向上。首先手掌稍屈，吸氣；吸滿氣後緩緩下蹲，呼氣；下蹲到一定程度後再緩緩起立，同時手心向上翻，吸氣。

❹**臂上舉呼吸**。兩足分開與肩同寬站立。首先左足向前邁出半步，同時兩臂上舉，深吸氣，使胸部充分擴張；然後呼氣時兩臂下落並後擺。

❺**側屈呼吸**。兩足分開稍寬於肩站立。首先吸氣時右臂從右側上舉，左臂從左側下擺；然後呼氣時上體左前屈，右手觸摸左足尖，左臂後上擺。最後還原。方向相反做以上動作。

❻**彎腰呼吸**。自然站立，雙手交叉置於頭上。首先吸氣時頭稍轉向一側，同時兩足跟提起；然後呼氣時慢慢向前彎腰，至極限時手放下，抱膝下蹲後還原。以上呼吸訓練各重複10～15次。

肝病患者坐位運動「十步走」

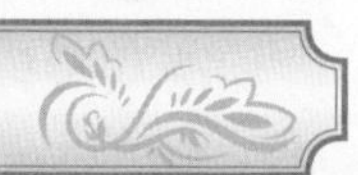

肝病患者練坐位運動步驟如下：

❶**轉頭呼吸**。自然端坐椅上（不靠椅背），心情愉快，安靜。首

先睜眼，將頭自左向右轉動，邊轉頭邊吸氣；然後當頭轉至90度時，長深呼氣。雙側交替重複10～20次。

❷**轉眼訓練**。端坐，兩手放在膝上。首先兩眼慢速向上看，吸氣；再兩眼向下看，呼氣。然後兩眼慢速向左看，吸氣；兩眼向右看，呼氣。最後兩眼由左向右旋轉，吸氣；兩眼由右向左旋轉，呼氣；重複10～20次。

❸**擦掌訓練**。端坐，兩掌相擦8～10次，擦手背左右各4次。

❹**雙肩後拉訓練**。姿勢同上。首先上體伸直，屈肘舉臂；然後兩肩用力後拉，使背肌緊縮，肩胛骨靠近，保持此姿勢4～6秒後還原。重複4～8次。

❺**踝環繞訓練**。端坐，兩手垂於體側。首先抬起右足，足踝部用力由內向外環繞；然後由外向內繞環。雙腿交替重複10～20次。患者兩手可扶椅面支撐。

❻**轉腰繞腕旋指訓練**。端坐。首先雙足不動，上體右轉約45度，同時右臂外展外旋，繞右腕從小指開始依次屈指成拳狀，拳心向上；然後上體轉回正面，同時右臂內收內旋，繞右腕的同時從小指開始依次伸指直至五指伸直，掌心向下。雙手交替重複8～16次。

❼**雙手支撐訓練**。端坐。首先兩手在體側撐住椅面，用力支撐，盡可能把身體抬起，保持這種姿勢3～4秒鐘，然後還原。重複4～10次。

❽**前臂支撐訓練**。面向椅背端坐。首先收腹，雙肘屈曲靠在椅背，兩手握椅扶手；然後雙臂用力使肘部從椅背上微微抬起一點，保持此姿勢4～5秒鐘後還原。重複4～8次。

❾**髂、膝屈曲訓練**。端坐，首先雙腿屈膝抬起，然後雙手抱緊小腿，盡力使膝蓋貼近胸部後還原。重複4～8次。

❿**膝上抬訓練**。跪坐，足尖伸直，兩臂垂於體側，上體微向前傾。

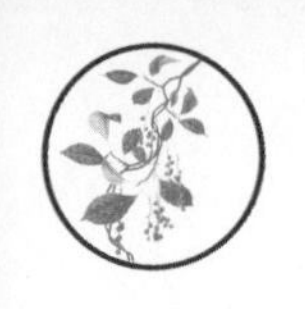

B型肝炎患者康復期的八種臥位運動

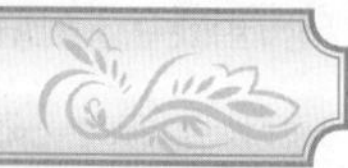

B型肝炎患者出院時一般僅是臨床痊癒。肝炎的病症並非完全消失，急性B型肝炎患者一般在患病6個月中才能完全康復，而慢性B型肝炎患者則需要更長的時間。這時，進行輕微的運動，有助於身心健康。而臥位是康復初期進行的運動，其訓練依次為：

❶足指屈伸訓練

仰臥，兩腿伸直。首先左或右足指用力彎曲，足背繃直，足弓內收，五指併攏；然後足指鬆開，伸展。兩足交替重複10～20次。

❷足踝繞環訓練

姿勢同上，足跟固定，踝部放鬆。以右踝關節為軸，先順時針方向轉動；然後逆時針方向轉動。兩踝交替重複10～20次。

❸俯臥打腿訓練

俯臥，身體伸直，頭側轉。首先一膝關節屈曲，使小腿盡量靠近大腿後部；然後再伸直還原。兩腿交替重複10次。

❹大腿旋轉訓練

左側臥，右臂放於胸前，左臂放於頭下。首先左腿自然彎曲平放，右腿伸直上抬；然後以髖關節為軸，小腿帶動大腿先順時針方向，再逆時針方向進行繞環。雙腿交替重複5～10次。

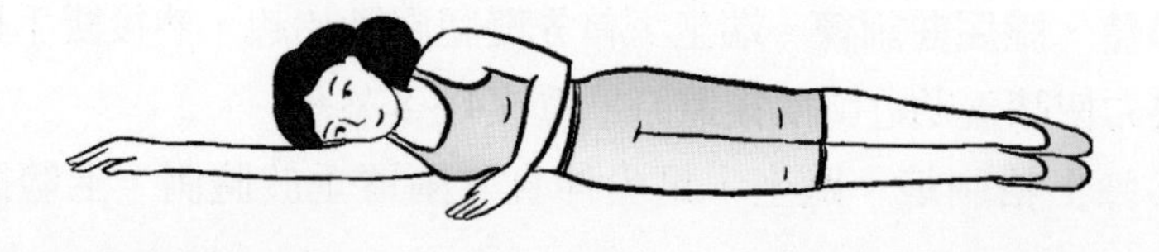

❺仰臥屈膝訓練

仰臥，兩臂放於身體兩側。首先腹部收起，左側屈膝抬腿使大腿靠近胸部；然後做踢腿動作，雙側交替各重複5～10次。

❻屈膝側倒腿訓練

仰臥。首先兩腿併攏屈膝，然後盡量向一側倒，帶動腰部扭動。左右交替進行，每側5次。

❼髖部外展訓練

仰臥。首先兩足不離床，以髖部帶動兩腿，同時向左右兩側外展，幅度越大越好，且動作要緩慢，然後還原。重複5次。

❽伸展轉體訓練

仰臥。身體伸直，兩腿併攏，兩臂放於體側。首先一臂側上舉，同時身體隨之向對側轉體，使側上肢伸直向下伸，後還原。兩側交替重複5次。

注意：按照循序漸進的原則，運動量的大小要視年齡、體質而定，以身體微微發熱出汗，有輕鬆、舒適之感為宜。

肝病患者運動後的注意事項

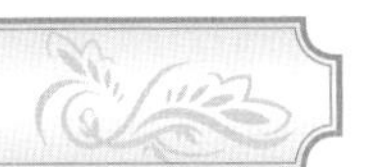

肝病患者運動結束後應注意以下幾點：

❶每次運動後應做好放鬆活動，以加速代謝產物的清除，加快體力恢復。

❷進行運動後自我監測。每次運動後，患者應注意自我感覺，根據情況對運動方案進行相應調整。運動量適宜的標準：運動結束後，心率應在休息後5～10分鐘內恢復到運動前水準，並且運動後自感輕鬆愉快，食欲和睡眠良好，雖有疲乏、肌肉酸痛等症狀，但經短時間休息後即可消失。運動量過大的現象：如果運動結束後10～20分鐘心率仍未恢復，並且出現疲勞、心慌、睡眠不佳、食欲減退等情況，即

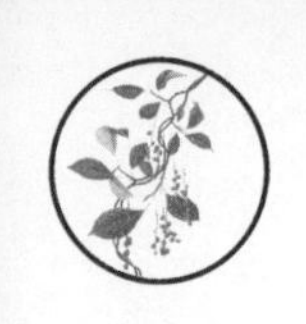

為運動量過大，這時應減少運動量或暫停運動，做進一步檢查，待身體情況好轉後，再恢復運動。運動量不足的現象：運動後身體無發熱感、無汗，脈搏無明顯變化或在2分鐘內迅速恢復，為運動量過小，難以產生運動效果，應在以後的運動中逐漸增加運動量。

❸運動後如果出汗較多，不宜馬上洗冷水浴或熱水浴。因為運動後，皮膚血管處於顯著擴張狀態，血壓較低，若用冷水沖浴，可引起皮膚血管收縮，導致血壓升高，增加心血管負荷。如用熱水沖浴，會對機體產生刺激作用，導致皮膚血管進一步擴張，血壓更趨降低，嚴重時可引起腦缺血。正確的方法是在運動後心率恢復正常，汗已擦乾，再進行溫水淋浴。

第四節
情志調養：肝病患者消除不良心理

肝病患者宜克服自卑心理

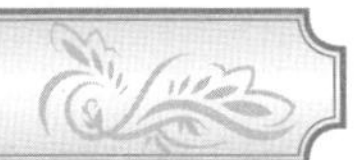

肝病患者絕大多數是病毒性肝炎患者，而這幾乎是世人皆知的傳染病，具有很強的傳染性，故肝病患者更容易比其他患者產生自卑心理，他們怕受歧視，怕別人疏遠自己而不敢公布自己的病情，以致帶病上班，從而錯失最佳治療時機。如某研究所一位負責人，患B型肝炎病後，有明顯的乏力、噁心、食欲下降、腹脹等症狀，氨基轉移酶升高至300～400單位，但他一直不向上司講明，自己「偷偷」到門診治療，因為怕影響自己的前途，又怕同事知道，便用自費看診，隱瞞病情。剛開始還算順利，但1年以後病情還是反覆，抗病毒藥都用過，幾乎都是從有效走向無效。在這種「地下狀態」中治病，一直懷著心理負擔，更難以控制病情。因此，克服自卑心理，保持樂觀情緒是肝病患者進行有效治療的前提。患者可從以下幾個方面來調適自己的自卑心理：

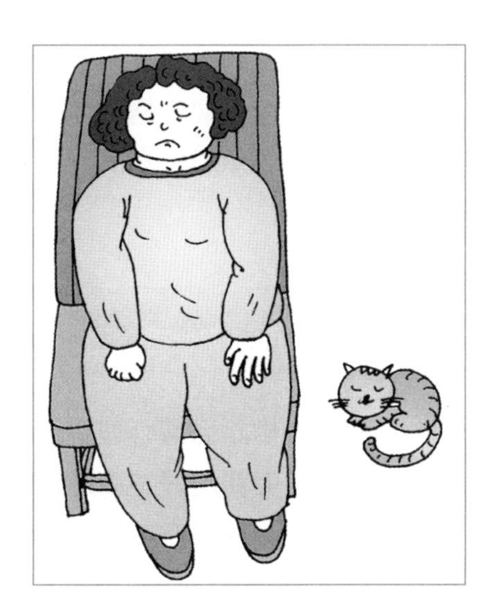

❶要認識到得了肝炎並不可恥，因為肝炎有多種傳播途徑，生活中總有防不勝防之處，因此，患病後應以坦然心態對待之。

❷要了解肝病知識，雖然肝炎會傳染，但其傳染時期是有限

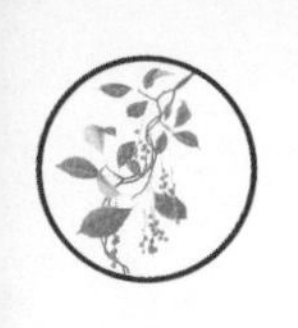

的，其傳播方式也是可以避免的。患病後不要躲避親朋好友，而是大家一起瞭解相關知識，這樣就可避免對方的誤解和恐懼，也要坦誠宣布自己作為傳染源而應提醒對方注意隔離的事實，從而獲得對方的理解和好感。

❸要樹立戰勝肝病的信心，相信隨著醫療技術的發展，終會有治癒肝病的醫療方法。

肝病患者消除心理疲勞方法

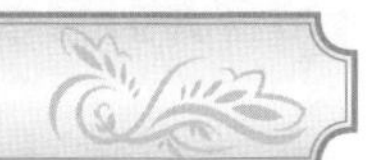

肝病患者消除心理疲勞有以下方法：

❶夜深人靜時，悄悄地講一些只給自己聽的話，然後酣然入夢。

❷既然昨天的日子都過得去，那麼今天及往後的日子也一定會度過，多念念「車到山前必有路」這句話。

❸放慢節奏，把無所事事的時間也安排在日程表中。

❹沉著冷靜地處理各種複雜問題，有助於紓緩緊張壓力。

❺健康的開懷大笑是消除疲勞的最好方法，也是一種愉快的發洩方式。

❻高談闊論會使血壓升高，而沉默則有助於降壓。在沒必要說話時最好保持沉默，聽別人說話同樣是一種愜意的享受。

❼做錯了事不要總是自悔自責，要能夠正常地工作。

❽不要害怕承認自己的能力有限，學會在適當的時候對一些人說「不」。

肝病患者排除恐懼心理方法

肝病患者排除恐懼心理有如下方法：

❶要經常與親朋好友溝通交流，獲得他們的心理支持。

❷多參加一些娛樂活動，分散注意力。避免胡思亂想而產生恐懼

心理。

❸應遠離身邊危重患者，盡可能不要觀察其搶救經過，必要時與其隔離，避免不良刺激。

❹增加對肝病的認識。不要求診於無照醫生，透過正規醫療諮詢等方式獲取肝病醫療知識，使自己認識到肝病是可以治療甚至治癒的。

❺培養興趣。興趣和愛好可增進人的身心健康，特別能使人愉快地活動，如打球、散步、打牌、下棋、書畫、集郵等。可以根據自己的條件選擇一種或幾種，它對陶冶情操、強身健體大有好處。

肝病患者消除緊張情緒方法

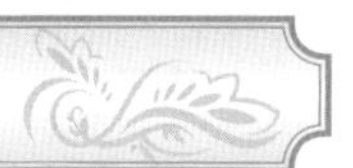

心情舒暢、胸懷大度的人能身體健康、延年益壽，反之，精神委靡、情緒緊張、意志消沉者則疾病叢生。消除緊張情緒應注意以下幾點：

❶對人宜寬容。不要去苛求別人的行為，而應發現其優點。

❷讓自己變得「有用」。許多人有被忽視感，實際上這可能是你自己看不起自己。遇事不要退縮、迴避，不要等著別人向你提出要求，而要主動做實事、好事。

❸注意修養。要經常注意學習，加強自身的修養。

❹改掉亂發脾氣的習慣。當你想要發脾氣的時候，應盡量克制，放下情緒，同時用你克制後多餘的精力去做一些有意義的事情。

❺做事做人要謙讓。如果你經常與人爭吵，就要考慮自己是否過分主觀和固執。你可以堅持自己正確的東西，但是要靜靜地去做，以給自己留有餘地，因為你也可能是錯的。

❻為他人做些事情。試一試為他人做些事情，這將使人的煩惱轉化為精力。

❼遇到煩事要暢所欲言。遇到煩惱事時應該說出來，不要埋在心

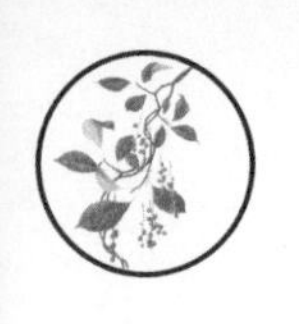

裡，向你所信賴的頭腦冷靜的人傾訴。

❽暫時迴避。當事情不順利時，你可暫時迴避。等情緒趨於鎮靜時，再著手解決問題。

❾一次只做一件事。先做最迫切的事，把其餘的事暫時放下。一旦做好了，你會發現事情本不那麼難，再做其餘的事就容易多了。

❿拋開「當超人」的衝動。不要凡事都要求盡善盡美，這種想法雖然好，但容易走向極端和失敗。沒有一個人能把所有的事都做得完美無缺。

肝病患者宜克服盲目心理

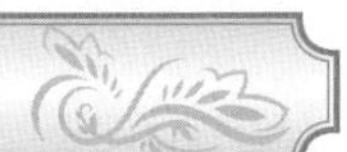

許多肝病患者得了肝病後，由於心情焦急，會盲目投醫，進而造成經濟損失和心理傷害，所以肝病患者應注意以下幾點：

❶忌過於迷信氣功，也不要認為中藥沒有不良反應就可大量服用，往往是中藥成分複雜，因未能預知不良反應而出現用藥失誤。

❷忌在盲目求醫及焦慮過程中忽視臥床休息，肝病需要注重休養，過度勞累常常是肝病加重的誘因，故在藥物治療的同時，應加強休息。

❸忌相信一些江湖郎中所鼓吹的療法，其所謂的祖傳祕方、最新成果，都不過是行騙的幌子，即使是某些廣播、電視、報紙、雜誌上的報導或介紹，也有相當程度的誇大成分。試想有這樣多的肝炎患者，若真有藥到病除之類的治療方式，政府相關單位早已列入正規療法了，故就醫時應保持理智清醒的頭腦，不可輕信。

❹忌濫用藥物及滋補品，絕大多數藥物均需透過肝臟的代謝、解毒，用藥多了會使肝臟負擔加重，特別是某些滋補品還能引起肝損害，所以用藥時應慎重，應聽從醫師的保肝治療方案，謹慎用藥。

總之，治療肝病應去正規的專科醫院，切記要克服盲目心理。

第五節
別想歪了：走出肝病防治盲點

盲點一：肝病患者都不能結婚嗎？

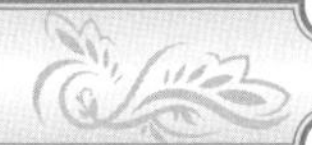

許多肝病患者認為，患了肝病就不能結婚，真的是這樣嗎？

肝病患者能否結婚，一直是未婚的肝病患者十分關注的問題。嚴格來講，任何病毒性肝炎的急性期或慢性肝炎的活動期，肝功能異常，有明顯症狀和體徵時，均不能結婚，因為患者此時應充分休息和治療。婚前的忙碌對病情是不利的，而新婚後性生活不易節制，會使體力和精力大量損耗，容易加重肝臟負擔，使病情惡化或復發。

總而言之，**患病毒性肝炎後或病毒帶原者，並非不能結婚，而是一定要選擇好結婚和生育的時機，並在醫生的密切觀察及指導下採取必要的措施。**

盲點二：肝病患者都不能懷孕嗎？

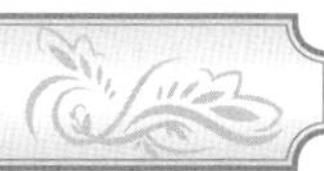

許多肝病患者認為，患了肝病就不能懷孕，真的是這樣嗎？

急性B型肝炎患者經過充分治療和調養，肝功能各項指標恢復正常，B型肝炎病毒抗原都已轉陰，體力完全恢復，即可懷孕。B型肝炎病毒帶原者長期隨訪肝功能始終正常，超音波檢查沒有隱匿的肝硬化存在，可以正常生育。慢性B型肝炎患者病情長期穩定，也可以懷孕。也就是說，只要肝功能正常，肝臟沒有炎症活動，也沒有臨床症狀，不管是帶原者還是患者都可以懷孕。

肝病患者的病情如果正處於炎症活動期，身體感覺不適（如疲

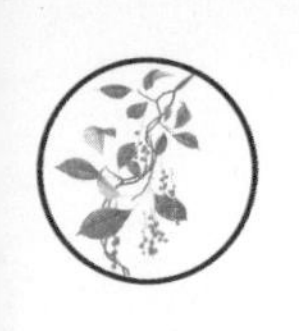

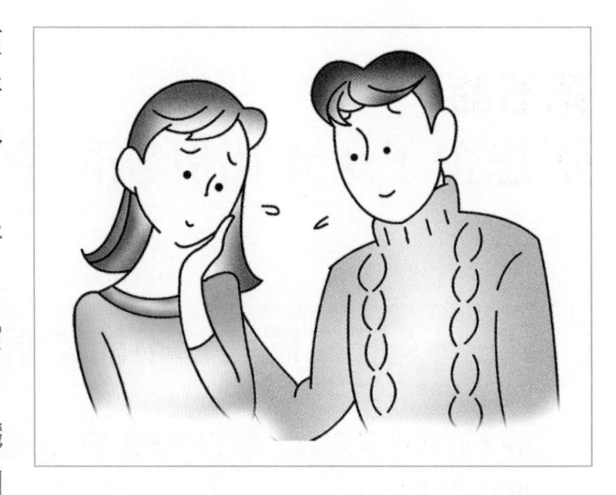

乏無力、食欲不振、腹脹、肝區不適等），肝功能異常（氨基轉移酶、膽紅素升高等），就不適合懷孕。**如果肝炎已經發展到肝硬化，最好不要懷孕；失代償肝硬化絕對不宜妊娠。懷孕後胎兒會增加肝臟負荷，加重病情，不利於母子。**

另外，服藥期間不要懷孕。因為藥物安全問題非同一般，所以服藥期間最好不要懷孕。具體而言，服藥患者有以下情況之一者不適合懷孕：B型肝炎伴婦產科疾病患者；慢性B型肝炎，肝功能異常較明顯，日波動較大，常伴有球白蛋白比例倒置或低蛋白血症；慢性B型肝炎伴有嚴重的肝外系統表現，如腎病、再生障礙性貧血等；曾有過懷孕史，但因肝臟不能承受而終止妊娠者；急性B型肝炎，肝功能明顯異常；病史較長且肝臟損害嚴重，肝臟活體組織病理檢查證實為肝硬化，伴有明顯的血小板減少、脾功能亢進和凝血功能障礙。

盲點三：B型肝炎患者不能正常工作了嗎？

有人認為患上B型肝炎就不能正常工作了，其實不是這樣。B型肝炎病毒帶原者，多指無症狀B型肝炎病毒帶原者（ASC），就是指血液檢測只有B型肝炎表面抗原一項陽性，但無肝炎症狀和體徵，各項肝功能檢查正常，經半年觀察無變化者。一般認為，B型肝炎病毒帶原者可正常工作和上課。

盲點四：「小三陽」就可以不治療了嗎？

「小三陽」人群佔B型肝炎病毒感染總數的三分之一左右。過去認為，「大三陽」轉為「小三陽」表示病毒複製減弱，傳染性變小，病情向好的方向發展。但是現在隨著對B型肝炎病毒致病性的深入研究，認為這種理解是片面的。B型肝炎病毒無論是以怎樣一種形式存在，對人體健康都是一種潛在的威脅，及時徹底地清除它們是最佳的選擇。從理論上講，所有「小三陽」患者都應該得到治療，但在臨床上，由於缺乏有效的藥物等原因，有些患者沒有必要進行治療。但若治療不當，甚至會引起病情惡化。但在遇到下列情況時，「小三陽」患者需要及時治療。

❶出現明顯的症狀，如疲倦、食欲不振、腹脹、肝區不適等。

❷肝功能反覆波動，轉氨酶、血清膽紅素升高，白蛋白降低等。

❸HBV-DNA檢查呈陽性。

如果肝功能長期保持穩定，自覺無明顯不適反應，且沒有上述表現，則不需要急於治療，只要加強注意自我調養即可。

盲點五：生活用品和B型肝炎患者應不要共用

肝病患者及其家屬切不可共用生活用品。因為B型肝炎病毒可透過血液傳播。潛伏期末及發病後一段時間內的急性B型肝炎患者和慢性B型肝炎患者的血液中均含有B型肝炎病毒（HBV）。實驗研究證實，只需4×10^{-5}CC的血就足以使人感染，故其血液具有高度的傳染性。刮鬍刀的刀片、牙刷常會帶有微量血液或體液，有傳染B型肝炎或C肝的可能性。除血液之外，現還查明，B型肝炎患者的唾液、汗液、尿液、淚液、精液、陰道分泌物、月經及乳汁等均含有HBV，尤其是B型肝炎表面抗原（HBsAg）、B型肝炎e抗原（HBeAg）或B型肝炎病毒去氧核糖核酸（HBV-DNA）陽性的患者，其體內HBV複製

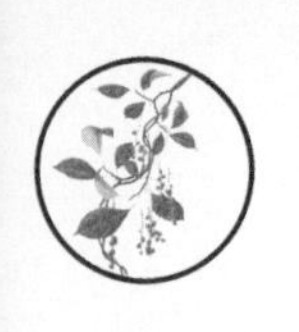

十分活躍，傳染性最強。同這些患者生活上密切接觸，家人被傳染的可能性就較大，故碗、筷等日常生活用品不能共用。

盲點六：得了肝硬化就沒救了嗎？

肝硬化是一種常見病，它分肝功能代償期和肝功能失代償期兩個階段。臨床觀察，處於肝功能代償期的肝硬化患者可以長期保持健康狀態，同正常人一樣工作和學習。這是由於肝臟有強大的代償功能的緣故。有的患者直到因其他疾病死亡，屍體檢驗時才發現有肝硬化。有的人活到八、九十歲，未曾發現患過肝病，突然因胃或十二指腸潰瘍病穿孔或腸梗阻而進行手術治療時才發現有肝硬化的存在。什麼原因呢？**這就是因為肝臟的代償功能足以維持一個人的正常工作和生活。究竟能維持多長，沒有精確的統計，但有的人患了肝硬化四、五十年了，至今還健在。**

因此，肝硬化的肝功能代償期並非肝病的晚期，關鍵在於如何使患者長期停留在疾病的代償期，而不進入失代償期。從分子生物學、細胞生物學理論和從基因、蛋白含量進行的大量實驗研究發現，肝臟內膠原纖維的增生與降解是一個動態平衡的過程，合成與降解的強弱程度，決定著肝臟纖維化的發展速度，若能夠對「合成」進行人為的抑制，對「降解」加以促進，就能使肝纖維化逆轉。這一研究結果從根本上改變了人們視肝硬化為不治之症的傳統觀念。到了肝功能失代償期，患者消瘦、乏力、胃納差等全身症狀明顯，門靜脈高壓、肝衰竭可導致嚴重後果。

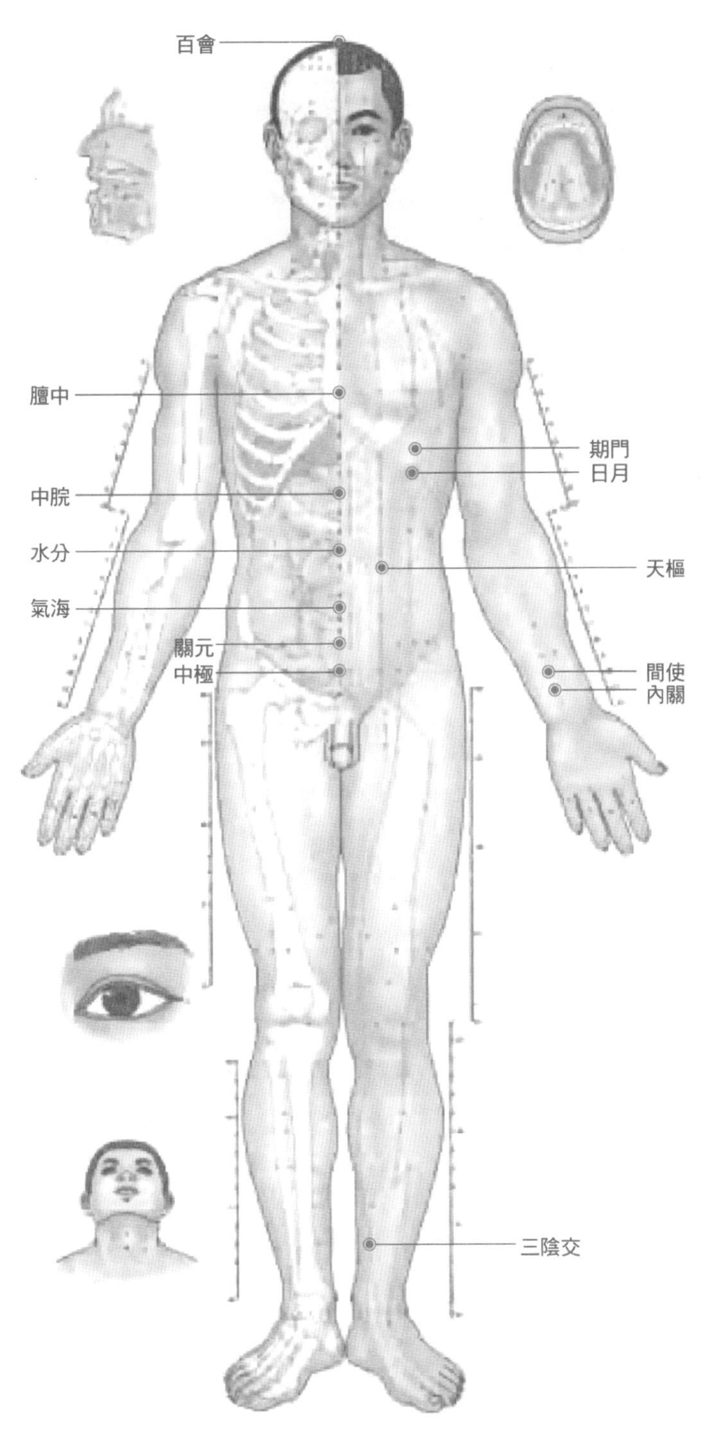

人體穴位正面圖

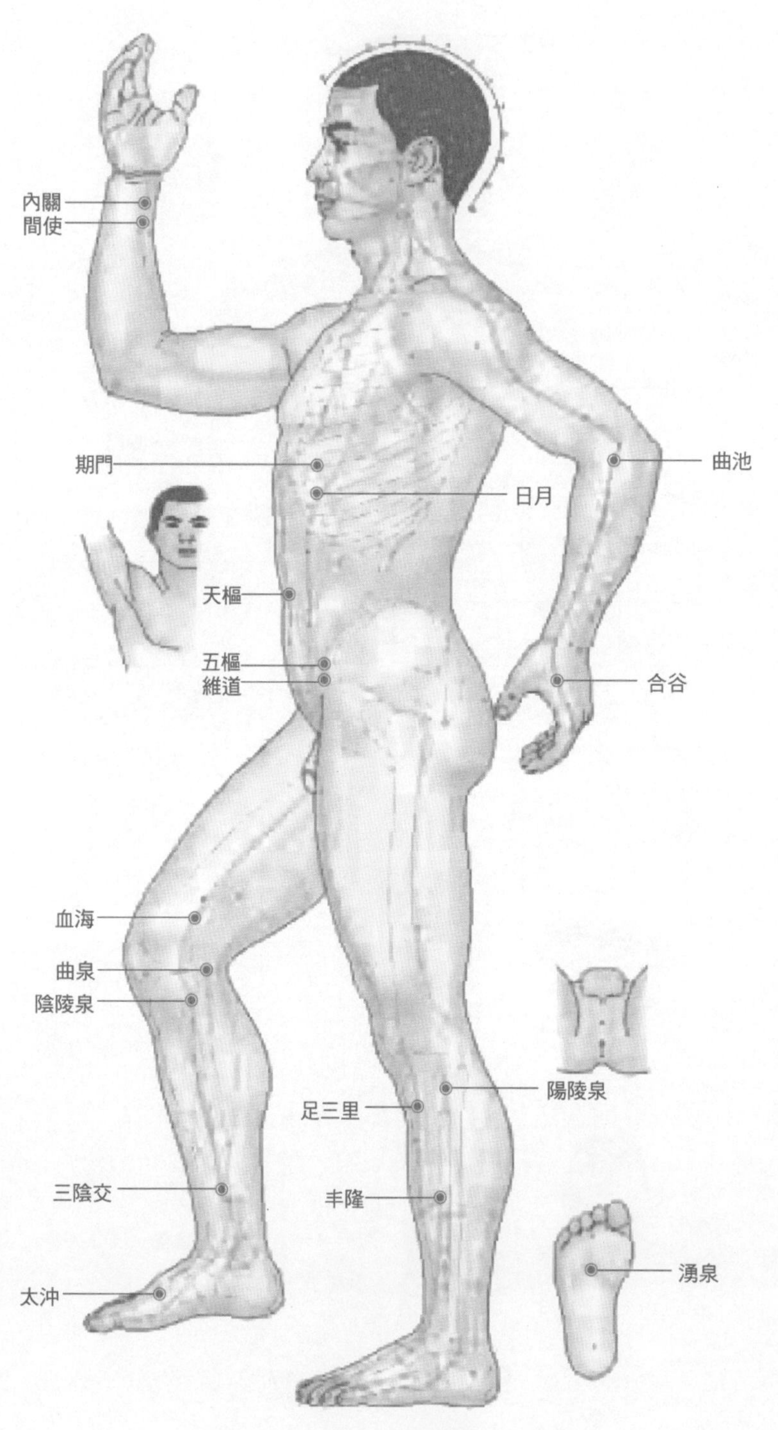

人體穴位側面圖

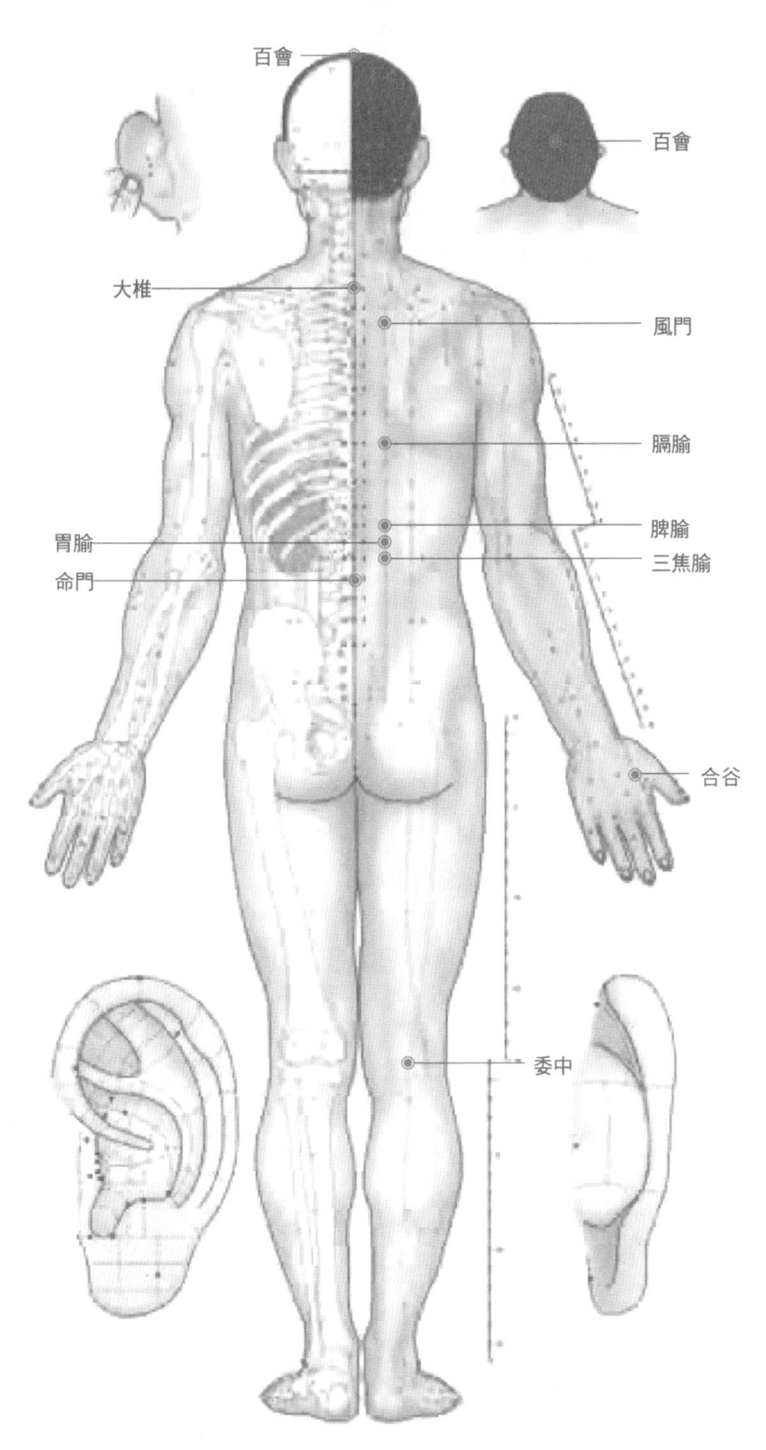

人體穴位背面圖

國家圖書館出版品預行編目資料

養肝護肝嚴選治療：中醫圖解，快速養護臟腑之源 / 易磊作. -- 初版. -- 新北市：華志文化, 2014.08

面；　公分. --（健康養生小百科；26）

ISBN 978-986-5936-85-3（平裝）

1. 中醫治療學　2. 肝病　3. 食療

413.344　　103012011

華志文化事業有限公司

系列／健康養生小百科026

書名／養肝護肝嚴選治療：中醫圖解，快速養護臟腑之源

作　　者　易磊醫師
執行編輯　林雅婷
美術編輯　簡郁庭
封面設計　黃雲華
文字校對　陳麗鳳
企劃執行　康敏才
總 編 輯　黃志中
社　　長　楊凱翔
出 版 者　華志文化事業有限公司
排版印刷　辰皓國際出版製作有限公司
電子信箱　huachihbook@yahoo.com.tw
地　　址　116台北市興隆路四段九十六巷三弄六號四樓
電　　話　02-22341779

總經銷商　旭昇圖書有限公司
地　　址　235新北市中和區中山路二段三五二號二樓
電　　話　02-22451480
傳　　真　02-22451479
郵政劃撥　戶名：旭昇圖書有限公司（帳號：12935041）
電子信箱　s1686688@ms31.hinet.net

出版日期　西元二〇一四年八月初版第一刷
售　　價　二八〇元

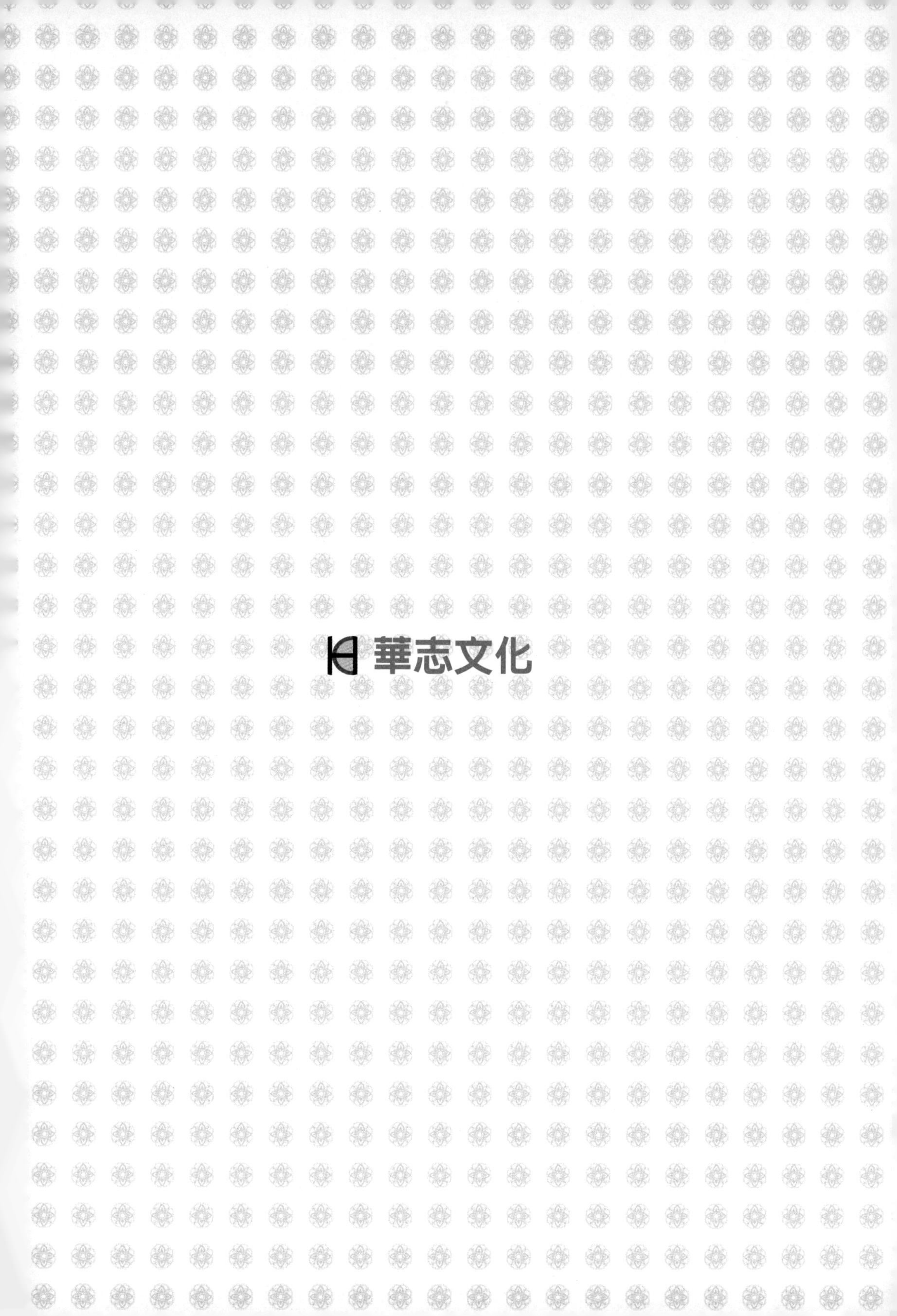
華志文化

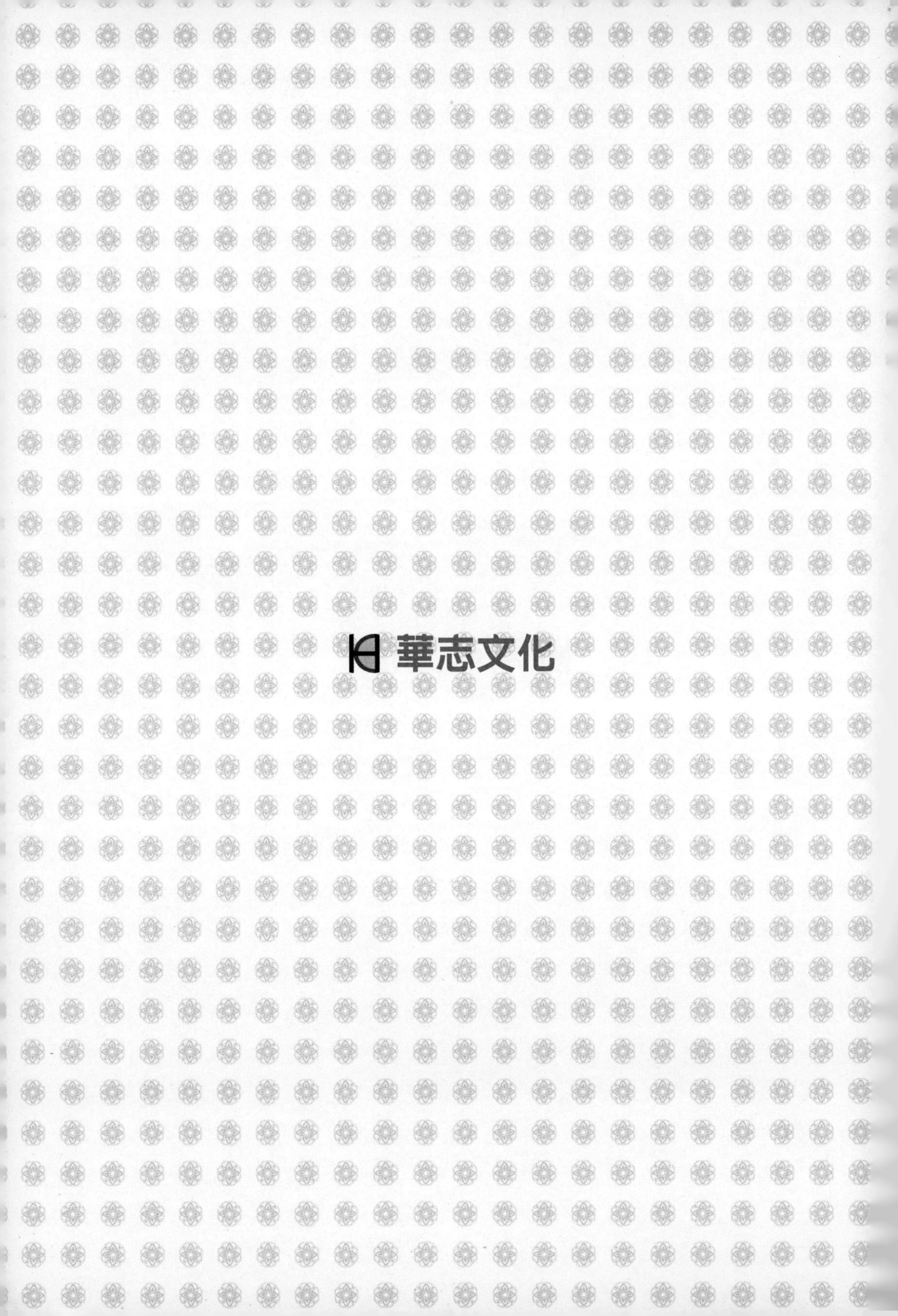
華志文化